Dietlmeier

Beratungspraxis

Kopfschmerzen
und Migräne

Beratungspraxis
Kopfschmerzen und Migräne

Petra Dietlmeier,
Nehren

Mit 23 Abbildungen und 63 Tabellen

Deutscher Apotheker Verlag

Anschrift der Autorin

Petra Dietlmeier
Bohlstr. 10
72147 Nehren
E-Mail: p.dietlmeier@online.de

Alle Angaben in diesem Buch wurden sorgfältig geprüft. Dennoch können die Autorin und
der Verlag keine Gewähr für deren Richtigkeit übernehmen.

Ein Markenzeichen kann warenzeichenrechtlich geschützt sein, auch wenn ein Hinweis
auf etwa bestehende Schutzrechte fehlt.

Bibliografische Information der Deutschen Nationalbibliothek
Die Deutsche Nationalbibliothek verzeichnet diese Publikation in der Deutschen National-
bibliografie; detaillierte bibliografische Daten sind im Internet unter http://dnb.d-nb.de
abrufbar.

1. Auflage 2011
ISBN 978-3-7692-5112-8

© 2011 Deutscher Apotheker Verlag
Birkenwaldstraße 44, 70191 Stuttgart
www.deutscher-apotheker-verlag.de

Printed in Germany

Satz: primustype Hurler GmbH, Notzingen
Druck und Bindung: Beltz Druckpartner, Hemsbach
Umschlaggestaltung: deblik, Berlin

Vorwort

Sie möchten sich schnell über das Thema informieren? Sie fragen sich, wie sag ich´s meinem Kunden? Sie legen Wert auf gute Beratung? Dieses Buch möchte Nachschlagewerk und gleichzeitig praxisnahe Anleitung für die Beratung sein.

Die Stiftung Warentest titelte kürzlich: Schmerzmittel sind die Bestseller der Apotheken. Jährlicher Umsatz in Deutschland etwa 500 Millionen Euro. Kopfschmerzen sind mit rund 75 Prozent der häufigste Grund für die Einnahme eines Schmerzmittels. Erste Anlaufstelle für die Schmerzgeplagten ist meist die Apotheke, denn jeder zweite behandelt seine Kopfschmerzen selbst.

Gerade bei einem scheinbar banalen Thema der Selbstmedikation sind wir als Apothekenpersonal in unserer Beratungskompetenz gefordert. Eine aktuelle Umfrage der Gesellschaft für Konsumforschung (GfK) zeigt dabei den hohen Beratungswunsch der Kunden: 60 % aller Apothekenkunden erwarten beim Schmerzmittelkauf eine Beratung durch das Apothekenpersonal, 72 % dieser Kunden hätten gerne eine Beratung zur Dosierung, 67 % zur Dauer der Anwendung und 75 % möchten über Nebenwirkungen informiert werden. Wie werden wir unserem Anspruch an Beratungsqualität in der Apotheke gerecht? Welches sind die richtigen Fragen? Oder fehlt Ihnen manchmal der Mut, diese zu stellen?

Kopfschmerz ist keine Erkrankung der Neuzeit, auch wenn diese Form von Schmerz heute schnell als typische Folge von Stress abgehandelt wird. Schon die Ägypter litten unter Migräne und therapierten vergebens. Einige tausend Jahre später verfügen wir über zahlreiche wirksame Möglichkeiten im Kampf gegen Kopfschmerz und stehen vor einem anderen Problem: Wem empfehle ich was, wann und wie oft?

Es gibt bereits viele Bücher zum Thema Schmerz. Warum dann noch eines? Dieses Buch enthält zahlreiche Beispiele aus dem Apothekenalltag und soll Ihnen Anregungen zu Fragetechniken und kurzen Formulierungen bieten. Gleichzeitig ermöglichen kundennahe Alltagssituationen einen kompakten Einstieg in die Thematik – speziell für die Apotheke. Mit dem Ziel: dass eine gute Beratung positive Rückmeldungen des Kunden provoziert und Spaß bei der Arbeit vermittelt!

Bei allen Kolleginnen und Freunden, die mich mit Informationen, Meinungen und persönlichen Erfahrungen zum Thema unterstützt haben, möchte ich mich an dieser Stelle bedanken. Mein besonderer Dank gilt dabei Frau Dr. Iris Milek und Frau Luise Keller vom Deutschen Apotheker Verlag, die stets mit Rat und Tat zur Seite standen.

Nehren, im Herbst 2010   Petra Dietlmeier

Inhaltsverzeichnis

3   Beratung bei der Abgabe von OTC-Arzneimitteln

4 Beratung bei der Abgabe von rezeptpflichtigen Arzneimitteln

5 Nichtmedikamentöse unterstützende Maßnahmen

6 Pharmazeutische Dienstleistungen

Abkürzungsverzeichnis

AWMF	Arbeitsgemeinschaft der Wissenschaftlichen Medizinischen Fachgesellschaften
ASS	Acetylsalicylsäure
BAK	Bundesapothekerkammer
BTA	Brausetablette
CCT	craniale Computertomographie
CKS	Clusterkopfschmerz
COX	Cyclooxygenase
DGK	Deutsches Grünes Kreuz
DMKG	Deutsche Migräne- und Kopfschmerz-Gesellschaft
DGN	Deutsche Gesellschaft für Neurologie
EMG	Elektro-Myographie
HWS	Halswirbelsäule
IHS	International Headache Society
KG	Körpergewicht
KI	Kontraindikation
Kps.	Kapsel
MCP	Metoclopramid
MRT	Magnetresonanztomographie
NSAID	non-steroidal anti-inflammatory drugs
NSAR	nichtsteroidale Antirheumatika
NW	Nebenwirkung
Rp	rezeptpflichtig
Tbl.	Tablette
TENS	transkutane elektrische Nervenstimulation
TIA	transitorische ischämische Attacke
ZNS	zentrales Nervensystem

1 Anatomie und Physiologie

Schmerz (von althochdt. smerzo) ist eine komplexe Sinnesempfindung, mit oft starker seelischer Komponente. Voraussetzung für Schmerz ist zunächst das Vorhandensein von Schmerzrezeptoren und die unbehinderte Weiterleitung an das ZNS. Bei chronischen Schmerzen werden komplexe Wechselwirkungen zwischen biologischen, psychischen und sozialen Faktoren angenommen. Schmerz ist demnach das, was der Patient als Schmerz empfindet.

🗨 Schmerz ist neben den körperlichen Reaktionen auch ein sehr subjektives Empfinden.

1.1 Physiologie des Schmerzes

Der Schmerz wird funktionell dem protektiven System zugeordnet. Er ist ein Warnsignal für den Körper und dient somit als Schutz und zur Erhaltung der Körperfunktionen. Die Aufgabe des Schmerzes ist es, bestehende oder drohende Gewebeschäden (Noxen) zu registrieren und an übergeordnete Zentren des Nervensystems weiterzumelden. Schmerz selbst entsteht als Reaktion auf die Schädigung von Gewebe. Es handelt sich aber um eine Empfindung, die durch das Gehirn erzeugt wird.

🗨 Schmerz ist zunächst in seiner akuten Form ein Warnsignal. Auf diese Weise meldet Ihnen der Körper eine Funktionsstörung oder Schädigung.

Auslöser für den Schmerz können sowohl exogene Noxen (mechanische, thermische, chemische, inhalative oder elektrische Reize) wie auch endogene Noxen (ischämische, entzündliche, tumorbedingte) sein. Überschreitet ein Reiz einen Schwellenwert (Schmerzschwelle), kommt es in Folge der Gewebeschädigung zur Freisetzung von sogenannten Schmerzmediatoren und zur Auslösung von Schmerzimpulsen. Schmerz kann allerdings auch direkt durch starke Stimulation schmerzvermittelnder Nervenfasern ohne Zellschädigung ausgelöst werden.

🗨 Die Auslöser für Ihre Kopfschmerzen können vielfältig sein. Starke Sonneneinstrahlung, flackernde Lichtquellen, die Verwendung von Energiesparlampen, das Einatmen von Lösungsmitteln bei Renovierungsarbeiten. Könnte es eine derartige Ursache in Ihrem Fall geben?

Die Auslösung, Weiterleitung und zentrale Verarbeitung der Schmerzimpulse wird als Nozizeption bezeichnet.

Dabei ist Schmerz keine Einbahnstraße, bei der lediglich Meldungen aus dem Körper an das Gehirn übermittelt werden. Vielmehr sorgen Filterprozesse unseres ZNS dafür, dass eine körperliche Schädigung nicht zwangsläufig zu Schmerz führt. Beispiele sind die Stressanalgesie (Verletzungen während eines Wettkampfes werden oft nicht bemerkt) und umgekehrt der Phantomschmerz (Schmerz wird auch ohne körperliche Schädigung wahrgenommen).

Schmerzrezeptoren: Durch eine Noxe werden sogenannte Schmerzrezeptoren (Nozizeptoren) gereizt. Nozizeptoren in der Haut reagieren auf Verletzungen, thermische oder chemische Reize. Nozizeptoren in Organen, Muskeln, Sehnen und Gelenken reagieren auf lokale Gewebsschädigungen durch Überdehnung, Entzündung und pH-Wert-Verschiebungen.

Schmerzmediatoren: Bei Schädigungen werden Schmerzmediatoren freigesetzt. Dabei handelt sich um Histamin, Bradykinin, Serotonin, Substanz P und Prostaglandine. Prostaglandine erhöhen die Empfindlichkeit der Schmerzrezeptoren, sodass diese auch harmlose Empfindungen (leichter Druck, Wärme bis 40 °C) als Schmerzempfindung weitergeben. Auch im Rückenmark wird im Hinterhorn durch Zytokine und neuronale Depolarisation die Prostaglandinsynthese erhöht. Deshalb kann durch Hemmung der Prostaglandine eine Normalisierung der Empfindlichkeit der Nozizeptoren erreicht werden. Die Nozizeptoren ihrerseits können Neuropeptide (z. B. Substanz P) freisetzen, was zu lokalen Entzündungen führt, die dann auch von benachbarten Nozizeptoren wahrgenommen und als Schmerzempfindung weitergeleitet werden. So kann die lokal begrenzte Erregung der Nozizeptoren weit über den ursprünglichen Bereich des Reizzustandes hinausgehen.

> 🗩 Prostaglandine sind Botenstoffe, die die Empfindlichkeit für Schmerz beeinflussen. Der Schmerz lässt sich unterbinden, indem man z. B. die Freisetzung der Prostaglandine hemmt.

Schmerzleitung: Der Reiz an einem Nozizeptor wird über Nervenfasern weitergeleitet. Die Nervenfasern, welche die Schmerzinformation weiterleiten, können in schnelle (A-Delta-Fasern) und langsame (C-Fasern) unterteilt werden. Die Schmerzleitung erfolgt mittels Aktionspotenzialen. Dazu erzeugen die freien Nervenendigungen Aktionspotenziale, die über die gesamte Länge des Axons (faserartiger Fortsatz einer Nervenzelle) bis zu den zentralen Endigungen im Rückenmark fortgeleitet werden. Im Rückenmark kommt es einerseits zu Reflexverschaltungen, die eine Fluchtbewegung auslösen. Dabei ist der Schmerz noch nicht bewusst geworden (z. B. zurückziehen der Hand, noch bevor die Herdplatte als heiß erkannt wurde). Andererseits gelangt die Information über den Vorderseitenstrang (Tractus spinothalamicus) in das Gehirn. In der Hirnrinde (Cortex) wird der Schmerz bewusst und im limbischen System emotional bewertet (siehe Abb. 1.1).

> 🗩 Schmerz wird durch einen Reiz ausgelöst und über Nervenfasern zum Rückenmark geleitet. Hier erfolgt eine Reaktion. Erst die Weiterleitung ins Gehirn führt dazu, dass Sie Schmerzen bewusst wahrnehmen.

Schmerzarten: Die bisher beschriebene Schmerzart ist ein physiologischer Schmerz. Das bedeutet, dass das Schmerzempfinden als Warnsignal für die Körperfunktion sinnvoll ist. Dabei spricht man von Nozizeptorenschmerz. Schmerz kann aber auch als neuropathischer Schmerz auftreten, der auf Schädigungen des Nervensystems zurück geht (z. B. durch Amputation, Querschnittslähmung, Viren oder dauerhaft hohen Blutzucker). Schmerzen können auch infolge reversibler funktioneller Störungen auftreten z. B. Durchblutungsfehlregulation, die zu Migräne führt oder die Reaktion des Körpers auf Einflüsse von außen wie Stress, Angst, Ekel.

> 🗩 Schmerz kann in Folge eines Reizes als Warnsignal auftreten. Es gibt allerdings auch Schmerzen, die aufgrund von Nervenschäden ausgelöst werden.

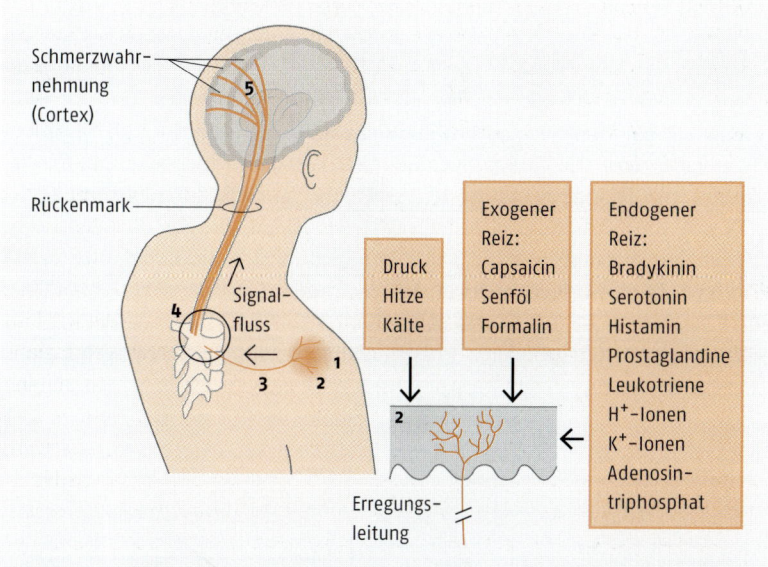

Schmerzwahr-
nehmung
(Cortex)

Rückenmark

Signal-
fluss

Erregungs-
leitung

| Druck
Hitze
Kälte | Exogener
Reiz:
Capsaicin
Senföl
Formalin | Endogener
Reiz:
Bradykinin
Serotonin
Histamin
Prostaglandine
Leukotriene
H^+-Ionen
K^+-Ionen
Adenosin-
triphosphat |

💬 Ein Reiz bewirkt die Aus-
schüttung von Botenstoffen.
Diese verursachen wiederum die
Reizweiterleitung bis ins Gehirn.

Abb. 1.1 Schmerzleitung vom Reiz bis zur Wahrnehmung. 1. Gereizter Körperbereich, von dem der Schmerz ausgeht, 2. Nozizeptoren, 3. Nervenfasern, 4. Schmerzumleitung im Rückenmark, 5. Schmerzwahrnehmung (Cortex)

Schmerzschwelle: Schmerzzustände sind für den Körper erlernbar. Wiederholt auftretende Schmerzen führen dabei zu intensiverem und längerem Schmerz-empfinden, da dabei die Schmerzschwelle (Reizschwelle) herabgesetzt wird. Schon bei leichten Reizen melden nun die Nozizeptoren starke Schmerzen. Im Rückenmark reagieren die Nervenzellen durch einfließende Calciumionen in die Synapsen wesentlich effektiver: ein Schmerzgedächtnis ist entstanden. Jetzt können auch ohne oder bereits durch leichte Reize Schmerzen ausgelöst werden. Der Schmerz verselbständigt sich. Im Gegensatz zum akuten Schmerz hat der chronische Schmerz keine Schutzfunktion mehr, der Schmerz wird selbst zur Krankheit. Deshalb ist eine frühzeitige und ausreichende Schmerz-bekämpfung mit Medikamenten wichtig. Allerdings ist besonders bei chroni-schen Schmerzen auf die Einhaltung von Dosierungen zu achten, da gerade der Übergebrauch von Schmerzmitteln seinerseits Kopfschmerzen auslösen kann.

💬 Es ist wichtig, Schmerzen nicht einfach auszuhalten, son-dern im vorgegebenen Rahmen durchaus ein Schmerzmittel einzunehmen. Auf diese Weise verhindern Sie die Entwicklung eines Schmerzgedächtnisses. Der Körper wird in Zukunft nicht empfindlicher für Schmerzen.

1.2   Angriffspunkt der Kopfschmerzmittel

💬 Es gibt verschiedene Substanzklassen von Schmerzmitteln, die an unterschiedlichen Vorgängen im Körper in die Schmerzentstehung eingreifen. Je nach Angriffsort ergeben sich dadurch verschiedene Nebenwirkungen. Die Auswahl des optimalen Mittels ist nicht nur an der Schmerzart festzumachen, sondern auch von den physiologischen Gegebenheiten des Anwenders abhängig.

Ein zentraler Angriffspunkt für Kopfschmerzmittel ist die Cyclooxygenase. Dabei handelt es sich um ein Enzym, welches im Bereich des Arachidonsäurestoffwechsels wirkt und dort die Bildung von Prostaglandinen und Thromboxanen katalysiert. Die Cyclooxygenase (COX) setzt Arachidonsäure in Prostaglandine und Thormboxan um (siehe Abb. 1.2), das heißt durch Hemmung der COX wird die Synthese von Prostaglandinen blockiert. Die über Prostaglandine vermittelten Wirkungen (siehe Tab. 1.1) finden folglich nicht statt.

Von der Cyclooxygenase existieren 2 Isoformen: Cyclooxygenase 1 (COX-1) und Cyclooxygenase 2 (COX-2, siehe Abb. 1.3).

Die über COX-1 gebildeten Prostaglandine vermitteln überwiegend die in jedem gesunden Organismus erwünschten Wirkungen wie z. B. Magenschleim-

💬 Acetylsalicylsäure wirkt deshalb schmerzstillend, weil es die Bildung bestimmter Botenstoffe der Schmerzleitung blockiert. Da diese Botenstoffe auch in die Magenschleimproduktion und die Reduzierung der Magensäure eingreifen, wird dieser Mechanismus ebenfalls behindert. Deshalb sind Schmerzmittel mit Acetylsalicylsäure schlechter magenverträglich.

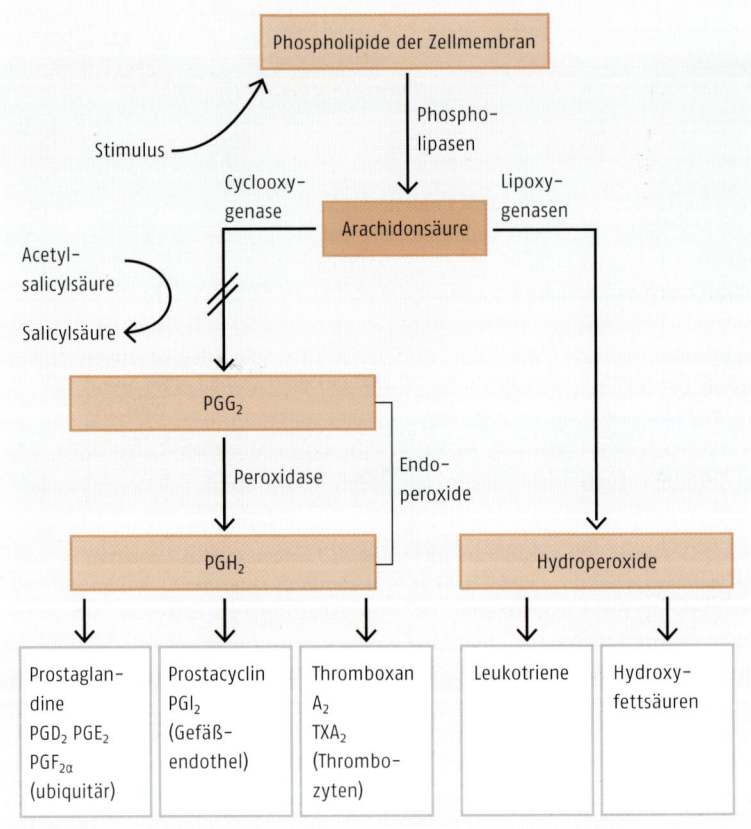

Abb. 1.2 Arachidonsäurestoffwechsel

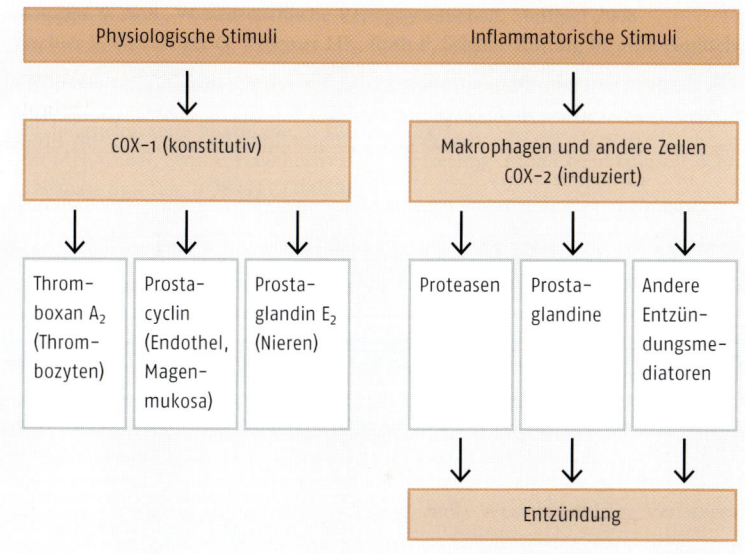

Abb. 1.3 Wirkung der beiden Isoenzymformen der Cyclooxygenase, COX-1 und COX-2

Tab. 1.1 Effekte der COX-Hemmung

Prostaglandineffekt	Effekt der COX-Hemmung
Sensibilisierung von Nozizeptoren	Analgesie
Thrombozytenaggregation	Aggregationshemmung
Fieberinduktion	Fiebersenkung
Darmmotilität sinkt	Diarrhö
Natriumausscheidung in der Niere steigt	Ödeme
Magenschleimproduktion steigt	Ulzera
Magensäureproduktion sinkt	Ulzera

💬 Selektive COX-2-Hemmung ist eine gezielte Schmerz- und Entzündungshemmung mit geringeren Nebenwirkungen als bei unspezifischen COX-Hemmern, da im Arachidonsäurestoffwechsel gebildete unterschiedliche Botenstoffe auch in verschiedene andere physiologische Vorgänge eingreifen.

hautschutz, Plättchenaggregation und Nierenmarksdurchblutung. COX-2 wird bei Entzündung gebildet. Sie katalysiert die Bildung von Prostaglandinen und erleichtert die Freisetzung anderer Entzündungsmediatoren.

Die klassischen NSAID hemmen beide Varianten des Enzyms, allerdings unterschiedlich stark. Die Hemmung von COX-1 ist der Grund für die unerwünschten Wirkungen wie z. B. Magenschleimhautblutungen. Die Hemmung von COX-2 führt zu erwünschten Wirkungen wie Analgesie oder antiphlogistischer Wirkung.

1.3   Pathogenese

Spannungskopfschmerz: Die Pathogenese des Spannungskopfschmerzes ist nicht geklärt. Zentrale Mechanismen spielen wahrscheinlich keine wesentliche Rolle, da sich keine Veränderungen der Schmerzschwellen finden. Periphere muskuläre Mechanismen scheinen hier zu überwiegen. Dieses wird durch Befunde unterstützt, die zeigen dass statische Muskelverspannung bei Patienten mit Kopfschmerz vom Spannungstyp häufiger Schulter- und Nackenschmerzen hervorruft, als das bei Gesunden der Fall ist. Wahrscheinlich sind aber auch NO-abhängige Prozesse an der Entwicklung dieses Kopfschmerztypes beteiligt. Alimentäre Triggerfaktoren spielen vermutlich keine entscheidende Rolle.

Migräne: Bezüglich der Pathogenese der Migräne ist noch vieles unklar. Diskutiert werden die Freisetzung von Serotonin und dadurch ausgelöste Gefäßreaktionen bzw. neuronale Reaktionen, sowie die Abgabe von Mediatoren durch weiße Blutzellen (siehe Abb. 1.4, Abb. 1.5).

Es wird angenommen, dass der Migräneanfall durch Serotoninfreisetzung aus Thrombozyten eingeleitet wird. In Folge dessen resultiert eine Vasokonstriktion. Durch Abbau des freigesetzten Serotonins sinkt dessen Blutspiegel wieder. Es kommt zur Gefäßdilatation, u. a. im Bereich der Hirnhäute und somit zur Migräne. Ferner nimmt man an, dass parallel hierzu Mastzellen und Leukozyten degranulieren, wodurch Histamin und andere Kinine freigesetzt werden und der Schmerz forciert wird.

Neuere Hypothesen betrachten die Gefäßreaktionen allerdings als weniger bedeutsam. Sie sehen die Hauptursache in nervalen Reaktionen, die durch Serotonin hervorgerufen werden. Das in den Extravasalraum gelangte Serotonin soll die Ausschüttung der Substanz P und evtl. weiterer Mediatoren verursachen. Außerdem soll Serotonin die neuronale Schmerzschwelle herabsetzen und schmerzleitende Fasern im Nervus trigeminus direkt erregen.

Der Schmerz entsteht offensichtlich auf zwei Wegen gleichzeitig:
– Abfall des Serotonin-Spiegels. Serotonin ist ein körpereigener Botenstoff, der unter anderem schmerzhemmend wirkt.

💬 Die Ursache für Spannungskopfschmerzen scheint in der Verspannung von Schulter- und/oder Nackenbereich zu liegen.

💬 Beim Migräneanfall sinkt der Serotoninspiegel. Serotonin ist ein körpereigener Stoff, der u. a. bei der Schmerzhemmung eine wesentliche Rolle spielt. Außerdem kommt es zu Entzündung und Erweiterung der Gefäße im Kopf, wodurch das typische Pochen im Kopf ausgelöst wird.

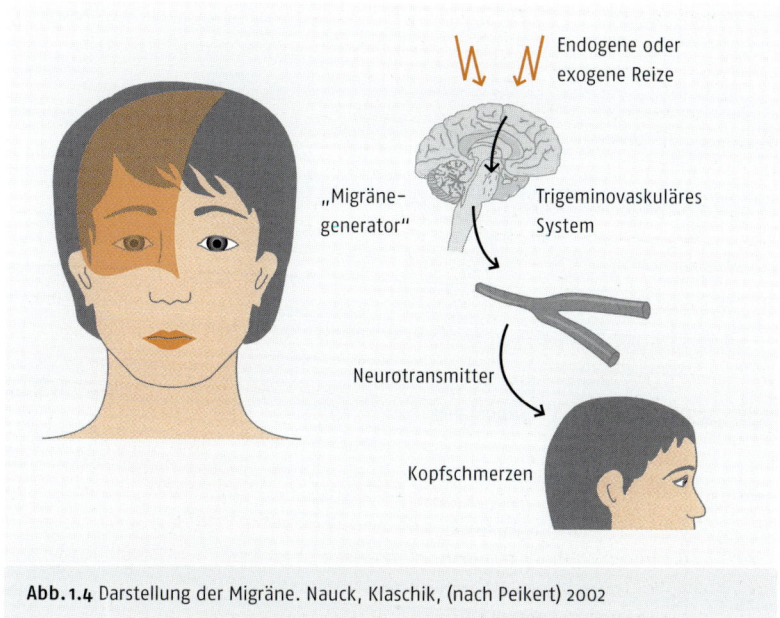

Abb. 1.4 Darstellung der Migräne. Nauck, Klaschik, (nach Peikert) 2002

Endogene oder exogene Reize

„Migräne-generator"

Trigeminovaskuläres System

Neurotransmitter

Kopfschmerzen

Migräne ist eine komplexe Funktionsstörung des Gehirns. Diese hat eine zeitweilige Störung der Versorgung des Hirnnervs zur Folge. Dadurch kommt es zur Freisetzung von Botenstoffen und veränderter Übermittlung von Schmerzsignalen im Hirnstamm. Zentrale Rolle für die Schmerzentstehung spielt der Hirnnerv. Dabei scheint die erhöhte Aktivität des Hirnstamms die Ursache der Schmerzentstehung zu sein.

– Entzündung von Gefäßwänden. Bei einer Migräne entzünden sich die Wände derjenigen Adern, die das Blut ins Hirn transportieren. Dabei erweitern sich während des Anfalls die Gefäße der Gehirnhaut. Mediziner nehmen an, dass dies der Grund für das pulsierende Gefühl im Kopf ist.

Clusterkopfschmerz: Die genauen pathogenetischen Vorgänge bei der Entstehung des Clusterkopfschmerzes sind noch nicht geklärt. Diskutiert wird eine aseptische Entzündung im Sinus cavernosus und im Bereich der Vena ophthalmica superior, die sensorische und autonome Nervenfasern und Gefäße irritieren kann. Mögliche Irritationsursachen sind entzündliche Neuropeptide oder eine mechanische Kompression durch entzündlich erweiterte Gefäße. Diese Theorie würde den Clusterkopfschmerz, die Begleiterscheinungen, die Provokation des Kopfschmerzes durch vasodilatierende Substanzen und die therapeutische Wirksamkeit vasokonstriktiver Substanzen erklären.

Als Ursachen für die Entstehung von Clusterkopfschmerzen werden Entzündungserscheinungen in einer bestimmten Gehirnregion und eine Gefäßerweiterung im Kopf angenommen. Bestimmte gefäßverengende Substanzen können bei dieser Art von Kopfschmerzen helfen.

💬 Eine Migräneattacke ist das Zusammenspiel vieler komplexer Abläufe im Gehirn. Es kommt zu Gefäßveränderungen und Entzündung im Hirnstamm. Trigger scheinen dabei nicht die Ursache sondern die Auslöser der Attacke zu sein. Ursächliche Voraussetzung für die Entstehung einer Migräne ist eine genetische Veranlagung.

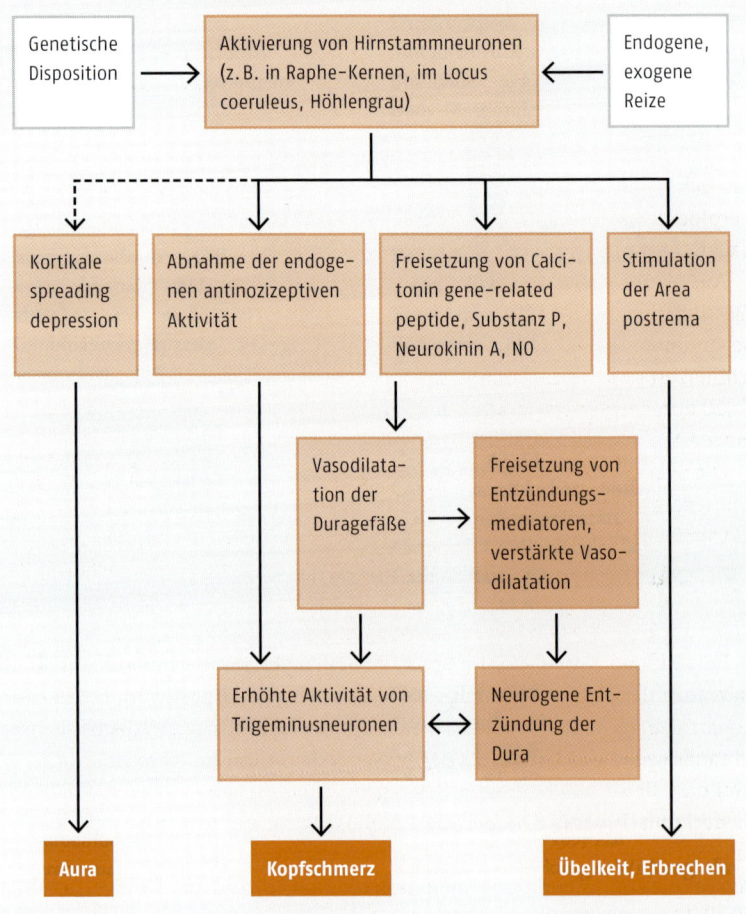

Abb.1.5 Pathogenese des Migräneanfalls. Thews, Mutschler, Vaupel, 2007

1.4 IHS-Klassifikation

IHS steht für International Headache Society. Diese internationale Kopfschmerzgesellschaft wurde 1981 in Großbritannien gegründete, mit dem Ziel die Erforschung, Behandlung und Diagnostik von Kopfschmerzen und dadurch die Versorgung von Kopfschmerzpatienten weltweit zu verbessern. Sie bezeichnet sich selbst als eine weltweite Mitglieder-Organisation für all jene, deren Verpflichtung es ist, unabhängig Ihres Fachgebiets, Menschen mit einer Beeinträchtigung durch Migräne zu helfen.

Aus diesen Beweggründen heraus entstand die IHS-Klassifikation. Diese Klassifikation ist wahrscheinlich das wichtigste Dokument zur Diagnose und Behandlung von Kopfschmerzen. Die Internationale Klassifikation von Kopfschmerzerkrankungen liegt seit 2003 in der zweiten Auflage vor, wurde in mehr als 20 Sprachen übersetzt und steht damit der Mehrzahl der Mediziner auf der ganzen Welt zur Verfügung.

Die überwiegende Zahl der evidenzbasierten Behandlungsleitlinien für Kopfschmerzen wurde unter Verwendung der Internationalen Klassifikation von Kopfschmerzerkrankungen verfasst. Auch die Therapieempfehlungen der DMKG basieren auf der Kopfschmerzklassifikation der IHS. Eine wissenschaftliche Studie, die nicht auf dieser Klassifikation beruht, sollte in einer internationalen Zeitschrift nicht mehr angenommen werden.

In dieser sehr sorgfältig erstellten Klassifikation werden grundsätzlich primäre Kopfschmerzen, die ein eigenes Krankheitsbild darstellen, von sekundären Kopfschmerzen unterschieden (siehe Kap. 2). Dabei werden alle Kopfschmerzerkrankungen zunächst in Hauptgruppen klassifiziert, die wiederum noch ein, zwei oder drei Mal in Kopfschmerztypen, -subtypen und -unterformen untergliedert und beziffert werden. So stellt z. B. **Migräne** eine Hauptgruppe dar, die aus einem einzigen Kopfschmerztyp (Migräne) besteht. Die Subtypen der Migräne wie die **Migräne mit Aura** bilden die nächste Stufe (zweite Stelle der Klassifizierungsziffer). Die Migräne mit Aura wiederum wird in weitere Unterformen unterteilt wie z. B. **typische Aura mit Migränekopfsschmerzen**. Die erste Stelle gibt also die grobe Orientierung an, in welche Diagnosegruppe der Kopfschmerz gehört. Handelt es sich z. B. um eine Migräne, einen Kopfschmerz vom Spannungstyp oder einen Clusterkopfschmerz bzw. einen anderen trigemino-autonomen Kopfschmerz? Die weiteren Stellen beinhalten detaillierte Informationen.

Die IHS-Klassifikation ist eine Einteilung der einzelnen Kopfschmerzarten. Sie wurde von der Internationalen Kopfschmerzgesellschaft aufgrund der Zusammenarbeit von internationalen Wissenschaftlern erstellt; mit dem Ziel die Behandlung und Diagnostik von Kopfschmerzen weltweit zu verbessern. Sie dient auch als Grundlage für die Therapieempfehlungen der Deutschen Migräne- und Kopfschmerzgesellschaft. Die Empfehlungen der IHS basieren auf Erkenntnissen weltweiter Studien.

💬 Die IHS unterteilt die Kopfschmerzarten in drei Grundty-
pen: primäre, sekundäre und
neurale Kopfschmerzen.

Kopfschmerzklassen nach IHS

Teil 1: primäre Kopfschmerzerkrankungen
- Migräne.
- Kopfschmerz vom Spannungstyp.
- Clusterkopfschmerz und andere trigemino-autonome Kopfschmerz-
  erkrankungen.
- Andere primäre Kopfschmerzen.

Teil 2: sekundäre Kopfschmerzerkrankungen
- Kopfschmerz zurückzuführen auf ein Kopf- und/oder HWS-Trauma.
- Kopfschmerz zurückzuführen auf Gefäßstörungen im Bereich des
  Kopfes oder des Halses.
- Kopfschmerz zurückzuführen auf nichtvaskuläre intrakraniale Stö-
  rungen.
- Kopfschmerz zurückzuführen auf eine Substanz oder deren Entzug.
- Kopfschmerz zurückzuführen auf eine Infektion.
- Kopfschmerz zurückzuführen auf eine Störung der Homöostase.
- Kopf- oder Gesichtsschmerz zurückzuführen auf Erkrankungen des
  Schädels sowie von Hals, Augen, Ohren, Nase, Nebenhöhlen, Zähnen,
  Mund oder anderen Gesichts- oder Schädelstrukturen.
- Kopfschmerz zurückzuführen auf psychiatrische Störungen.

**Teil 3: kraniale Neuralgien, zentraler und primärer Gesichtsschmerz
und andere Kopfschmerzen**
- Kraniale Neuralgien und zentrale Ursachen von Gesichtsschmerzen.
- Andere Kopfschmerzen, kraniale Neuralgien, zentrale oder primäre
  Gesichtsschmerzen.

1.5   Erfassung der Kopfschmerzform

💬 Wir haben einen Fragebogen
erstellt, der Ihnen dabei hilft, die
Klassifizierung Ihres Kopfschmerzes zu erkennen. Die
Auswertung der Fragen, gibt Ihnen Auskunft, ob es sich eher um
einen Kopfschmerz oder eine
Migräne handelt.

Die Erfassung der Kopfschmerzform erfolgt durch:
- Kopfschmerzfragebogen (siehe Kap. 6.1.2).
- Kopfschmerzkalender (siehe Kap. 6.1.1)
- Kopfschmerzinterview durch den Arzt.

Erfasst werden folgende Daten:
- Erstbeginn.
- Dauer des Kopfschmerzes.
- Lokalisation und Ausstrahlung.
- Schmerzcharakter bzw. dessen Änderung.
- Begleitsymptome (Übelkeit, Erbrechen, Phono- u. Photophobie, Augenträ-
  nen und Rötung).
- Familiäre Belastung.

- Warnsymptome (Fieber, Nackensteifigkeit, zunehmende Müdigkeit, Schwindel, Ataxie).
- Voruntersuchungen.

1.6 Attackendauer der häufigsten auftretenden Kopfschmerzen

Tab. 1.2 Attackendauer der häufigsten attackenförmig auftretenden Kopfschmerzen

Diagnose	Attackendauer
Trigeminusneuralgie	Sekundenbruchteile bis 2 Minuten
SUNCT-Syndrom	5–240 Sekunden
Paroxysmale Hemikranie	2–30 Minuten
Clusterkopfschmerz	15–180 Minuten
Migräne	4–72 Stunden
Kopfschmerz vom Spannungstyp	30 Minuten bis 7 Tage

Die einzelnen Kopfschmerzarten unterscheiden sich wesentlich in ihrer Schmerzdauer.

1.7 Schmerzbewertung

Schmerz ist ein subjektives Erlebnis und kann somit nicht objektiv erfasst werden. Hinzu kommt, dass zahlreiche Faktoren die Schmerzwahrnehmung des Patienten beeinflussen. Dennoch kann die Schmerzintensität anhand von Skalen und Fragebögen beurteilt werden. Unterschiedliche Messinstrumente haben sich etabliert; pro Patient sollte aber möglichst nur mit einem Messinstrument gearbeitet werden, um eine aussagekräftige Verlaufskontrolle zu erhalten.

Die Schmerzintensität lässt sich anhand von Skalen beurteilen. Die gängigste Einteilung erfolgt mit einem Schieber. Möchten Sie so eine Skala für Ihre Einträge in das Kopfschmerztagebuch mitnehmen?

Für die Schmerzbewertung werden unterschiedliche Skalen verwendet:

Verbale Ratingskala (VRS): Dies ist eine beschreibende Skala. Sie erfasst die Schmerzstärke anhand von fünf Begriffen:
kein – geringer – mäßiger – starker – sehr starker Schmerz.

Visuelle Analogskala (VAS): Die Schmerzstärke lässt sich auch durch eine visuelle Analogskala von 0 bis 100 Prozent oder von 1 bis 10 Zentimetern

💬 Es gibt unterschiedliche Schmerzskalen, mit denen Sie selber die Schmerzintensität klassifizieren können. Auf diesen Skalen notieren Sie, wie stark Sie die Schmerzen empfinden und übertragen den Wert in ein Schmerztagebuch. So können die Therapie bzw. Schmerzmittelwirkungen überprüft oder auch Dosierungsschemata entwickelt werden.

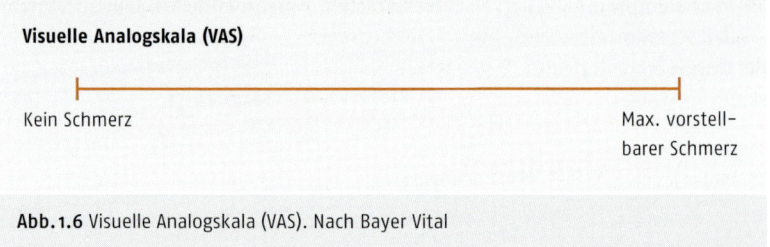

Abb. 1.6 Visuelle Analogskala (VAS). Nach Bayer Vital

messen. Dieses Verfahren ist leicht verständlich und wird am häufigsten eingesetzt. Auf der Vorderseite der VAS kann der Patient mit einem Schieber die Stärke seines Schmerzes markieren. Auf der Rückseite lassen sich dann die exakten Zahlenäquivalente ablesen (siehe Abb. 1.6).

Numerische Ratingskala (NRS): Hier wird die Schmerzintensität einer Zahlenreihe von 0 bis 10 zugeordnet, wobei wiederum 0 = kein Schmerz und 10 = maximal vorstellbarer Schmerz bedeutet (siehe Abb. 1.7).

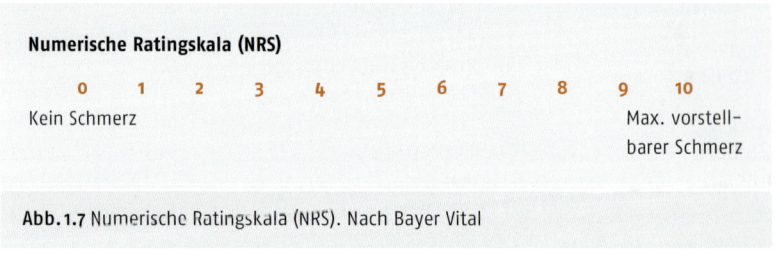

Abb. 1.7 Numerische Ratingskala (NRS). Nach Bayer Vital

Smiley-Analog-Skala (SAS): Bei Kindern sind Schmerzen – abhängig vom Alter – schwieriger zu beurteilen als bei Erwachsenen. Kleinkinder sind jedoch oft in der Lage selbst Auskunft über ihre Schmerzen zu geben. Hierfür stehen Farbskalen oder Smiley-Symbole zur Verfügung (siehe Abb. 1.8).

Kinder können die Intensität ihrer Schmerzen anhand einer Smiley-Analog-Skala beschreiben. Hier wird die Schmerzintensität mit dem Smiley-Gesichtsausdruck umgesetzt.

Smiley-Analog-Skala (SAS)

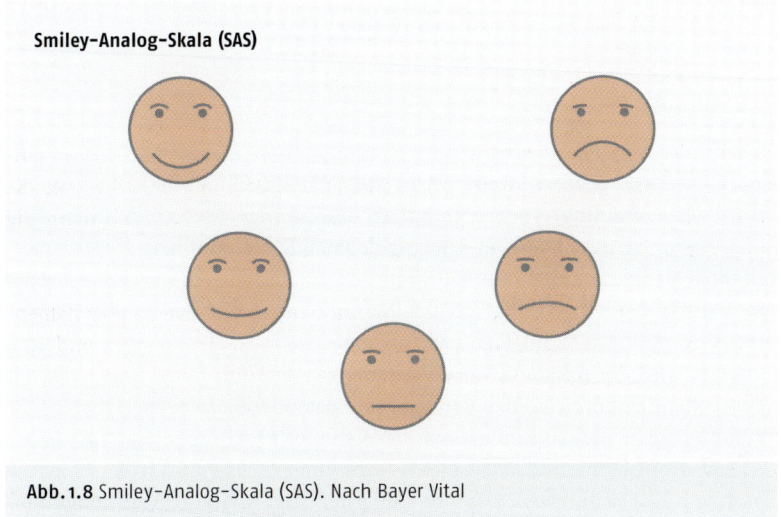

Abb.1.8 Smiley-Analog-Skala (SAS). Nach Bayer Vital

Zu beziehen sind solche Skalenschieber häufig über Pharmafirmen oder Selbsthilfegruppen, z. B. über schmerzliga.de.

2 Beratung zum Krankheitsbild Kopfschmerz

📢 Kopfschmerzen werden häufig nicht als Erkrankung betrachtet und daher überwiegend in Selbstmedikation behandelt.

Kopfschmerzen gehören weltweit zu den häufigsten gesundheitlichen Beschwerden. Allerdings suchen deswegen nur wenige Menschen einen Arzt auf. Gerade weil es sich um ein Alltagsleiden handelt, nimmt man Kopfschmerzen nicht als Erkrankung wahr. Die Mehrheit der Betroffenen setzt zunächst auf die Selbstbehandlung. Dabei greifen Männer im Gegensatz zu den Frauen bereits bei geringen Schmerzen zur Tablette.

Selten wird ein Apotheker, noch seltener ein Arzt um Rat gefragt, 50 % der Selbstbehandler hören auf den Rat von Freunden oder Bekannten. Dabei hat die Werbung einen starken Einfluss auf die Wahl des Medikamentes.

📢 Die vier häufigsten Kopfschmerzarten sind Migräne, Spannungskopfschmerz, Medikamentenkopfschmerz und Clusterkopfschmerz. Sie unterscheiden sich v. a. darin, wie sich der Schmerz anfühlt und wann und wie lange er auftritt.

Doch Kopfschmerz ist nicht gleich Kopfschmerz. Es gibt 251 verschiedene Arten von Kopfschmerzen. Die vier häufigsten sind Migräne, Spannungskopfschmerz, Medikamentenkopfschmerz und Clusterkopfschmerz. Diese Formen unterscheiden sich darin, ob die Pein vereinzelt, in Schüben oder fast immer auftritt. Es spielt aber auch eine Rolle, wie sich der Schmerz anfühlt z. B. hämmernd, ziehend, drückend, pochend, stechend oder dumpf und wie er entsteht. Zur Abgrenzung der unterschiedlichen Kopfschmerzarten ist häufig eine Ausschlussdiagnostik hilfreich.

📢 Ihre Kopfschmerzen werden durch den hohen Blutdruck ausgelöst. Sie sind also ein Warnzeichen. Wenn der Blutdruck optimal eingestellt ist, werden die Kopfschmerzen auch nicht mehr auftreten.

Grundsätzlich unterscheidet man zwischen **sekundären Kopfschmerzen** und **primären Kopfschmerzen**. Bei sekundären Kopfschmerzen sind die Kopfschmerzen lediglich ein Symptom. Sie sind Begleiterscheinungen anderer Krankheiten, wie z. B. Erkältung, Grippe, Kopfverletzungen, Nervenschmerzen, Bluthochdruck, Medikamentennebenwirkungen oder -entzug. Diese Krankheitsformen sind von einem Arzt durch Blutuntersuchungen, Röntgenbilder, Kernspintomographie etc. meist eindeutig zu diagnostizieren. Durch eine Behandlung der Grunderkrankungen ist in der Regel auch ein Rückgang bzw. Verschwinden der Kopfschmerzen zu erwarten. Bei den primären Kopfschmerzen sind die Kopfschmerzen selbst die Erkrankung. Meist liegt eine Fehlinterpretation von Schmerzinformationen im Gehirn vor, wodurch dann bestimmte Nervenfasern fälschlich aktiviert werden. Hierzu zählen auch Migräne, Spannungs- und Clusterkopfschmerzen.

Häufigkeit der verschiedenen Kopfschmerztypen:
- Spannungskopfschmerzen 54%
- Migräne 38%
- Sonstige Kopfschmerzen 8%

💬 Spannungskopfschmerz ist der am häufigsten auftretende Schmerztyp unter den Kopfschmerzarten.

2.1 Spannungskopfschmerz

> **Definition**
>
> Beim Spannungskopfschmerz handelt es sich um wiederkehrende Episoden eines Kopfschmerzes, der Minuten oder Tage dauern kann.

Spannungskopfschmerz ist mit Abstand die häufigste Kopfschmerzform. Ca. 30–40% der Menschen leiden unter dieser Form von Kopfschmerz. Etwa drei Prozent der Bevölkerung ist chronisch davon betroffen, dabei Frauen häufiger als Männer.

Früher wurde der Spannungskopfschmerz auch als Stresskopfschmerz oder psychogener Kopfschmerz bezeichnet.

💬 Gibt es zurzeit ein Problem, an dem Sie grübeln? Sind Sie gerade besonders im Stress?

2.1.1 Ursachen

Die Ursache der Kopfschmerzen vom Spannungstyp ist bis heute nicht genau geklärt. Es gibt nur Vermutungen darüber, welche Faktoren die Kopfschmerzen wirklich herbeiführen. Wahrscheinlich lösen **muskuläre Verspannungen** der Schulter- und Nackenmuskulatur die Spannungskopfschmerzen aus. Bei Kopfschmerzen vom Spannungstyp findet man bei etwa 50–65% der Patienten eine erhöhte muskuläre Schmerzempfindlichkeit der perikraniellen Muskulatur sowie bei einem Teil dieser Patienten auch Hinweise für eine vermehrte EMG-Aktivität als Hinweis für eine vermehrte Muskelspannung. Inwieweit diese vermehrte Muskelspannung Ursache der Kopfschmerzen oder nur im Sinne einer Stress-Reaktion Folge der Kopfschmerzen ist, ist bis jetzt nicht geklärt.

Diese muskulären Verspannungen können sowohl durch mechanische Fehlbelastungen als auch durch psychische Faktoren entstehen. So sind Stress, Arthrose im Bereich der Nackenwirbel, Zähneknirschen, zu wenig Schlaf, zu viel Nicotin, Fehlhaltungen im Bereich der Halswirbelsäule sowie Überanstrengung der Augen durch schlechtes Licht beim Lesen oder durch eine fehlende Brille mögliche Auslöser.

Experten diskutieren als weitere mögliche Ursache für Spannungskopfschmerzen eine **Störung im schmerzverarbeitenden System** des Gehirns, die auch langfristig durch Faktoren wie Fehlhaltungen, Stress oder Angst ausgelöst werden kann. Allerdings sind sowohl beim akuten wie beim chronischen Spannungskopfschmerz nicht immer eindeutige Auslöser erkennbar. Mögli-

💬 Kopfschmerzen können auch durch Nackenverspannungen ausgelöst werden. Arbeiten Sie häufig am Computer? Dabei kommt es nicht selten zur Nackenverspannung. Oder zur Überanstrengung der Augen. Auch dies könnte eine Ursache für Ihre Kopfschmerzen sein.

💬 Kommen Sie vielleicht nicht zur Ruhe?

💬 Können Sie schlafen? Knirschen Sie nachts mit den Zähnen? Hat sich Ihr Zahnarzt diesbezüglich schon einmal geäußert?

💬 Nicht selten entstehen Kopfschmerzen durch Halswirbelfehlstellungen. Haben Sie diese Möglichkeit schon einmal orthopädisch abgeklärt?

🗨 Man vermutet eine erhöhte Schmerzempfindlichkeit bei Personen, die häufig unter Spannungskopfschmerz leiden. Möglicherweise reagiert Ihr Körper sensibler auf Reize.

cherweise ist bei Personen mit Spannungskopfschmerzen lediglich die Schmerzempfindlichkeit erniedrigt, sodass sie Schmerzreize stärker spüren als gesunde Menschen.

Studien zeigen, dass stetig einlaufende Reize von den Kopf-, Gesichts- und Nackenmuskeln die Nerven im Gehirn überstark erregen. Dies könnte eine mögliche Erklärung dafür sein, warum episodische Spannungskopfschmerzen nach einer Weile in die chronische Form übergehen.

Bei diesem Prozess spielt wahrscheinlich der chemische Botenstoff Stickstoff-Monoxid eine Rolle. Ein Medikament, das die Produktion von Stickstoff-Monoxid im Körper verringert, könnte also auch die Kopfschmerzen reduzieren. Falls weiterführende Untersuchungen dies bestätigen, eröffnen sich neue Möglichkeiten in der Therapie von chronischen Spannungskopfschmerzen.

2.1.2 Beschwerden, Symptome, Diagnostik

🗨 Wie fühlt sich Ihr Kopfschmerz genau an? Wo tut es besonders weh? Treten die Schmerzen mehr auf einer Seite der Stirn oder beidseitig auf?

Schmerzcharakter der Spannungskopfschmerzen
- Beidseitig.
- Dumpf.
- Ziehend oder drückend.
- Helmartig.
- Gefühl wie in einem Schraubstock.
- Leichte bis mäßige Intensität.

Der Spannungskopfschmerz beginnt meist im Hinterkopf oder Nacken und setzt sich dann über die Schädeldecke in der Stirn-Augen-Schläfen-Region fest. Er kann aber auch genau den umgekehrten Verlauf nehmen. Gelegentlich strahlen die Schmerzen auch in die Augen oder in die Wangen aus; Augen werden müde, und der Kopf scheint schwerer zu werden. Patienten beschreiben den Schmerz als einen „Ring um den Kopf" oder ein Gefühl als wäre der Kopf in einem Schraubstock (siehe Abb. 2.1).

In der Regel sind Spannungskopfschmerzen eher von leichter bis mäßiger Intensität ohne weitere Begleiterscheinungen wie Übelkeit oder Sehstörungen, und werden auch nicht durch leichte körperliche Anstrengung verstärkt. Einzelne Attacken können zwischen 30 Minuten und mehreren Tagen bis zu einer Woche anhalten.

🗨 Wie lange dauern Ihre Schmerzen bereits an? Haben Sie die Schmerzen seit ein paar Stunden? Oder zieht es sich schon über Tage hin?

Diagnostik

Es gibt zwei Arten von Spannungskopfschmerzen:
- **Episodischer Spannungskopfschmerz:** Bei einer Anfallshäufigkeit von bis zu 15 Tagen pro Monat spricht man von episodischen Spannungskopfschmerzen.

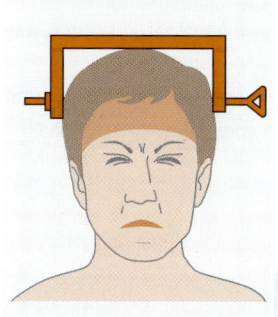

Abb. 2.1 Spannungskopfschmerz

> Fühlt es sich so an, als ob man Ihnen den Kopf zusammendrückt?

— **Chronischer Spannungskopfschmerz:** Hier ist die Anfallshäufigkeit wesentlich größer. Die Schmerzen treten an mehr als 15 Tagen im Monat bzw. an mehr als 180 Tagen im Jahr auf. Bei chronischen Spannungskopfschmerzen kommt es infolge der Dauerbelastung nicht selten zu Depressionen.

Offenbar entwickelt sich mit zunehmendem Alter aus einem episodischen Kopfschmerz oft ein chronischer Spannungskopfschmerz. Im Alter von unter 36 Jahren sind nur zwei Prozent betroffen, bei über 55-Jährigen schon vier Prozent.

Ganz wichtig ist, dass Kopfschmerzen, vor allem neu aufgetretene, eindeutig ärztlich abgeklärt werden. Anhand verschiedener Kriterien kann meist schon der Hausarzt eine schwerwiegende Erkrankung ausschließen und eine erste Einordnung des Kopfschmerzes vornehmen. Normalerweise reicht die körperliche Untersuchung, um den Spannungskopfschmerz zu diagnostizieren. Liegen über den Kopfschmerz hinaus Hinweise für weitere neurologische Symptome (Sehstörungen, Taubheitsgefühle, Lähmungen oder Krampfanfälle) vor, wird der Arzt zusätzliche Diagnoseverfahren in die Wege leiten bzw. an einen Neurologen überweisen.

Eine bildliche Darstellung des Gehirns mittels einer CCT (craniale Computertomographie) oder einer MRT (Magnetresonanztomographie) kann einen Hirntumor als Ursache für die Kopfschmerzen ausschließen. Eine Dopplersonographie misst die Durchblutung der Gefäße, die das Gehirn versorgt, und bietet Rückschlüsse auf eine Blutung.

> Kurzfristig können Sie ein Schmerzmittel gegen Ihre Spannungskopfschmerzen einnehmen. Auf lange Sicht ist es allerdings wichtig, dass Sie etwas gegen die ursächliche Verspannung unternehmen. Spannungskopfschmerzen können sich durchaus auch zu einem chronischen Leiden entwickeln.

IHS-Kriterien für die Diagnose von episodischem Spannungskopfschmerz

A. Wenigstens 10 Episoden, die die Kriterien B–D erfüllen und

— Sporadisch: durchschnittlich an < 1 Tag pro Monat (< 12 Tage/Jahr) auftreten.

— Häufig: durchschnittlich an ≥ 1 Tag pro Monat, aber < 15 Tagen pro Monat über mindestens drei Monate auftreten (≥ 12 und < 180 Tage pro Jahr).

B. Die Kopfschmerzdauer liegt zwischen 30 Minuten und sieben Tagen.

C. Der Kopfschmerz weist mindestens zwei der folgenden Charakteristika auf:

— Beidseitige Lokalisation.

— Schmerzqualität drückend oder beengend, nicht pulsierend.

— Leichte bis mittlere Schmerzintensität.

— Keine Verstärkung durch körperliche Routineaktivitäten wie Gehen oder Treppensteigen.

D. Beide folgenden Punkte sind erfüllt:

— Keine Übelkeit oder Erbrechen (Appetitlosigkeit kann auftreten).

— Photophobie oder Phonophobie, nicht jedoch beides kann vorhanden sein.

E. Nicht auf eine andere Erkrankung zurückzuführen z.B. Vorgeschichte, körperliche und neurologische Untersuchungen geben keinen Hinweis auf eine der aufgeführten Erkrankungen oder Vorgeschichte und/oder körperliche und/oder neurologische Untersuchungen lassen an eine solche Erkrankung denken, doch konnte diese durch geeignete Untersuchungen ausgeschlossen werden oder eine solche Erkrankung liegt vor, die Kopfschmerzen traten jedoch nicht erstmals in engem zeitlichen Zusammenhang mit dieser Erkrankung auf.

Akuter Spannungskopfschmerz ist in der Regel nicht von Übelkeit begleitet.

IHS-Kriterien für die Diagnose von chronischem Spannungskopfschmerz

A. Ein Kopfschmerz, der die Kriterien B–D erfüllt, tritt an durchschnittlich ≥ 15 Tagen pro Monat über mindestens drei Monate (mindestens 180 Tage pro Jahr) auf.

B. Der Kopfschmerz hält für Stunden an oder ist kontinuierlich vorhanden.

C. Der Kopfschmerz weist mindestens zwei der folgenden Charakteristika auf:

— Beidseitige Lokalisation.

— Schmerzqualität drückend oder beengend, nicht pulsierend.

— Leichte bis mittlere Schmerzintensität.

— Keine Verstärkung durch körperliche Routineaktivitäten wie Gehen oder Treppensteigen.

Wie häufig treten Ihre Schmerzen denn auf? Sind es mehr als 15 Attacken pro Monat? Und wie lange dauern die Schmerzen in der Regel an?

D. Beide folgenden Punkte sind erfüllt:
- Höchstens eines ist vorhanden: milde Übelkeit oder Photophobie oder Phonophobie.
- Weder Erbrechen noch mittlere bis starke Übelkeit.

E. Nicht auf eine andere Erkrankung zurückzuführen (siehe episodischer Spannungskopfschmerz).

Weitere Diagnose-Differenzierungen der Subtypen bzw. Anmerkungen zur Diagnostik finden Sie unter www.ihs-classification.org.

2.1.3 Therapieoptionen

Medikamentöse Therapie

Zur medikamentösen Behandlung von Spannungskopfschmerzen werden kurzfristig Analgetika angewendet. Entscheidend ist ein bestimmungsgemäßer Gebrauch dieser Medikamente. Werden Schmerz- und Migränemittel zu häufig eingenommen, wächst das Risiko, einen medikamentenbedingten Kopfschmerz zu entwickeln. Deshalb empfiehlt die DMKG grundsätzlich:

🗨 Allein die häufige Einnahme von Schmerzmitteln kann Kopfschmerzen auslösen. Nehmen Sie Ihre Kopfschmerztabletten deshalb maximal drei Tage hintereinander und insgesamt nicht öfter als an zehn Tagen in einem Monat.

Hinweis

Alle Kopfschmerzpräparate sollen nicht länger als drei Tage hintereinander und nicht häufiger als an zehn Tagen pro Monat angewendet werden!

Tab. 2.1 Akutmedikation des Spannungskopfschmerzes. Nach Leitlinien der DMKG 2009

Kategorie	Wirkstoff	Einzeldosis
1. Wahl	Acetylsalicylsäure	1000 mg
	Ibuprofen	400 mg**
	Kombination aus Acetylsalicylsäure, Paracetamol, Coffein*	500 mg Acetylsalicylsäure + 500 mg Paracetamol + 130 mg Coffein
2. Wahl	Paracetamol	1000 mg

🗨 Ich empfehle Ihnen Ibuprofen. Dieses wirkt effektiver als Paracetamol.

*In Deutschland sind zurzeit nur Kombinationspräparate mit einer geringfügig abweichenden Zusammensetzung erhältlich siehe Kap. 3.11. Es gilt eine Empfehlung dieser Kombination auf Basis analytischer Vergleichsstudien.

**Für Ibuprofen 200 mg liegen bisher keine Wirksamkeitsbelege vor.

Paracetamol wird auf aufgrund der wissenschaftlichen Evidenz der Wirksamkeit und dem klinischen Eindruck der Wirksamkeit, bei dagegen hervorragender Verträglichkeit nur als Mittel der 2. Wahl empfohlen. Bei allen anderen analgetischen Wirkstoffen bzw. Wirkstoffkombinationen gibt es laut DMKG keine oder nur mangelhafte Hinweise für ihre Wirksamkeit. Die DGN dagegen nennt darüber hinaus auch Diclofenac 12,5 mg bzw. 25 mg als Mittel der 1. Wahl bei gleicher Beurteilung der Qualität der wissenschaftlichen Evidenz, sowie gleicher wissenschaftlicher Evidenz der Wirksamkeit wie ASS 1000 mg und Ibuprofen 400 mg.

Die Anwendung von Magnesiumpräparaten zeigt durchaus unterstützende Wirksamkeit gerade bei wiederholt auftretenden Spannungskopfschmerzen, da Muskelverspannungen nicht selten auch ein Symptom für Magnesiummangel darstellen. Bei Verkrampfungsanzeichen empfiehlt sich eine längere Magnesiumeinnahme über 2–3 Monate. (siehe Kap. 3.14.3)

Lokale Hautreizung

Da Spannungskopfschmerzen offensichtlich durch muskuläre Verspannungen der Schulter- und Nackenmuskulatur mitverursacht werden, kann häufig allein durch Muskelentspannung mittels Wärmetherapie, lokaler Hautreizung (siehe Kap. 3.14.4) oder transkutaner, elektrischer Nervenstimulation (siehe Kap. 6.2) im Schulter-Nackenbereich Schmerzfreiheit erreicht werden.

Auch die Anwendung von Pfefferminzöl an den Schläfen hat beim Spannungskopfschmerz gute Wirksamkeit gezeigt (siehe Kap. 3.13.4).

Nichtmedikamentöse Therapie

Empfehlenswert ist es, zusätzlich nichtmedikamentöse Strategien (siehe Kap. 5.) einzusetzen, um Häufigkeit und Stärke der Beschwerden zu beeinflussen. Erwiesenermaßen hilfreich sind:

- Regelmäßiger Ausdauersport: Joggen, Radfahren, Schwimmen.
- Entspannungstechniken: progressive Muskelentspannung nach Jacobsen, Yoga.
- Psychologische Therapien: Stress-, Angst- oder Schmerzbewältigung (siehe Biofeedback Kap. 5.1.2).

Prinzipiell können die nichtmedikamentösen Verfahren, die beim chronischen Kopfschmerz vom Spannungstyp empfohlen sind, auch beim episodischen Typ eingesetzt werden.

Prophylaxe

Botulinumtoxin-Injektionen in die perikraniale Muskulatur

Basierend auf der oben zitierten Beobachtung, dass ein Teil der Patienten mit chronischen Spannungskopfschmerzen klinisch eine vermehrte Muskelspannung der perikraniellen Muskulatur zeigt, wurden in den letzten Jahren Therapieversuche mit Botulinumtoxin-Injektionen in diese Muskulatur durchgeführt.

🗨 Nehmen Sie bereits ein Magnesiumpräparat ein? Verspannungen treten häufig aufgrund von Magnesiummangel auf.

🗨 Wärme lockert die Muskulatur. Haben Sie schon einmal ein Hotpack oder ein Kirschkernkissen auf Ihre verspannte Schulter gelegt? Es gibt auch spezielle Wärmepflaster, die Sie auf die schmerzenden, harten Stellen aufbringen können. So wird Ihr Schulterbereich bis zu acht Stunden lang mild erwärmt und Sie können dabei sogar arbeiten.

🗨 Wie sieht Ihre Freizeitgestaltung aus? Treiben Sie Sport oder üben Sie regelmäßig eine Entspannungstechnik aus? Ausdauersport – also z. B. Radfahren oder Schwimmen– oder aber auch Entspannung mittels Yoga helfen erwiesenermaßen, das Auftreten von Spannungskopfschmerz zu reduzieren. So benötigen Sie auch weniger Schmerzmittel. Wichtig ist allerdings, dass Sie diese Aktivitäten regelmäßig in Ihren Wochenplan aufnehmen.

Tab. 2.2 Prophylaxe des chronischen Spannungskopfschmerzes. Nach DMKG Leitlinien 2007

Wirkstoff	Dosierung p. o.	Bemerkung
Amitryptilin	10–150 mg tgl. vorwiegend zur Nacht	Müdigkeit, Herzrhythmus-Störungen
Mirtazapin	15–60 mg zur Nacht	Relativ gute Verträglichkeit, eine randomisierte Studie positiv
Clomipramin	25–150 mg tgl.	
Doxepin	10–150 mg tgl. vorwiegend zur Nacht	
Imipramin	30 bis 150 mg tgl.	
Sulpirid	200–400 mg tgl.	Relativ gute Verträglichkeit, aber nur wenige Studien
Tizanidin	2–18 mg tgl.	Müdigkeit, Blutdrucksenkung, relativ gute Studienlage
Valproinsäure	500–1500 mg tgl.	Müdigkeit, teratogen, Studienlage lässt nicht unterscheiden, ob Wirksamkeit durch Migräneprohylaxe bedingt
Topiramat	25–100 mg	Neuropsychologische Auffälligkeiten, Parästhesien, Nierensteine, nur eine offene Studie
Akupunktur	Kein standardisiertes Vorgehen	Hohe Akzeptanz
Physiotherapie und Manualtherapie	Studienlage unbefriedigend	
Botulinumtoxin	Studienlage negativ	Hohe Akezptanz, kaum Nebenwirkungen

💬 Sie leiden wohl sehr häufig unter Spannungskopfschmerz? Ich empfehle Ihnen mit Ihrem Arzt zu sprechen. Es gibt auch Präparate, die er Ihnen als Prophylaktikum verordnen kann.

Es liegen bisher nur einzelne Positivberichte, aber auch einige Berichte von nicht signifikanter Wirksamkeit der Botulinuminjektionstherapie bei Spannungskopfschmerz vor. Botulinumtoxin wird schon seit längerem bei verschiedenen Krankheitsbildern eingesetzt. Das Gift selber wird von dem Sporenbildner Clostridium botulinum gebildet und liegt in sieben Formen vor, wobei nur Form A und E therapeutisch verwendet werden. Botulinumtoxin bindet an einem spezifischen Rezeptor auf der Oberfläche von cholinergen Neuronen. Danach wird die leichtere Kette des Botulinumtoxins abgespalten und in die Zelle aufgenommen. Dort blockiert diese dann ein für den Transport von Acetylcholinvesikel notwendiges Protein. Letztlich führt dieses zu einer Verminderung oder sogar dem kompletten Verlust der Acetylcholinausschüttung am synaptischen Spalt. Für den Einsatz bei Kopfschmerzen macht man sich auf diese Weise die Blockade der Schmerzweiterleitung zu Nutze.

Die Wirkung setzt in der Regel nach 7–10 Tagen ein und hält 2–3 Monate an, wobei durch Ersatz des gehemmten Proteins die Wirkung aufgehoben wird.

Die Nebenwirkungen der therapeutischen Gabe, die durch die große Zahl der behandelten Patienten genau bekannt sind, sind zu starke Lähmung des Zielmuskels bei zu hoher Dosis, Fernwirkung auf andere Muskeln bei zu hoher kumulativer Dosis und in sehr seltenen Fällen kurzzeitige grippeartige Symptome. Hinweise für bleibende Organschäden fanden sich bei jetzt über 10-jähriger Erfahrung nicht.

Die in der Behandlung von Dystonien angewandten Dosierungen liegen zwischen 40 bis 500 Units Dysport® je nach Zielmuskel. Die Dosierungen für das gleichwertige Botox® liegen um 2–3-mal niedriger. Bei chronischer Verspannung werden unterschiedliche Wirkstoffe als Prophylaktika eingesetzt (siehe Tab. 2.2, Kap. 4.7).

2.1.4   Bewertung der Studienlage

Die prophylaktische Behandlung mit Amitryptilin hat sich in Studien als nicht signifikant wirksam erwiesen. Für die Kombination eines Antidepressivums mit einem Stressbewältigungstraining konnte die Überlegenheit gegenüber der Einzeltherapie belegt werden. Ebenfalls gibt es Hinweise, dass die Kombinationstherapie zweier pharmakologischer Interventionen effektiver ist als die Monotherapie.

Für nichtmedikamentöse Maßnahmen wie Entspannungstechniken, Biofeedback und kognitive Verhaltenstherapie existiert eine ausreichende Studienlage zur Evidenzbeurteilung. Akupunktur hat beim Spannungskopfschmerz keinen Einfluss auf die Anfallshäufigkeit.

Botulinumtoxin wird schon seit längerem bei verschiedenen Krankheitsbildern eingesetzt. Ergebnisse bezüglich der Anwendung beim Spannungskopfschmerz wurden bisher nur vereinzelt und mit positiver, aber auch nicht signifikanter Wirksamkeit berichtet. Zusammenfassend muss zum jetzigen Zeitpunkt davon ausgegangen werden, dass es Hinweise gibt, dass eine passagere

---

Marginalien:

🗨 Die Injektion von Botox soll in diesem Fall die Schmerzweiterleitung unterbinden.

🗨 Die Wirkung einer Botox-Injektion hält für ca. drei Monate an. Allerdings ist die Prophylaxe nicht ganz risikolos. Es kann zu heftigen Muskelreaktionen im Zielgewebe kommen.

🗨 Dass Entspannungstechniken die Anfallshäufigkeit von Spannungskopfschmerzen reduziert, ist durch Studien erwiesen. Darf Ich Ihnen ein Merkblatt als Anleitung zu fünf kurzen Übungen mitgeben? Diese Übungen können Sie leicht auf Ihrem Bürostuhl durchführen.

Lähmung der perikranialen Muskulatur eine Therapieoption beim chronischen Spannungskopfschmerz sein könnte. Es bedarf aber weiterer kontrollierter Studien, um dieses zu bestätigen und Injektionsorte und Dosierungen zu etablieren. Botulinumtoxin-Injektionen sind daher noch nicht als ein etabliertes Therapieverfahren bei chronischen Spannungskopfschmerzen anzusehen.

2.1.5 Spannungskopfschmerz bei Kindern

Nach neueren epidemiologischen Untersuchungen leidet rund jedes zweite Schulkind zumindest gelegentlich an Spannungskopfschmerzen. Episodische Kopfschmerzen vom Spannungstyp im Kindesalter dauern durchaus nur 30 Minuten an. Allerdings ist das gleichzeitige Auftreten von Migräne und Spannungskopfschmerzen bei Kindern häufiger als bei Erwachsenen. Für Kinder und Jugendliche gelten dieselben diagnostischen Kriterien wie für Erwachsene.

Im Unterschied zur Migräneattacke können sich bei akutem Kopfschmerz vom Spannungstyp viele Betroffene allein schon durch angenehme Aktivität vom Kopfschmerz ablenken. Empfehlungen für die Anwendung von Analgetika bei Kindern siehe Kasten.

> Auch Schulkinder leiden heute häufig schon an Spannungskopfschmerzen. Diese lassen sich evtl. alleine durch angenehme Ablenkung bereits beheben. Was haben Sie bisher bei Kopfschmerzattacken Ihres Kindes unternommen?

Akutmedikation bei kindlichem Spannungskopfschmerz

- Ibuprofen   10 mg/kg KG.
- Paracetamol   15 mg/kg KG.
- Flupirtin   100–300 mg/Tag.

In der Prophylaxe sollen in erster Linie nichtmedikamentöse Maßnahmen eingesetzt werden. Viele der für die Kindermigräne geltenden Therapieempfehlungen, insbesondere die nichtmedikamentöse Prophylaxe, können auch auf den Spannungskopfschmerz angewendet werden. (siehe Kap. 2.2.6)

Für die prophylaktische medikamentöse Therapie beim Spannungskopfschmerz liegen für Kinder und Jugendliche kaum Daten vor. Offene Studien legen aber eine Wirksamkeit von ca. 400 mg Magnesium pro Tag und von 50–100 mg Topiramat pro Tag nahe.

> Bei Kindern werden als Prophylaxe gegen Spannungskopfschmerz Magnesium oder Topiramat eingesetzt. Allerdings erst dann wenn nichtmedikamentöse Maßnahmen nicht greifen.

2.2 Migräne

Definition

Eine Migräne ist eine anfallsweise, rezidivierend auftretende Störung von Hirnfunktionen mit meist halbseitigen Kopfschmerzen in wechselnder Stärke und Dauer.

> Eine echte Migräne verursacht meist einen heftigen halbseitigen Kopfschmerz – es schmerzt entweder an der rechten oder linken Schläfe. Außerdem treten neben dem Kopfschmerz häufig Begleitsymptome auf.

Zehn bis fünfzehn Prozent der Menschen leiden unter Migräne. Dabei sind die Betroffenen in allen Altersgruppen zu finden. Meist liegt der erste Anfall zwischen dem 10. und 20. Lebensjahr. Etwa dreimal so viele Frauen wie Männer erkranken nach der Pubertät an Migräne. Man nimmt an, dass dies u. a. mit dem weiblichen Hormon Estrogen zusammen hängt. Das Hormon ist für komplizierte biochemische Prozesse verantwortlich, die wiederum eine Migräne auslösen können. So kann auch die Antibabypille Migräne auslösen. Im Verlauf einer Schwangerschaft oder nach den Wechseljahren tritt hingegen häufig Besserung ein. Neuerkrankungen in der zweiten Lebenshälfte sind eher selten. Es gibt ca. 16 verschiedene Migräneformen. Die häufigste Form der Migräne (in etwa 90 Prozent aller Migränefälle) ist die Migräne ohne Aura.

2.2.1 Ursachen

Die genaue Ursache der Migräne ist nicht bekannt. In etwa 70 % der Fälle lässt sich eine familiäre Belastung nachweisen. Experten gehen deshalb davon aus, dass die Ursache der Migräne eine angeborene Veranlagung ist, die das Nervensystem auf bestimmte Reize besonders empfindlich reagieren lässt (siehe Abb. 2.2).

Trifft ein solcher Reiz (Trigger) auf einen Menschen mit einer Veranlagung zur Migräne, kommt es zu einer Überreaktion im Körper. Der Versorgungsnerv für die Blutgefäße im Kopf (Nervus Trigeminus) erhöht die Schmerzimpulse und überlastet somit die Gefäßwände. Die Kopfgefäße entzünden sich (neurogene Entzündung). Sie quellen auf und verdicken. Dadurch wird der Gefäß-

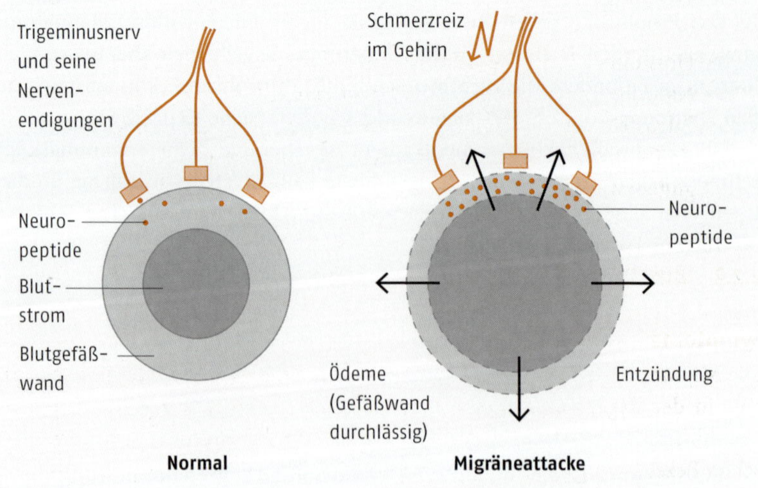

> 🗨 Zu Beginn einer Migräneattacke erweitern sich bestimmte Blutgefäße auf der Hirnoberfläche und entzünden sich. Sie werden durchlässig für Stoffwechselprodukte, die wiederum Nervenzellen reizen und zu dem typischen Kopfschmerz führen.

Abb. 2.2 Gefäßveränderungen beim Migräneanfall

innendurchmesser kleiner und der Blutfluss reduziert. Die Gehirndurchblutung wird mangelhaft (die Migräneaura entsteht).

Nach einiger Zeit hat die Entzündung die gesamte Gefäßwand erreicht, welche dann durch den ständigen Blutdruck erweicht. Der Blutdruck drückt die Gefäße wieder auseinander (Ende der Aura). Durch das geweitete Gewebe tritt eiweißhaltige Flüssigkeit aus, welche Nervenzellen reizt und die Schmerzempfindlichkeit stark vergrößert (Beginn des Migränekopfschmerzes). Da diese Nervenreizung mit jedem Herzschlag immer wieder neu angeregt wird, erleben die meisten Migränepatienten ihren Kopfschmerz auch als pulsierenden Kopfschmerz. Jeder Pulsschlag gegen die entzündete Gefäßwand führt zu dem typischen Migränekopfschmerz.

Bei einer Migräne ohne Aura geht der Entzündungsprozess langsamer voran. Dadurch zieht sich das Gewebe am Anfang nicht so stark zusammen.

Die Auslösefaktoren für Migräne sind bei jedem Betroffenen unterschiedlich. Um die individuellen Trigger zu identifizieren, ist das Führen eines Kopfschmerztagebuches sehr hilfreich (siehe Kap. 6.1.1).

🗨 Über die genaue Ursache der Migräne wird bisher nur spekuliert. Dabei gilt die erbliche Veranlagung in der Mehrzahl der Fälle als ausschlaggebend.

> **Trigger**
> - Äußere Reize: Licht, Lärm oder Gerüche.
> - Wettereinflüsse: Wetteränderungen, Föhn, Hitze.
> - Körperliche Belastungen: Überanstrengung, Sauna, Hungern, Diät.
> - Psychische Belastungen: Freude, Trauer, Stress.
> - Änderungen im Tagesablauf: Abweichung vom gewohnten Schlaf-Wach-Rhythmus, zuviel oder zuwenig Schlaf, Auslassen von Mahlzeiten.
> - Hormonveränderung: Menstruation, hormonelle Kontrazeptiva.
> - Nahrungsmittel: Schokolade, Molkereiprodukte, insbesondere Käse, Zitrusfrüchte, Alkohol, frittierte Nahrungsmittel, Meeresfrüchte, Tee, Kaffee, Getreideprodukt, Gemüse, Geschmacksverstärker (Natriumglutamat).

🗨 Auslöser für Migräne werden als Trigger bezeichnet. Typische Migränetrigger sind Schlafmangel, Wetterwechsel, psychische Belastung, aber auch Flackerlicht oder bestimmte Nahrungsmittel lösen häufig eine Attacke aus. Solche Trigger lassen sich durch das Führen eines Kopfschmerztagebuchs leichter identifizieren. Wenn man seine Trigger kennt, kann man durch Ausschalten/Meiden dieser Trigger die Anfallshäufigkeit reduzieren.

2.2.2 Beschwerden, Symptome, Diagnostik

Symptome

Die Migräne äußert sich in anfallsartig auftretenden Kopfschmerzattacken und tritt in der Regel nur in einer Kopfhälfte auf (siehe Abb. 2.3). Nach diesem Charakteristikum hat die Migräne ihren Namen. Er leitet sich aus der griechischen Bezeichnung »Hemikranie« ab, was soviel wie »halbköpfig« bedeutet. Bei einem Drittel der Betroffenen verteilen sich die Schmerzen allerdings auch über den gesamten Kopf.

💬 Welcher Art Kopfschmerzen haben Sie? Versuchen Sie, die Kopfschmerzen zu beschreiben. Sind die Schmerzen pulsierend? Sind sie eher einseitig? Haben Sie neben den Schmerzen noch weitere Beschwerden? Ist Ihnen vielleicht übel dabei oder können Sie z. B. schlechter sehen?

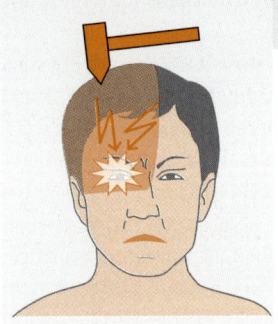

Abb. 2.3 Der Migräneschmerz

Schmerzcharakter der Migräne

— Einseitig.
— Hämmernd.
— Klopfend.
— Pulsierend.
— Mit Begleiterscheinungen.
— Häufig mit Aura.
— Mittel bis starke Intensität.

💬 Ein typisches Merkmal der Migräne ist, dass man Ruhe und Abgeschirmtheit sucht. Körperliche Anstrengung verstärkt den hämmernden Kopfschmerz. Wann tritt der Kopfschmerz bei Ihnen auf? Stehen Sie schon morgens mit Schmerzen auf?

💬 Es sind verschiedene Arten von Migräne bekannt. Sie kann in unterschiedlichen Phasen oder auch nur als zunehmende Schmerzattacke mit Übelkeit auftreten.

Der typischerweise pulsierende, hämmernde Schmerz **verstärkt** sich bei **körperlicher Anstrengung**. Während einer Migräneattacke steigern sich häufig die Licht- und Lärmempfindlichkeit. Zum Teil werden die Schmerzen von Übelkeit und Erbrechen begleitet. Die Häufigkeit, Dauer und Intensität der Attacken variiert von Patient zu Patient. Normalerweise treten diese Attacken ein bis mehrmals im Monat mit einer **Dauer** von **4–72 Stunden** und einer mittel bis starken Intensität auf. Migränekopfschmerzen beginnen meist in den **frühen Morgenphasen**, bzw. sind schon beim Aufwachen vorhanden.

Innerhalb der Migräneerkrankungen gibt es diverse Arten, wobei man grundsätzlich zwischen der Migräne mit Aura und der Migräne ohne Aura unterscheidet. Bei der weitaus häufigsten **einfachen Migräne** nimmt der Kopfschmerz langsam zu, hält mehrere Stunden (und länger) an und geht meist mit Übelkeit und Erbrechen einher. Die seltenere **klassische Migräne** (bei ca. 10 % der Migränepatienten) verläuft in fünf Phasen, die sich allerdings auch überlappen können (siehe Abb. 2.4).

Prodromalphase
Die kopfschmerzfreie Frühphase beginnt Stunden bis Tage vor den Kopfschmerzen.
Symptome: Innere Unruhe, Konzentrationsschwäche, Stimmungsschwankungen
(Euphorie, Reizbarkeit, Depressionen), vermehrtes Gähnen und Müdigkeit, Frösteln,
Ödeme, spezielle Appetitneigungen, Empfindlichkeit gegenüber Licht, Geräuschen
und Berührungen
(Dauer: Stunden bis Tage)

💬 Die klassische Migräne
zeichnet sich durch fünf Phasen
aus. Sie können in ihrer Ausprägung und Dauer allerdings stark
variieren.

↓

Aura
Setzt bis zu einer Stunde vor oder gleichzeitig mit Kopfschmerz ein, dauert selten
länger als 30 Minuten
(Dauer: 5 bis 60 Min.)

💬 Treten vor den Kopfschmerzen noch andere Erscheinungen
auf? Sind Sie dann vielleicht besonders unruhig oder gereizt?

↓

Kopfschmerzphase
Beginnt oft morgens, körperliche Belastung verstärkt den Kopfschmerz
Begleitsymptome: Übelkeit, Erbrechen, Polyurie, Diarrhö
(Dauer: 4 bis 72 Stunden)

↓

Auflösungsphase
Abschwächung der Symptome : Häufig Symptome, die komplementär sind zu den
Prodromi (z. B. anfangs Heißhunger, jetzt Appetitlosigkeit)

↓

Erholungsphase
Verschwinden der Symptome, Erschöpfung noch bis zu 48 Stunden anhaltend

Abb. 2.4 Fünf Phasen der klassischen Migräne

Symptome der Aura:
— Lichtblitze.
— Flimmern.
— Funkensehen.
— Gesichtsfeldeinschränkung.
— Zickzacklinien im Sichtfeld.
— Taubheitsgefühl.
— Kribbeln in Lippen und Händen.

💬 Eine Migräne kann von
Sehstörungen begleitet sein.
Aber auch Lähmungen oder
Schwindel sind typische Begleit-
erscheinungen.

— Manchmal Lähmungen.
— Sprachstörungen.
— Gehstörungen.
— Schwindel.

Diagnostik

💬 Eine Migräne hat unterschiedliche Erscheinungsformen. Aber in der Regel treten dabei nicht nur Kopfschmerzen alleine auf und typischerweise dauern die Attacken mehrere Stunden an.

IHS-Kriterien für die Diagnose der Migräne

Folgende Kriterien müssen für die Diagnose der Migräne zutreffen:
— Zwei Kriterien von: einseitiger Schmerz, pulsierender Schmerz, mittelschwerer bis schwerer Schmerz, Verschlechterung durch Bewegung.
— Ein Kriterium von: Übelkeit und/oder Erbrechen, Licht- und Geräuschempfindlichkeit.
— Der Patient hat schon mindestens fünf Attacken erlebt.
— Die Kopfschmerzattacken dauerten zwischen vier und 72 Stunden.

Bei über 95 % der Patienten mit Kopfschmerzen ist allein durch Anamnese eine Diagnose möglich. Zur Basisdiagnostik gehören allerdings auch eine allgemeine körperliche und eine neurologische Untersuchung. Bei Alarmzeichen sind natürlich auch sekundäre Ursachen für den Kopfschmerz auszuschließen.

Liegen keine Alarmzeichen vor, ist die körperlich-neurologische Untersuchung ohne pathologische Befunde geblieben, und entspricht das Beschwerdebild ohne Ungereimtheiten einer Migräne, kann die Diagnose Migräne als sicher gelten. Weitere Untersuchungen sind zu diesem Zeitpunkt nicht notwendig.

💬 Wie fühlt sich Ihr Schmerz an? Ist Ihnen übel dabei?

Die Unterscheidung zwischen Migräne und einem Spannungskopfschmerz ist häufig sehr schwierig und fordert genaueste Beschreibungen des Patienten. So kann z. B. eine Dysfunktion des Kauapparates in seltenen Fällen auch zu einseitig pulsierenden Schmerzen wie bei einer Migräne führen. Nicht vergessen sollte man, dass einige Patienten mit einem reinen chronischen Kopfschmerz vom Spannungstyp migräneähnliche Symptome in Phasen starker Schmerzen entwickeln. Umgekehrt können auch Patienten mit Migräne im Intervall zunehmend Kopfschmerzen wie bei einem Spannungskopfschmerz entwickeln, deren Genese letztlich unklar ist.

Hinweis

Die von vielen Patienten beklagten Nacken- und Schulterschmerzen im Vorfeld oder bei einer Attacke sind ein migränespezifisches Symptom und kein Anzeichen für eine Erkrankung der Halswirbelsäule.

Tab. 2.3 Differenzierung: Spannungskopfschmerz–Migräne. Nach Göbel et al., 1993

Parameter	Episodischer Kopfschmerz vom Spannungstyp	Chronischer Kopfschmerz vom Spannungstyp	Migräne
Dauer	30 Min. bis 7 Tage ohne Behandlung		4–72 Stunden ohne Behandlung
Schmerz-symptome (mind. zwei)	Drückend bis ziehend, nicht pulsierend übliche Aktivität wird nicht behindert bilateraler Kopfschmerz körperliche Aktivität lindert den Kopfschmerz		Einseitiger Kopfschmerz pulsierender Charakter, erhebliche Behinderung der Tagesaktivität Verstärkung bei körperlicher Aktivität
Begleit-symp-tome	Keine Übelkeit, kein Erbrechen maximal eines der beiden Symptome: Photophobie, Phonophobie		Mind. eines der vier Symptome: Übelkeit, Erbrechen, Photophobie, Phonophobie
Häufigkeit	Mind. 10 vorangegangene Attacken und weniger als 15 Kopfschmerztage pro Monat	Mind. 15 Kopfschmerztage pro Monat seit mind. 6 Monaten	Mind. 5 vorangegangene Attacken

Headache Classification Committee of the International Headache Society, 1988

> In der Regel ist der Schmerz bei der Migräne einseitig und pulsierend. Während Spannungskopfschmerz sich helmartig über den gesamten Kopf zieht und ein drückender Schmerz ist. Beim Spannungskopfschmerz erfährt man durch körperliche Aktivität eher eine Linderung, bei Migräne werden die Schmerzen bei Bewegung dagegen schlimmer.

Bei der exakten Anamnese kann das Führen eines Migräne-Tagebuches durch den Patienten sehr hilfreich sein. (siehe Kap. 6)

2.2.3 Therapieoptionen

Symptomatische Therapie

Eine kausale Therapie ist bisher nicht bekannt. Man unterscheidet zwischen einer symptomatischen Anfallsbehandlung und einer prophylaktischen Therapie. Die Behandlung einer akuten Migräneattacke erfordert neben der medikamentösen Therapie möglichst viel Ruhe und Abdunklung der Räume.

💬 Bei leichten bis mittelschweren Migräneattacken ist die Kombination eines Schmerzmittels mit einem Mittel gegen Übelkeit die erste Empfehlung. Welches Präparat haben Sie bisher immer eingenommen?

💬 Haben Sie irgendwelche Grunderkrankungen? Nehmen Sie regelmäßig Medikamente ein? Sind Sie Asthmatiker? Haben Sie einen robusten Magen oder nehmen Sie gelegentlich Magentabletten ein? Nehmen Sie ein Mittel zur Blutverdünnung ein? Wie nehmen Sie das Präparat am liebsten ein? Möchten Sie eine Brausetablette trinken oder bevorzugen Sie eine Tablette zum schlucken? Können Sie bei einer Migräneattacke überhaupt etwas schlucken oder möchten Sie lieber Zäpfchen mitnehmen? In welcher Form ist Ihnen das Medikament am liebsten?

💬 Hat Ihnen der Arzt noch ein anderes Mittel für starke Attacken verordnet? Wenn ein Schmerzmittel nicht ausreichend wirksam ist, setzt man in der Regel ein Triptan ein. Dabei handelt es sich um ein spezifisches Migränemittel.

Bei den ersten drei Migräneattacken nimmt der Patient ein Analgetikum, bei Übelkeit und Erbrechen zusätzlich ein Antiemetikum. Die Resorption des Analgetikums kann durch die Gabe eines Antiemetikums verbessert werden. Bleibt die Wirkung unzureichend, wird bei den nächsten drei Attacken ein Triptan eingesetzt. Bei regelmäßig wieder auftretenden Kopfschmerzen sollte ein Triptan mit einem Analgetikum/NSAR kombiniert werden.

Die Wahl der Migränetherapie hängt vor allem von der Stärke der Schmerzanfälle ab. Leichte Migräneanfälle werden anders behandelt als schwere Attacken. Wichtigstes Kriterium: Das Medikament sollte den Kopfschmerz nach spätestens zwei Stunden wesentlich reduziert oder vollständig ausgeschaltet haben.

Es gibt bis heute keine Erkenntnisse darüber, welche der empfohlenen Substanzen (siehe Tab. 2.4) am sinnvollsten eingesetzt wird. In der konkreten Empfehlung für einen Patienten sollte man sich neben der subjektiven Wirksamkeit und Präferenz durch den Patienten auch an dem Nebenwirkungsprofil und den Applikationsmöglichkeiten (z. B. rektal, Brausetabletten, Kautablette) der einzelnen Substanzen orientieren.

Ergotamintartrat sollte gemäß der Empfehlung der DMKG sehr langen Migräneattacken oder solchen mit mehrfacher Recurrence (Wiederkehrkopfschmerz) vorbehalten bleiben. Patienten, die ihre Migräneattacke erfolgreich mit einem Mutterkornalkaloid behandeln und keine Nebenwirkungen oder keine Dosissteigerung haben, können diese Akuttherapie beibehalten.

Auch die COX-2 Inhibitoren sind in klinischen Studien untersucht worden. Valdecoxib 20 bis 40 mg und Rofecoxib 25 bis 50 mg haben sich dabei als wirksam in der Behandlung akuter Migräneattacken gezeigt. Rofecoxib ist inzwischen nicht mehr im Handel. Eine Zulassung für diese Indikation bisher nicht erfolgt. Die Frage, ob es bei episodischer Einnahme zu einer Häufung vaskulärer Ereignisse kommt, ist bisher nicht abschließend geklärt. Trotzdem wird die Anwendung dieser Substanzen zur Behandlung von Migräneattacken nicht als Mittel der ersten Wahl empfohlen.

Bei allen anderen analgetischen Wirkstoffen bzw. Wirkstoffkombinationen gibt es keine oder nur mangelhafte Hinweise für ihre Wirksamkeit.

Akutmedikation der schweren Migräne

Nach den Leitlinien der DMKG für Erwachsene wird bei schweren Migräneattacken, wenn herkömmliche Schmerzmittel nicht ausreichend wirken, die Einnahme eines Triptans empfohlen; eine generelle Präferenz für eine bestimmte Substanz wird hierbei nicht ausgesprochen. (Dosierungen siehe Kap. 4.2).

Tab. 2.4 Akutmedikation der leichten bis mittelschweren Migräne. Nach Leitlinien der DMKG für Erwachsene

Kategorie	Wirkstoff	Einzeldosis
1. Wahl	Acetylsalicylsäure	1000 mg
	Ibuprofen	400–600 mg
	Paracetamol	1000 mg
	Kombination aus Acetylsalicylsäure, Paracetamol, Coffein*	500 mg Acetylsalicylsäure + 500 mg Paracetamol + 130 mg Coffein
	Diclofenac-Kalium	50–100 mg
	Naproxen	500–1000 mg
2. Wahl	Metamizol	1000 mg

*In Deutschland sind zurzeit nur Kombinationspräparate mit einer geringfügig abweichenden Zusammensetzung erhältlich siehe Kap. 3.11).

Triptane gelten auch als Mittel der ersten Wahl bei der Behandlung der menstruellen Migräne, bei einer regelmäßigen Arbeitsunfähigkeit über Tage und wenn Analgetika, NSAR bzw. Ergotamintartrat in Kombination mit Antiemetika unwirksam sind bzw. Nebenwirkungen oder Kontraindikationen bestehen. Außerdem empfiehlt die DMKG heute bei einer Migräneneueinstellung bevorzugt Triptane als Therapeutika. Aber auch Patienten mit schweren Migräneattacken weisen durchaus in unterschiedlicher Häufigkeit auch leichtere Attacken auf, sodass sie nicht jede Attacke mit Triptanen behandeln müssen. Daher sollten Patienten mit beiden Optionen versorgt werden. Sie können dann selbst entscheiden, welche Therapieoption sie in einer jeweiligen Attackensituation einsetzen.

Auch die kombinierte Anwendung von Triptan und Analgetikum ist durchaus möglich. Durch die kombinierte Gabe von Rizatriptan und Paracetamol konnte in einer aktuellen Multicenter-Vergleichsstudie die Effektivität der Migränetherapie bezüglich Schmerzreduktion, Schmerzfreiheit und Beseitigung von Migräne-Begleitsymptomen verbessert werden. Die Schmerzreduktion war zwei Stunden nach Einnahme unter der Kombinationstherapie sowohl im Vergleich zu Placebo als auch im Vergleich zur Paracetamol-Monotherapie signifikant und im Vergleich zur Rizatriptan-Monotherapie tendenziell besser. (www.Journal Med.de/newsview vom 17.06.2009).

💬 Wie sind Sie bisher mit der Einnahme von Paracetamol zurecht gekommen? Hat es Ihnen geholfen? Reicht eine Tablette aus? Wie häufig müssen Sie die Einnahme wiederholen?

💬 Für leichtere Attacken sollten Sie neben Ihrem Maxalt® noch ein Schmerzmittel zuhause haben. Welches haben Sie schon probiert?

Therapie der akuten Attacke mit Antiemetika und Analgetika

Die meisten Migränepatienten leiden während der Attacke unter gastrointestinalen Beschwerden. Die Gabe von Antiemetika verbessert nicht nur die vegetativen Symptome, sondern führt auch durch die Wiederanregung der Magenperistaltik zu einer besseren Resorption und Wirkung von Analgetika und Triptanen. Eine therapeutische Überlegenheit einer fixen Kombination von Analgetikum und Antiemetikum wurde bislang allerdings nicht durch Studien belegt. Eingesetzt werden in der Migränetherapie die Stoffe Metoclopramid und Domperidon. Wobei nur die Wirksamkeit des MCP durch Studien belegt ist.

🗨 Durch die Einnahme dieses Mittels wird zum einen der Magen beruhigt und zum andern kommt das Schmerzmittel schneller zur Wirkung.

Nichtmedikamentöse Therapie

🗨 Neben den Migränemitteln gibt es einige nichtmedikamentöse Maßnahmen, mit denen Sie unterstützend etwas gegen die Anfallshäufigkeit unternehmen können. Was haben Sie schon ausprobiert?

Die wichtigsten unterstützenden Maßnahmen (siehe Kap. 5) sind Aufklärung über die Krankheit (Trigger, Medikamente), eine Beratung zur Lebensführung und das Führen eines Kopfschmerzkalenders. Gemäß der Metaanalysen führen außerdem sowohl Entspannungsverfahren (meist die progressive Muskelrelaxation nach Jacobson) als auch verschiedene Biofeedbackverfahren im Mittel zu einer Reduktion der Migränehäufigkeit von 35 bis 45 %. Die Effektstärke dieser Verfahren liegt damit in dem Bereich, der für Propranolol angegeben wird (Deutsche Gesellschaft für Neurologie Nervenheilkunde 10/2008).

Auch und gerade zur nichtmedikamentösen Therapie werden zahlreiche Verfahren angeboten und beworben, für die keine kontrollierten Studien vorliegen. Hierzu gehören: zervikale Manipulation, chiropraktische Therapie, lokale Injektionen in den Nacken oder die Kopfhaut, Manualtherapie, Neuraltherapie, autogenes Training, Hypnose, hyperbare Sauerstofftherapie, Tonsillektomie, Ozontherapie, Fußreflexmassage, Magnetfeldbehandlung, Reizströme, TENS, Aufbiss-Schiene, Gebisskorrektur, Zahnextraktion, Entfernung von Amalgamfüllungen, alle Formen alimentärer Diäten, Frischzelltherapie, klassische Psychoanalyse, Darmspülungen, Sanierung vermeintlicher Pilzinfektionen des Darmes, Hysterektomie, Augen-Laser-Akupunktur.

Prophylaxe
Indikation zur medikamentösen Prophylaxe

🗨 Da Sie so häufig Schmerzmittel gegen Ihre Kopfschmerzen benötigen, empfehle ich Ihnen, etwas prophylaktisch einzunehmen. Darf Ich Ihnen kurz ein paar Informationen dazu geben? Haben Sie mit Ihrem Arzt schon einmal über eine Migräneprophylaxe gesprochen?

Die Indikation zu einer medikamentösen Migräneprophylaxe ergibt sich, wenn mindestens einer der folgenden Parameter zutrifft:
- Mehr als zwei Migräneattacken im Monat.
- Migräneattacken, die regelmäßig länger als 72 Stunden andauern.
- Attacken, die auf eine Akuttherapie nicht ansprechen.
- Nebenwirkungen der Akuttherapie werden nicht toleriert.
- Zunahme der Attackenfrequenz.
- Einnahme von Akutmedikamenten an mehr als zehn Tagen im Monat.
- Komplizierte Migräneattacken mit lang anhaltenden Auren.

Ziele der Prophylaxe

Ziele der Prophylaxetherapie sind die Reduktion:

— Der Häufigkeit der Attacken.
— Der Schwere und Dauer der Attacken.
— Der migräneassoziierten Beeinträchtigung (Verbesserung der Lebensqualität, Erhalt der Leistungsfähigkeit).
— Des Gebrauchs von Akutmedikamenten.
— Der Inzidenz des medikamenteninduzierten Dauerkopfschmerzes durch Missbrauch der Akutmedikation.
— Des Wiederkehrkopfschmerzes und Kopfschmerzen aufgrund von Medikamentenübergebrauch.
— Der möglichen Krankheitsprogredienz.

Zur medikamentösen Prophylaxe der Migräne werden als Substanzen der ersten Wahl Metoprolol, Propranolol, Bisoprolol, Flunarizin, Valproinsäure und Topiramat empfohlen. Migräneprophylaktika der zweiten Wahl sind Naproxen, Amitriptylin, Gabapentin, Venlafaxin, Acetylsalicylsäure, Magnesium, Vitamin B$_2$, Pestwurz. (gemäß Empfehlung der DMKG). Gesicherte vorbeugende Wirkungen sind für die Betablocker Metoprolol und Propranolol sowie den Calciumantagonisten Fluranizin bekannt. Die Prophylaxe von Migräneauren im Rahmen einer Migräne mit Aura kann mit Lamotrigin erfolgen. (Kap. 4.7.8) Als weiteres Antiepileptikum wurde bei Levetiracetam (1000 mg pro Tag, z. B. Keppra®) eine Reduktion der Attackenfrequenz bei Patienten bei Migräne mit Aura in einer kleinen offenen Studie berichtet.

Die Prophylaxe der Migräne erfolgt möglicherweise durch eine Modulation der veränderten Habituationsfähigkeit des Gehirns. Dies kann die Wirkung von Antikonvulsiva wie Valproinsäure und Topiramat oder des Calciumkanalblockers Flunarizin erklären. Die Wirkweise von β-Rezeptor-Blockern ist nach wie vor unklar.

Eine effektive Behandlung sollte über sechs bis neun Monate (bei Betablockern auch länger) durchgeführt werden. Danach wird ausschleichend abgesetzt und der weitere Verlauf über zwei bis drei Monate verfolgt. Nehmen die Anfälle erneut an Häufigkeit und Schwere zu, werden die prophylaktischen Maßnahmen wieder aufgenommen.

Nur 6% der Migräne-Kranken nutzen die Prophylaxe (siehe Kap 4.7), obwohl deren Wirksamkeit in vielen Studien belegt ist. Hier besteht ein starker Beratungsbedarf!

Die Auswahl des Prophylaktikums richtet sich nach der Komorbidität.

Klar nehmen Sie jetzt noch ein Medikament mehr ein, aber dadurch werden in Zukunft weniger Migräneattacken auftreten und diese dann nicht mehr so heftig ausfallen. Dadurch benötigen Sie seltener Schmerzmittel, die auf lange Sicht und bei häufiger Einnahme Ihrem Körper schaden.

Eine Migräneprophylaxe wird in der Regel mindestens über ein halbes Jahr lang durchgeführt.

Die Auswahl des Prophylaktikums ist hauptsächlich von der Verträglichkeit für den jeweiligen Patienten und seiner weiteren Medikation abhängig. Mittel der ersten Wahl sind v. a. die Betablocker.

Tab. 2.5 Medikamentöse Prophylaxe der Migräne. Nach DMKG-Empfehlung 2008

Kategorie	Wirkstoff	Tagesdosis
1. Wahl	Propranolol	40–240 mg
	Metoprolol	50–200 mg
	Bisoprolol	5–10 mg
	Flunarizin	5–10 mg
	Valproat	600–1800 mg
	Topiramat	25–100 mg
2. Wahl	Acetylsalicylsäure	300 mg
	Naproxen	500–1000 mg
	Amitriptylin	50–150 mg
	Venlafaxin	75–150 mg
	Gabapentin	bis 2400 mg
Sonstige	Pestwurz-Extrakt	150 mg
	Magnesium	600 mg
	Vitamin B$_2$	400 mg

Tab. 2.6 Medikamentöse Prophylaxe der Migräne auf der Basis der individuellen Patienten-situation. Nach Göbel 2006

Situation des Migränepatienten	Bevorzugte Auswahl
Wunsch nach guter Verträglichkeit	Magnesium, Pestwurz-Extrakt, Vitamin B_2
Bluthochdruck	Metoprolol, Propranolol, Lisinopril
Tachykardie und essenzieller Tremor	Metoprolol, Propranolol
Spannungskopfschmerz und Depression und Schlafstörung	Amitryptilin, Doxepin, Clomipramin, Trimipramin
Epilepsie, ausgeprägte Auren, Ineffektivität anderer Prophylaktika	Valproinsäure, Topiramat, Gabapentin
Zustand nach Schlaganfall oder Myokardinfarkt	Acetylsalicylsäure
Schwangerschaft	Magnesium, Propranolol
Schwangerschaft und Wadenkrämpfe und Obstipation	Magnesium
Menstruationsassoziiert (Kurzzeitprophylaxe)	Naproxen, Naratriptan
Untergewicht	Flunarizin, Amitriptylin, Doxepin, Clomipramin, Trimipramin
Übergewicht	Topiramat

Welches Medikament der Arzt als Migräneprophylaktikum wählt, ist von der Ausgangslage des Patienten abhängig. Zu berücksichtigen sind z. B. Bluthochdruck oder eine Schwangerschaft.

2.2.4 Bewertung der Studienlage

Unwirksame Medikamente zur Migräneprophylaxe: Eine Vielzahl von Substanzen ist auf ihre Wirksamkeit in der Migräneprophylaxe hin untersucht worden. Hierbei zeigte sich bei folgenden Substanzen in placebokontrollierten Studien keine Wirksamkeit: Clomipramin, Clonidin, Lanepitant, Montelukast, Oxcarbazepin, selektive Serotonin-Wiederaufnahmehemmer, Cyclandelat, Acetazolamid.

2.2.5 Migräne bei Schwangeren

Etwa 50 bis 80 % der Patientinnen berichten über eine Reduktion der Migräne-attacken in der Schwangerschaft.

Außer Paracetamol und teilweise Acetylsalicylsäure sind in der Schwangerschaft fast alle Medikamente zur Akuttherapie der Migräne kontraindiziert. ASS darf nur im 4. bis 6. Schwangerschaftsmonat angewendet werden. Im ersten Trimenon sollte nach Möglichkeit auf jegliche Medikamente verzichtet werden, obwohl sich bei Paracetamol bislang kein Hinweis auf fruchtschädigende Wirkung ergab.

> In den ersten drei Monaten Ihrer Schwangerschaft sollten Sie möglichst ganz auf Medikamente verzichten. Ab dem zweiten Trimenon könnten Sie Paracetamol anwenden. Ich empfehle Ihnen, mit Magnesium den Attacken vorzubeugen. Dies ist auch während der Schwangerschaft möglich.

Prophylaxe: Kontrollierte Studien zu dieser Fragestellung liegen nicht vor. Als vertretbare medikamentöse Prophylaxe in der Schwangerschaft gilt nur Metoprolol. Daneben können Magnesium und nichtmedikamentöse Maßnahmen wie Entspannungsübungen, Biofeedback und Akupunktur eingesetzt werden.

2.2.6 Migräne bei Kindern

Bis zum neunten Lebensjahr leiden etwa 2,5 Prozent der Kinder unter Migräne, bis zum zwölften Lebensjahr sind es sogar 5 Prozent. Neuere Studien lassen erkennen, dass die Neuerkrankungen im Kindesalter in den vergangenen 20 Jahren deutlich zugenommen haben.

Schon im Vorschulalter klagen annähernd 20 % der Kinder über gelegentliche Kopfschmerzen, am Ende der Grundschulzeit haben weit mehr als die Hälfte aller Kinder Kopfschmerzerfahrungen. Insgesamt steigt die Kopfschmerzinzidenz bei Kindern mit steigendem Alter. Ca. 90 % der Schüler bis zum 12. Lebensjahr haben Kopfschmerzerfahrungen. Dabei handelt es sich in ca. 60 % um Kopfschmerzen vom Spannungstyp und bei ca. 12 % um Migräne. Im Schnitt erfolgt die Erstmanifestation ab dem 14. Lebensjahr.

> Bei Kopfschmerzen im Kindesalter handelt es sich in der Regel um Spannungskopfschmerzen. Handelt es sich doch um Migräne, besteht zumindest die Möglichkeit, dass diese mit der Pubertät komplett verschwindet. Eine Differenzialdiagnose zwischen Spannungskopfschmerz und Migräne ist im Kindesalter äußerst schwierig, da die Symptome hier sehr vielfältig sind und nicht selten Besonderheiten aufweisen.

Nach der Pubertät kommt es bei einem Großteil der Kinder zu einer deutlichen Besserung oder sogar zum Verschwinden der Migräne. In der Langzeitperspektive ist allerdings dennoch zu berücksichtigen, dass bestimmte Kopfschmerzsyndrome wie z. B. die Migräne nach Erstmanifestation im Kindes- und Jugendalter bei ca. 40 % bis 50 % der Patienten auch im Erwachsenenalter weiter bestehen.

Familiäre Belastungen, unkontrollierte Selbstmedikation und Chronifizierung bedingen ein erhöhtes Risiko für einen Dauerkopfschmerz aufgrund von Medikamentenübergebrauch. Rezidivierende oder chronische Kopfschmerzen müssen deshalb auch schon im Kindes- und Jugendalter frühzeitig und wirksam behandelt werden.

Voraussetzung für eine sinnvolle Therapie kindlicher Kopfschmerzen ist das Führen eines geeigneten Kopfschmerzkalenders (siehe Kap. 6.1.1).

Diagnose

Migräne im Kindesalter wird aufgrund derselben Kriterien diagnostiziert wie im Erwachsenenalter. Häufig wird die Diagnose erst nach dem achten Lebensjahr gestellt, da die Migränesymptome bei Kindern vielfältig sind und durchaus einige Besonderheiten aufweisen. So kann eine Migräneattacke im Kindesalter kürzer sein als die für Erwachsene geforderte Mindestdauer von vier Stunden. Die internationale Kopfschmerzklassifikation gibt als Untergrenze eine Stunde an. Kopfschmerzen im Kindesalter werden formal genauso wie im Erwachsenenalter nach den Kriterien der International Headache Society (IHS) klassifiziert.

Schmerzcharakter der Migräne bei Kindern

- Attacken sind kürzer als bei Erwachsenen.
- Bifrontaler, bitemporaler, selten pulsierender Kopfschmerz.
- Mögliche Begleiterscheinungen: Übelkeit, Bauchschmerzen, Schwindel, Sehstörungen, Taubheitsgefühle, Lähmungen, Sprachstörungen, phantastische Bilder (können auch im Vordergrund stehen).

Die Migräneattacken sind im Kindesalter häufig deutlich kürzer als im Erwachsenenalter. Im Gegensatz zur Erwachsenen-Migräne tritt hier der Kopfschmerz nicht nur einseitig sondern meist beidseitig der Schläfe auf. Bei Kindern ist die Begleiterscheinung des Erbrechens meist ziemlich ausgeprägt.

Bei jüngeren Kindern ist der Migränekopfschmerz meist beidseitig der Schläfen (bifrontal) und wird nur selten als pulsierend beschrieben. Die Frage nach Licht- und Geräuschempfindlichkeit wird meist verneint, deren Vorliegen lässt sich aber aus dem Verhalten schließen. Bei Kindern ist die Migräne häufig von ausgeprägter Übelkeit und Brechreiz begleitet. Manche kleine Patienten empfinden den Schmerz weniger im Kopf sondern eher im Bauch.

Hinweis

Kindliche Migräne wird überwiegend als Bauchschmerz von den Patienten empfunden. Die Bauchschmerzen treten zum Teil sogar ganz ohne Kopfschmerz auf.

Typisch ist es auch, dass Kinder im Verlauf einer Migräneattacke sehr müde werden, einschlafen und nach kurzer Schlafzeit weitgehend beschwerdefrei wieder erwachen.

Kinder, die eine Aura haben, sehen plötzlich flimmernde Muster oder Lichtblitze vor ihren Augen. Zu einer Aura kann ebenso gehören, dass die Hände oder Arme taub werden. Manche Kinder können in diesem Zustand nicht gut sprechen. Ganz selten kommt es vor, dass sie während einer Aura phantastische Bilder sehen. In der medizinischen Literatur ist dieses Phänomen als Alice-im-Wunderland-Syndrom (Veränderte Wahrnehmung der Umgebung) bekannt.

Kinder mit Migräne sehen häufig ein Flimmern oder beschreiben fantastische Bilder, zum Teil mit verzerrten Größenverhältnissen. Aber eine Aura ist bei den kleinen Patienten eher selten.

Bei Kindern ist eine typische Aura eher selten. Migränevorzeichen sehen hier meist anders aus: wiederholtes Erbrechen, Bauchschmerzen, plötzlich auftretender Schwindel.

Therapie der Kindermigräne

Bei leichten Verlaufsformen mit seltenen Anfällen ist ein abwartendes Verhalten und Reizabschirmung sinnvoll. Unterstützend wirkt sich oft ein kalter Lappen auf der Stirn positiv aus.

Als Mittel der ersten Wahl wird Ibuprofen, als Mittel der zweiten Wahl Paracetamol in allen Altersstufen eingesetzt. ASS wird bei jüngeren Kindern wegen des möglichen Zusammenhangs mit dem Auftreten eines Reye-Syndroms, der jedoch umstritten ist, nicht empfohlen. Sollte ASS dennoch eingesetzt werden, sollten die Einzeldosis 10 mg/kg KG und die Tagesdosis bis 25 mg/kg KG betragen.

Für schwere und durch die o. g. Medikamente nicht beherrschbare Attacken (siehe Abb. 2.5) wird intranasales Sumatriptan als Mittel der zweiten Wahl ab dem 12. Lebensjahr empfohlen. Die initiale Dosis sollte 10 mg betragen, möglicherweise sind 20 mg insbesondere bei einem Körpergewicht von über 30 kg besser wirksam.

Aufgrund von Einzelbeobachtungen und Studien kann Imigran® im Einzelfall auch bereits bei Kindern unter zwölf Jahren eingesetzt werden.

In jüngsten Crossover-Studien ist auch für andere Triptane eine Wirksamkeit in einzelnen placebokontrollierten, prospektiven, doppelblinden Studien gezeigt worden. Es handelt sich hierbei bei Kindern und Jugendlichen um Zolmitriptan Schmelztabletten 2,5 mg und um Rizatriptan 5 mg bis 10 mg sowie bei Jugendlichen um Zolmitriptan Nasenspray 5 mg und um Almotriptan 12,5 mg bis 25 mg.

💬 Legen Sie Ihr Kind bei einer Migräneattacke in einen ruhigen, abgedunkelten Raum. Häufig schlafen Migränekinder schnell ein und erwachen nicht selten beschwerdefrei.

💬 Das Mittel der Wahl im Kindesalter ist Ibuprofen.

Tab. 2.7 Akutmedikation der kindlichen Migräne. Nach Leitlinien der DMKG 2008

Kategorie	Wirkstoff	Einzeldosis
1. Wahl	Ibuprofen	10 mg/kg KG
2. Wahl	Paracetamol	15 mg/kg KG
	Sumatriptan nasal	10–20 mg*
3. Wahl	Zolmitriptan Schmelztabletten	2,5 mg*
	Zolmitriptan nasal	5 mg*
	Almotriptan	12,5 mg*

*Die Dosisangaben gelten ab dem Grundschulalter.

Somit können Zolmitriptan, Rizatriptan und Almotriptan als Mittel der dritten Wahl in Ausnahmefällen eingesetzt werden. Eine Altersabhängigkeit der Wirksamkeit von Triptanen bei Kindern und Jugendlichen mit Migräne ist bislang nicht eindeutig nachgewiesen worden.

Als weiteres Ausweichpräparat der dritten Wahl kann Dihydroergotamin oral gegeben werden. Dieser Wirkstoff ist bisher jedoch nur in einer Studie mit geringer Patientenzahl bei ansonsten therapieresistenten Migräneattacken wirksam gewesen und sollte daher nur mit Zurückhaltung eingesetzt werden. Zumal es nur ein inkonstantes Resorptionsverhalten und ein ungünstiges Nebenwirkungsprofil zeigt.

Zur Anwendung von Antiemetika als Adjuvanzien gegen die Übelkeit und zur Steigerung der Resorption der Analgetika liegen für das Kindes- bzw. Jugendalter keine Studien vor. Sie werden daher bei starker Übelkeit empfohlen. Unter Bezugnahme auf Studien bei anderen Indikationen im Kindes- und Jugendalter können Dimenhydrinat (1–2 mg/kg KG), Domperidon (1 mg/kg KG), Metoclopramid (0,1–0,2 mg/kg KG), Ondansetron (0,1–0,15 mg/kg KG) oder Granisetron (0,01–0,05 mg/kg KG) eingesetzt werden. Die Dopaminantagonisten Domperidon und insbesondere Metoclopramid haben jedoch bei Kindern und Jugendliche häufiger extrapyramidale Nebenwirkungen als im Erwachsenenalter.

Es ist zu berücksichtigen, dass ergotaminhaltige Präparate, die Triptane (mit Ausnahme von Sumatriptan Nasenspray 10 mg ab dem 12. Lebensjahr) und Domperidon für das Kindesalter bislang nicht zugelassen sind, Metoclopramid ist erst ab einem Alter von 14 Jahren zugelassen.

Prophylaxe

Prophylaktische Medikamente werden nur im Einzelfall verordnet. Bei mangelndem Effekt der nichtmedikamentösen Maßnahmen sowie bei hoher Frequenz (mehr als drei Mal pro Monat), extremer Intensität oder langer Dauer (> 48 h) der Attacken, bei sehr ausgeprägten Aurasymptomen und bei fehlender Wirksamkeit der Akutbehandlung.

Die zur Einleitung einer medikamentösen Prophylaxe führenden Kriterien sollten durch einen Migränekalender gut belegt sein. Die Wirksamkeit einer Prophylaxe kann erst nach mehreren Wochen beurteilt werden; sie sollte dann über einen Zeitraum von drei bis sechs Monaten erfolgen.

Topiramat und Flunarizin sind die am besten untersuchten wirksamen Migräneprophylaktika im Kindes- und Jugendalter. Für Propranolol (bis 80 mg pro Tag) gibt es Hinweise auf eine Wirksamkeit. Im Übrigen liegen keine placebokontrollierten Studien für dieses Alter vor.

Unter Experten besteht Konsens, dass in der Prophylaxe Allgemeinmaßnahmen wie Aufklärung über die grundsätzliche Ungefährlichkeit der Erkrankung, Beratung hinsichtlich regelmäßigem Ausgleichssport, ausreichender Flüssigkeitszufuhr, Stressabbau, ausreichendem und regelmäßigem Schlaf und Begren-

Auch bei kindlicher Migräne kommen Triptane zum Einsatz. Bisher werden allerdings nur drei Arzneistoffe angewendet. Außerdem gelten diese Triptane aufgrund der Nebenwirkungen erst als Mittel der dritten Wahl bei Kindern.

Antiemetika werden aufgrund ihrer starken Nebenwirkungen bei Kindern seltener eingesetzt. Ein erster Versuch sollte daher möglichst mit Dimenhydrinat erfolgen.

Eine medikamentöse Migräneprophylaxe für Kinder wird nur durchgeführt: wenn häufiger als dreimal im Monat eine Attacke auftritt, wenn diese äußerst heftig sind oder länger als 48 Stunden andauern, bei starker Aura und wenn Akutmedikamente nicht wirken.

Ihr Kind sollte immer ausreichend trinken. Achten Sie möglichst auf einen festen Schlafrhythmus und reduzieren Sie die Zeiten vor dem Fernseher oder PC. Besser wäre es für das Kind, wenn es regelmäßig zum Sport geht. Trinkt Ihr Kind häufig Cola?

Der Einsatz der prophylaktischen Einzelmittel ist vom Nebenwirkungsprofil und der Pa-
tientenausgangslage abhängig.

Tab. 2.8 Empfohlene Substanzen in der medikamentösen Prophylaxe der Migräne im Kindesalter. Leitlinien.net 2010

Wirkstoff	Dosierung[6]	Nebenwirkungen
Substanzen der ersten Wahl		
Flunarizin[1]	5–10 mg pro Tag (initial 5 mg jeden zweiten Tag	Müdigkeit, Gewichtszunahme, Depression, extrapyramidale Bewegungsstörungen
Propranolol	2 mg/kg KG pro Tag	Müdigkeit, Schlafstörungen, Hypoglykämie, bronchiale Obstruktion, Bradykardie
Metoprolol	1,5 mg/kg KG pro Tag	
Substanzen der zweiten Wahl		
Magnesium[2/3]	300–400 mg pro Tag	Diarrhö
Topiramat[4]	1–3 mg/kg KG pro Tag	Gewichtsabnahme, kognitive und sensorische Störungen
Pestwurz-Extrakt[7]	2 x 50 mg pro Tag	Evtl. Transaminasenerhöhung
Acetylsalicylsäure[3]	2–3 mg/kg KG pro Tag	Magenschmerzen, Gerinnungs-störungen, pseudoallergisches Asthma, Cave: Reye-Syndrom
Amitriptylin[4]	bis 1 mg/kg KG pro Tag	Müdigkeit, Herzrhythmus-störungen
Substanzen der dritten Wahl		
Valproinsäure	20–30 mg/kg KG pro Tag	Müdigkeit, Gewichtszunahme, Schwindel, Hirsutismus, Haaraus-fall, Leberfunktionsstörungen, polyzystisches Ovarialsyndrom

[1]Nicht für Kinder und Jugendliche zugelassen, [2]wegen geringer Nebenwirkungen trotz unklarer Studienlage ein Mittel zweiter Wahl, [3]in Deutschland nicht zur Migräneprophy-laxe zugelassen, [4]trotz guter Wirksamkeit wegen Nebenwirkungsprofil nicht 1. Wahl, [5]bei Kindern unter 12 Jahren besondere Abwägung, [6]absolute Dosisangaben verstehen sich ab dem Grundschulalter, [7]für Kinder zurzeit kein Fertigarzneimittel zugelassen

zung der Zeit am Monitor an erster Stelle stehen. Hierzu liegen jedoch so gut wie keine Studien vor. Lediglich die prophylaktische Wirksamkeit von schlafhygienischen Maßnahmen ist durch eine kontrollierte randomisierte Studie belegt. Hier wurde die positive Wirkung von ausreichendem Schlaf (ohne Müdigkeit am Tage), weitgehend festen Zeiten des Einschlafens und Aufwachens und einem Coffeinverbot am Nachmittag nachgewiesen.

Verhaltenstherapeutische Verfahren

- **Entspannungsverfahren:** progressive Muskelrelaxation nach Jacobson, Fantasiereisen, autogenes Training.
- **Biofeedback-Verfahren**: Handerwärmungstraining, Vasokonstriktionstraining, EMG-Feedback, Neurofeedback.
- **Kognitiv-verhaltenstherapeutische** oder stärker hypnotherapeutische »Multikomponentenprogramme«: das Erlernen von Stress- und Schmerzbewältigung, Reizverarbeitungstraining.

💬 Wenn Sie möchten, gebe ich Ihnen gerne eine Anleitung zur Entspannung für Ihr Kind mit. Gerade Fantasiereisen oder autogenes Training helfen unterstützend gegen Migräneanfälle.

Oligoantigene Ernährung

Eine oligoantigene Ernährung kann bei Kindern zu einer Senkung der Migränefrequenz und -intensität führen. Das Weglassen folgender Nahrungsbestandteile hatte statistisch einen positiven Einfluss auf Migräne bei Kindern: Kuhmilch, Lebensmittelfarbstoffe, Konservierungsstoffe, Schokolade, Weizenmehl, Eier, Käse, Tomaten, Fisch, Schweinefleisch, Soja.

Weitere Migräneauslöser können sein: Carrageen, Vanillin, Aspartam und Glutamat. Hoher täglicher Coffeinkonsum kann zu täglichen Kopfschmerzen führen, die durch ausschleichenden Coffeinentzug erfolgreich bekämpft werden können.

💬 Bestimmte Nahrungsmittel können Migräne auch bei Kindern auslösen: dazu zählt z. B. Schokolade, Käse oder Geschmacksverstärker. Meiden Sie besser Gewürzvormischungen oder Convenienceprodukte beim Kochen. Diese enthalten häufig Geschmacksverstärker und Konservierungsstoffe.

Bewertung der Studienlage

Topiramat und Flunarizin sind die am besten untersuchten wirksamen Migräneprophylaktika im Kindes- und Jugendalter. Beide Medikamente haben nicht unerhebliche Nebenwirkungen. Die vorliegenden Studien für Betablocker sind nicht eindeutig. Die Einordnung als ein Mittel der ersten Wahl beruht auf Analogien zum Erwachsenenalter und auf der Einschätzung von Experten aufgrund subjektiver Wahrnehmungen. Niedrig dosiertes ASS kann als dem Flunarizin ebenbürtig angesehen werden und zeigt dabei weniger Nebenwirkungen. Amitriptylin wird bei einschleichender Dosierung, z. B. mit Tropfen, meist gut vertragen und zeigt einen den Betablockern vergleichbaren Effekt. Auch Magnesium oder Pestwurz-Extrakt haben als nebenwirkungsarme Medikamente ihren Platz.

Studien zur Wirksamkeit der Homöopathie in der Migräneprophylaxe sowie zur Physiotherapie und zur manuellen Therapie der Migräne liegen für Kinder nicht vor. Für die Akupunktur liegen bislang für das Kindesalter nur unzureichend aussagefähige Studien vor. Eine kleine randomisierte, placebokontrol-

💬 Zu Prophylaktika bei kindlicher Migräne liegen bisher wenig aussagefähige Studien vor. Ein Versuch mit Magnesium oder Pestwurz wären zunächst eine nebenwirkungsarme Möglichkeit.

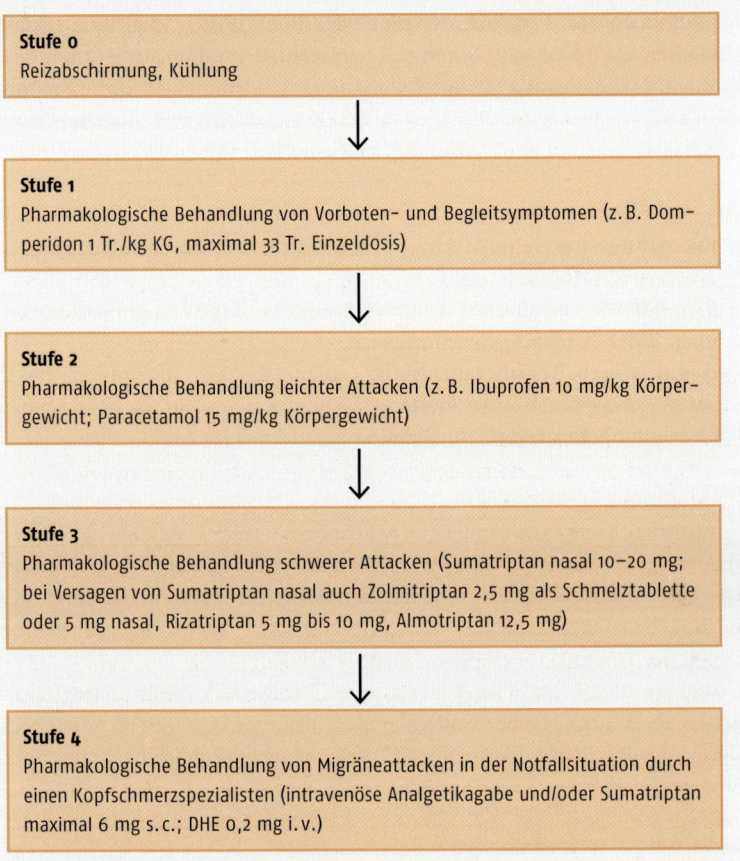

Stufe 0
Reizabschirmung, Kühlung

Stufe 1
Pharmakologische Behandlung von Vorboten- und Begleitsymptomen (z. B. Domperidon 1 Tr./kg KG, maximal 33 Tr. Einzeldosis)

Stufe 2
Pharmakologische Behandlung leichter Attacken (z. B. Ibuprofen 10 mg/kg Körpergewicht; Paracetamol 15 mg/kg Körpergewicht)

Stufe 3
Pharmakologische Behandlung schwerer Attacken (Sumatriptan nasal 10–20 mg; bei Versagen von Sumatriptan nasal auch Zolmitriptan 2,5 mg als Schmelztablette oder 5 mg nasal, Rizatriptan 5 mg bis 10 mg, Almotriptan 12,5 mg)

Stufe 4
Pharmakologische Behandlung von Migräneattacken in der Notfallsituation durch einen Kopfschmerzspezialisten (intravenöse Analgetikagabe und/oder Sumatriptan maximal 6 mg s. c.; DHE 0,2 mg i. v.)

Abb. 2.5 Stufenschema zur Behandlung akuter Migräneattacken im Kindes- und Jugendalter. Nach Leitlinien der DMKG 2009

Nicht jeder Migräneanfall bedarf derselben Medikation. Wenn Sie sich gleich bei Aufkommen der ersten Anzeichen in einen ruhigen, dunklen Raum zurückziehen und entspannen, kann eventuell eine leichte Attacke sogar ohne Arzneimittel abgefangen werden. Jeder Migränepatient sollte ein Magenmittel, ein Schmerzmittel und ein Migränemittel zur Verfügung haben und darin unterwiesen sein, bei welchen Anzeichen er die Arzneimittel anwendet.

lierte Studie zur Nadel-Akupunktur sowie eine aktuelle randomisierte, placebokontrollierte Studie zur Softlasertherapie an Akupunkturpunkten legen allerdings eine Wirksamkeit der Akupunktur bei Kindern nahe.

2.2.7   Modalitäten der Verordnungsfähigkeit

Medikamente der ersten Wahl bei leichter bis mittelschwerer Migräne sind Acetylsalicylsäure, Ibuprofen, Naproxen, Diclofenac und Paracetamol. Die Erstattung der freiverkäuflichen Präparate Acetylsalicylsäure, Ibuprofen 200 mg und Paracetamol, aber auch von Kombinationspräparaten ist für Kassenpatienten ausgeschlossen. Auch für das freiverkäufliche Triptan Naratriptan mit dem

Diese freiverkäuflichen Schmerzmittel werden von den Krankenkassen nicht mehr erstattet.

Handelsnamen Formigran® erfolgt keine Erstattung der Medikamentenkosten durch die gesetzlichen Krankenkassen.

Sollte ein anderes Triptan notwendig sein, erstattet die Krankenkasse nur den Festbetrag. Zudem ist die Verordnung der sieben unterschiedlichen Triptane streng reglementiert, die Kassenärzte sind vertraglich in Zielvereinbarungen verpflichtet in mindestens 50 Prozent den Wirkstoff Sumatriptan zu verordnen. Dabei gibt es eindeutige wissenschaftliche Belege für Unterschiede sowohl in Bezug auf die Nebenwirkungen als auch hinsichtlich der Wirksamkeit zwischen den einzelnen Triptanpräparaten. Die ärztlichen Leistungen wie auch die Medikamentenverordnungen sind im Rahmen des Sachleistungsprinzips streng begrenzt.

Ebenso ist die Anwendung der psychologischen Behandlung von Migräne bei Kassenpatienten begrenzt. Zwar besteht die Möglichkeit des direkten Zugangs zur Verhaltenstherapie. Die meisten unterstützenden Maßnahmen wie Entspannungsverfahren oder Biofeedback zur nichtmedikamentösen Prophylaxe von Kopfschmerzen sind für Kassenpatienten jedoch nicht verordnungsfähig. Die Verordnung von übenden Verfahren wie Muskelentspannung nach Jacobson ist zwar im Rahmen einer Psychotherapie möglich, das Training ist aber limitiert auf zwölf Stunden, zur Daueranwendung ist Eigeninitiative gefragt. Eigentlich sollen sie nur bei psychosomatischen Krankheitsbildern verordnet werden.

Patienten werden zunehmend unterstützende Therapiemaßnahmen als Selbstzahlerleistung offeriert. Diese individuellen Gesundheitsleistungen (IGEL) werden besonders bei Schmerzerkrankungen angeboten. Dazu gehören unter anderem Akupunktur, Biofeedback-Behandlung und Entspannungsverfahren als Präventionsleistung. Eine große Studie zur Wirksamkeit der Akupunktur bei chronischen Kopfschmerzen hat gezeigt, dass sich bei Patienten mit Akupunktur die Symptomatik gegenüber Patienten auf der Warteliste um 50 Prozent besserte. Da die Besserung einer sogenannten Scheinakupunktur nicht überlegen war und die Wirksamkeit der medikamentösen Prophylaxe etwas höher ist, wurde die Verordnungsfähigkeit von Akupunktur nach Entscheidung des Gemeinsamen Bundesausschusses nicht als Kassenleistung zugelassen (www. journalMED/newsview vom 29.4.2009).

Leider ist auch die Migräne-Therapie durch die Frage der Erstattungsfähigkeit stark reglementiert. Von der Nichterstattungsfähigkeit darf aber keinesfalls der Umkehrschluss gezogen werden, dass nicht erstattete Therapieansätze unwirksam sind.

2.3 Clusterkopfschmerz

Definition

Clusterkopfschmerz ist ein Kopfschmerz von starker Intensität. Er tritt als periodische, plötzliche Attacke bis zu achtmal täglich auf. In der Zwischenzeit ist der Patient schmerzfrei.

🗨 Clusterkopfschmerzen sind ganz heftige Schmerzen. Dabei schmerzt es in der Regel besonders hinter einem Auge.

Synonyme für den Clusterkopfschmerz sind: **Bing-Horton-Syndrom, Erythroprosopalgie, Histamin-Kopfschmerz.** In der angelsächsischen Literatur findet man die Bezeichnung **Cluster-Headache,** aber auch **Suicide Headache,** also **Selbstmordkopfschmerz.** Der Clusterkopfschmerz ist zwar sehr selten, höchstens vier von 10 000 Menschen sind betroffen, dafür aber besonders qualvoll. Beim erstmaligen Auftreten dieser Kopfschmerzform sind die Patienten im Schnitt zwischen 28 und 40 Jahre alt. Der Clusterschmerz, unter dem Männer dreimal häufiger leiden als Frauen, »sitzt« hinter einem Auge und wird von weiteren Symptomen in der betroffenen Gesichtshälfte begleitet.

Nach der IHS-Klassifikation werden die folgenden drei Kopfschmerzarten unter dem Begriff **trigemino-autonome Kopfschmerzen** (TAK) zusammengefasst:
- Der episodische und chronische Clusterkopfschmerz.
- Die episodische und chronische paroxysmale Hemikranie.
- Das SUNCT-Syndrom (short-lasting unilateral neuralgiform headache with conjunctival injection and tearing).

Sie unterscheiden sich in Dauer, Frequenz, Rhythmik und Intensität der Schmerzattacken.

🗨 Die IHS nennt neben den Clusterkopfschmerzen in derselben Kategorie noch seltenere aber nicht weniger heftige Kopfschmerzformen: die paroxysmale Hemikranie und das SUNCT– Syndrom. Sie unterscheiden sich vor allem in Dauer und Frequenz vom Clusterkopfschmerz.

Paroxysmale Hemikranie: Das plötzliche Auftreten von attackenartigen Schmerzepsioden, der Schmerzcharakter (messerstichartig schneidend oder pulsierend) die Intensität (vernichtend) und die Lokalisation (frontoorbital oder hemikraniell) sind bei der paroxysmalen Hemikranie dem Clusterkopfschmerz sehr ähnlich. Wichtige Unterschiede zum Clusterkopfschmerz sind dagegen die kürzere Dauer einzelner Attacken (2–45 min) und die höhere Häufigkeit (5–40, durchschnittlich zehn Attacken täglich). Darüber hinaus sind die autonomen Begleitsymptome oftmals weniger stark ausgeprägt. Es existiert keine wirksame Therapie.

SUNCT–Syndrom: Die Bezeichnung dieses Kopfschmerzsyndroms beschreibt bereits die wesentlichen klinischen Charakteristika. Patienten mit der Diagnose eines SUNCT klagen über extrem kurz dauernde (15 Sekunden bis zwei Minuten) einschießende Attacken neuralgiformen Schmerzcharakters heftigster und nicht selten vernichtender Intensität. Die Attacken treten durchschnittlich bis zu 60-mal täglich auf (gelegentlich sogar bis zu 200-mal täglich) und sind streng einseitig periorbital. Auch das SUNCT geht mit Begleitsymptomen einher. Unterschiede zum Clusterkopfschmerz sind die wesentlich höhere Attackenfrequenz, die kürzere Dauer einzelner Schmerzattacken und der neuralgiforme Charakter der Schmerzen. Auch hier gibt es noch keine wirksame Therapie.

2.3.1 Ursachen

Bestimmte schmerzleitende Bahnen im Bereich des Trigeminusnervs werden durch noch unbekannte Einflüsse gereizt, was zu einer Kaskade von Veränderungen des Hirnstoffwechsels führt. Das tageszeitliche Verteilungsmuster der Clusterkopfschmerzen und die gehäuften Störungen des Melatoninhaushalts bei Clusterpatienten legen den Schluss nahe, dass die zentrale Ursache in einer Funktionsstörung des Hypothalamus, der Schaltzentrale des Schlaf-Wach-Rhythmus, liegt. Ein weiterer Hinweis auf eine biologische Rhythmusstörung ist die Tatsache, dass Clusterkopfschmerzen gehäuft in Frühjahr und Herbst auftreten.

Da gefäßerweiternde Stoffe wie Alkohol und Histamin bei den Betroffenen eine Kopfschmerzattacke auslösen können, lässt sich vermuten, dass der Ursprung für die Cluster-Kopfschmerzen auch in Zusammenhang mit den Blutgefäßen steht. Die Erweiterung oder Entzündung von Blutgefäßen im Gehirn scheinen allerdings nicht, wie bisher vermutet, die Ursachen des Kopfschmerzes zu sein sondern vielmehr die Folgen. Auf diese entzündlichen Prozesse an sensorischen und autonomen Nervenfasern, sowie an venösen und arteriellen Gefäßen lassen sich wahrscheinlich die vielfältigen Begleiterscheinungen des Clusterkopfschmerzes zurückführen: so kommt es durch die Änderung des Gefäßtonus z. B. zu einer Erhöhung der regionalen cerebralen Durchblutung, zu einer Steigerung der Tränensekretion oder Rhinorrhö.

Normalerweise benötigt ein Clusterkopfschmerzpatient keine spezielle Ernährung. Für ihn gelten die gleichen Empfehlungen einer vollwertigen Ernährung wie für Gesunde. Durch richtige bzw. geschickte Ernährung kann ein Betroffener jedoch bewusst in den Krankheitsverlauf eingreifen, indem er typische Trigger meidet.

🗨 Als Ursachen für Clusterkopfschmerzen werden Funktionsstörungen im Gehirn und damit verbundene Gefäßveränderungen angenommen. Es scheint auch ein Zusammenhang mit dem Schlaf-Wach-Rhythmus zu bestehen.

🗨 Haben Sie schon einmal Ihre Essgewohnheiten über 1–2 Monate dokumentiert? Daraus lassen sich evtl. Auslöser für die Kopfschmerzattacken ableiten. Haben Sie vielleicht vor kurzem etwas restauriert, gestrichen oder mit Lösungsmittel gearbeitet. Davon könnten Ihre aktuell häufigen Attacken kommen.

Trigger

Nahrungsmittel: Alkohol (v. a. Rotwein), Meeresfrüchte (Muscheln, Krebse, Tintenfische; auch Genuss von Fisch in den Abendstunden), eingelegte oder marinierte Lebensmittel, Tomaten und Tomatenmark (enthält Glutamat auf natürliche Art), gelber Käse, Schokolade, Zitrusfrüchte, Avocados, Bananen, Nüsse; und Inhaltsstoffe: Geschmacksverstärker (Glutamat, alle E-Nummern von E 620 bis 625), Aspartam (Süß-

stoff E 951), Zitronensäure, Eucalyptus, Muskat, Nitrat (E 252) und Kaliumnitrat (E 251).
Chemische Stoffe: Nitro und organische Nitroverbindungen (in Farben, Lacken, Löse-, Reinigungsmitteln), Trimethylamin, Triethylamin (auch der Geruch von Fisch).
Medikamente: Antidepressiva (negative Auswirkung auf den Serotoninhaushalt), Zusatzstoffe wie Zitronensäure, ätherische Öle.
Äußere Reize: flackerndes Licht, Lärm, Gerüche.

💬 Wurde Ihnen ein neues Medikament verordnet? Auch dies kann ein Auslöser für häufige Kopfschmerzen sein.

2.3.2 Beschwerden, Symptome, Diagnostik

Symptome

Das Wort Cluster kommt aus dem Englischen und bedeutet Schwarm, Haufen oder Gruppe. Clusterkopfschmerzen zeichnen sich durch schwere, einseitige (ipsilaterale) Schmerzattacken im Bereich der Augen, Schläfe und Stirn aus. Patienten beschreiben den Schmerz als ob eine glühende Nadel ins Auge gestoßen wird (siehe Abb. 2.6).

💬 Wo am Kopf können Sie die Schmerzen lokalisieren? Haben Sie bei den Attacken das Gefühl, als würde Ihnen jemand eine Nadel ins Auge stechen?

Schmerzcharakter bei Clusterkopfschmerz

— Einseitig im Bereich der Augen, Schläfe und Stirn, schneidend, brennend, bohrend.
— Mit Begleiterscheinungen.
— Starke Intensität.

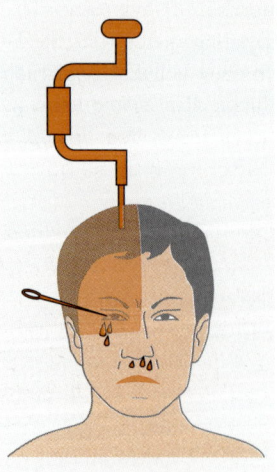

Abb. 2.6 Der Clusterschmerz

Der Clusterkopfschmerz beginnt ohne Prodromalerscheinungen und erreicht das Schmerzmaximum innerhalb weniger Minuten. Die Schmerzen treten bevorzugt ein bis zwei Stunden nach dem Einschlafen oder in den frühen Morgenstunden auf und dauern zwischen 15–180 Minuten. Die Häufigkeit liegt bei einer Attacke alle zwei Tage bis zu achtmal täglich. Die Schmerzen sind von unerträglich bohrender Intensität. Dies führt zu einem ruhelosen Verhalten des betroffenen Patienten, der üblicherweise rastlos auf und ab geht.

Mindestens eine der folgenden **Begleiterscheinungen** tritt bei diesen Schmerzattacken auf.
— Augenrötung.
— Augentränen.
— Verstopfte Nase.
— Laufende Nase.
— Vermehrtes Schwitzen im Bereich Stirn und Gesicht.
— Verengung der Pupille.
— Hängen des Augenlides.
— Schwellung der Augenlider.
Auch hier unterscheidet man zwischen **episodischen** und **chronischen Formen.**

Episodischer Clusterkopfschmerz (ca. 80 %): Kopfschmerzperioden (sieben Tage bis ein Jahr, meist 4–12 Wochen) wechseln mit symptomfreien Phasen von mindestens zwei Wochen ab. Während der aktiven Phase treten kurze, gehäufte Attacken (bis zu acht Attacken pro Tag!) auf.

Chronischer Clusterkopfschmerz (< 20 %): Hier treten die Attacken über einen Zeitraum von mehr als einem Jahr nahezu täglich auf, bzw. die beschwerdefreie Zeit besteht allenfalls zwei Wochen.

Diagnostik
Die Diagnostik beruht wie auch bei der Migräne oder dem Spannungskopfschmerz auf einer ausführlichen Anamnese und einer klinisch-neurologischen Untersuchung.

IHS-Kriterien für die Diagnose des Clusterkopfschmerzes
A. Wenigstens fünf Attacken, welche die Kriterien B–D erfüllen.
B. Starke oder sehr starke einseitig orbital, supraorbital und/oder temporal lokalisierte Schmerzattacken, die unbehandelt 15 bis 180 Minuten anhalten.

Wann treten Ihre Kopfschmerzen üblicherweise auf? Immer zu einer bestimmten Tageszeit? Clusterkopfschmerzen treten meist ein bis zwei Stunden nach dem Einschlafen oder gleich morgens nach dem Erwachen auf.

Clusterkopfschmerzen sind ganz heftige Schmerzen. Sie sind durch Begleiterscheinungen am Auge oder der Nase gekennzeichnet z. B. Augentränen, Schwellen der Augenlider oder eine laufende Nase.

Clusterkopfschmerz ist in der Regel eher ein episodischer Kopfschmerz mit mehreren Attacken pro Tag. Chronischer Clusterkopfschmerz tritt nur selten auf und ist quasi ein täglicher Kopfschmerz.

Clusterkopfschmerzen sind ganz heftige und durchaus mehrmals täglich auftretende Kopfschmerzattacken.

C. Begleitend tritt wenigstens eines der nachfolgend angeführten Charakteristika auf:
— Ipsilaterale konjunktivale Injektion und/oder Lakrimation.
— Ipsilaterale nasale Kongestion und/oder Rhinorrhö.
— Ipsilaterales Lidödem.
— Ipsilaterales Schwitzen im Bereich der Stirn oder des Gesichtes.
— Ipsilaterale Miosis und/oder Ptosis.
— Körperliche Unruhe oder Agitiertheit.
D. Die Attackenfrequenz liegt zwischen einer Attacke jeden 2. Tag und acht pro Tag.
E. Nicht auf eine andere Erkrankung zurückzuführen.

2.3.3   Therapieoptionen

Clusterkopfschmerz bedarf ausschließlich der ärztlichen Behandlung, da die empfohlenen Medikamente verschreibungspflichtig sind und auf individuelle Bedürfnisse zugeschnitten sein müssen.

Medikamentöse Therapie

Inhalation von Sauerstoff: 7–15 Liter Sauerstoff pro Minute durch eine Maske (Nasensonde ist nicht ausreichend!) über 10–15 Minuten in sitzender Position ist Mittel der ersten Wahl. Wird gleich zu Beginn einer Attacke inhaliert, können die Kopfschmerzen in ca. 78% der Fälle innerhalb von 15 Minuten beendet werden. Die Therapie hat keine Nebenwirkungen und Kontraindikationen. Die Kosten für die Sauerstoffbehandlung werden von den gesetzlichen Krankenkassen übernommen. Eine ärztliche Verordnung ist erforderlich.

🗨 Sie sollten sich mit Ihrer Kopfschmerzproblematik auf alle Fälle an einen Arzt wenden. Die Symptome könnten auf den Clusterkopfschmerz hinweisen. Zur Behandlung dieser speziellen Kopfschmerzen bedarf es einer ganz speziellen Therapie. Freiverkäufliche Schmerzmittel bringen im Allgemeinen keine Linderung. Das deckt sich auch mit Ihrer eigenen Erfahrung der Unwirksamkeit bisheriger Schmerzmittelversuche.

🗨 Die Inhalation von Sauerstoff kann in den meisten Fällen die Kopfschmerzattacke beim Clusterkopfschmerz bereits innerhalb einer Viertelstunde beenden.

Tab. 2.9 Akutmedikation bei Clusterkopfschmerz

Kategorie	Wirkstoff	Dosierung
1. Wahl	Inhalation von Sauerstoff	7–15 Liter/min
Alternative	Sumatriptan	6 mg s. c.
	Zolmitriptan	2,5–5 mg nasal
	Lidocain	1 ml 4%ige Lösung topische Anwendung

Serotoninagonisten: Sumatriptan: 6 mg s. c.; max. 2 x 6 mg pro Tag oder Zolmitriptan: 2,5–5 mg nasal. Der Grund für die nichtorale Anwendung liegt in der schnellen Bioverfügbarkeit der parenteral bzw. nasal zugeführten Medikation. Da die eigentliche Attacke nur 30 bis 120 Minuten dauert, ist eine oral zugeführte Medikation nicht indiziert. In Deutschland ist zur akuten Behandlung von Clusterkopfschmerz die subkutane Applikationsform von Sumatriptan (Imigran®-Inject) zugelassen. In den aktuellen Leitlinien der Gesellschaft für Neurologie wird auch Zolmitriptan-Nasenspray als fast genauso schnell wirksam empfohlen.

Lidocain: 1 ml 4%ige Lösung zur topischen Anwendung in das ipsilaterale Nasenloch. In ca. 30% der Fälle ist diese Medikation innerhalb weniger Minuten erfolgreich.

Ergotamin: Aerosol: 2–3 mal 1 Hub (0,35 mg/Hub) tief inhalieren (nur über die internationale Apotheke aus Österreich oder Schweiz erhältlich). Unter dieser Medikation sind etwa 75% der Patienten innerhalb von 30 Minuten schmerzfrei. Ergotamin-Suppositorien sind keine Alternative. Sie haben einen zu langsamen Wirkungseintritt!

> **Hinweis**
>
> Analgetika, Antikonvulsiva, Neuroleptika und Antihistaminika eignen sich nicht zur Therapie des Clusterkopfschmerzes!

Eine stationäre Aufnahme ist erforderlich bei:
- Ersteinstellung auf Sauerstofftherapie.
- Erstdiagnose eines atypischen Falles.
- Versagen von zwei prophylaktischen Substanzen.

Da Clusterattacken in der Regel eher kurzzeitig auftreten, werden zur Therapie Triptane bzw. Ergotamin als subkutane Injektion oder Inhalation durch Mund oder Nase angewendet.

Wenn Ihr Arzt die Kopfschmerzen als Clusterkopfschmerzen diagnostiziert hat, rate ich Ihnen von der Anwendung von reinen Schmerzmitteln ab. Er hat Ihnen ganz spezielle Medikamente verordnet. Nur diese sind bei Ihren Kopfschmerzen wirksam.

Medikamentöse Prophylaxe

Tab. 2.10 Medikamentöse Prophylaxe des Clusterkopfschmerz

Kategorie	Wirkstoff	Dosierung
Kurzfristig, 1.Wahl	Prednisolon	Startdosis 100 mg, alle 3 Tage Reduktion um 25 mg
Kurzfristig, Alternative	Ergotamin	1–2 x 1,5 mg
	Naratriptan	1–2 x 2,5 mg
Langfristig, 1. Wahl	Verapamil	3–4 x 80 mg/d, bis 480 mg/d
Langfristig, Alternativen	Lithium	600–1500 mg/d (nach Spiegel)
	Topiramat	100–200 mg/d
	Methysergid*	8–12 mg/d
	Valproinsäure	20 mg/kg KG

*Nur über internationale Apotheke erhältlich

💬 Zur Prophylaxe werden bei Clusterkopfschmerz unterschiedliche Medikamente eingesetzt. Auch wenn ein Medikament nicht den gewünschten Effekt gezeigt hat, empfehle ich Ihnen noch einen weiteren Versuch zu unternehmen. Es könnte durchaus sein, dass bei Ihnen ein anderes Mittel wirkt.

Die Prophylaxe bei episodischem Clusterkopfschmerz dauert ca. sechs Wochen. Bei chronischem Clusterkopfschmerz entscheidet die individuelle Langzeitverträglichkeit der Medikamente.

Medikamentöse Prophylaxe

💬 Verapamil ist das Mittel der Wahl in der Clusterkopfschmerzprophylaxe. Daneben kommen gelegentlich noch einige andere Arzneimittel zur Anwendung. Ergotamin oder Corticoide werden kurzfristig zur Überbrückung bis zum Wirkeintritt angewendet. Verapamil und weitere Substanzen kommen bei Therapieversagen zum Einsatz.

Verapamil: Der Wirkstoff ist das Mittel der ersten Wahl zur Prophylaxe bei episodischem und chronischem CKS. Es werden 3 x 80 mg oral (1–1–1) täglich verabreicht, zunächst bis zu einer Zieldosis von 480 mg/d. Unter Ausschluss von Kontraindikationen bis 720 mg/d und in Einzelfällen ist auch eine höhere Dosierung möglich. Der Wirkungseintritt erfolgt, abhängig von der Dosis, nach ca. 2–3 Wochen. Oft bewirkt es kein komplettes Sistieren der Anfälle. Zur Überbrückung bis zum Wirkeintritt werden Prednisolon oder Ergotamintartrat (1–2 mg als Supp.) eingesetzt.

Lithium: Die Wirksamkeit von Lithium wird wahrscheinlich überschätzt. Einige Studien geben eine dem Verapamil vergleichbare Wirkung von 70% an. Daher und aufgrund zahlreicher Nebenwirkungen wird Lithium bevorzugt bei chronischer CKS, bei denen andere Optionen versagen, eingesetzt. Der Wirkungseintritt erfolgt bereits innerhalb einer Woche. Die orale Startdosierung liegt bei 600–1500 mg in retardierter Form (Beginn mit 400 mg), nach vier Tagen kann auf 2 x 400 mg, usw. gesteigert werden. Aufgrund des engen therapeutischen Fensters werden regelmäßige Spiegelkontrollen (morgens nüchtern nach zwölf Stunden Karenz) empfohlen.

Ergotamin: Die Erfolgsrate liegt bei ca. 70 %. Es wird ausschließlich bei episodischem CKS eingesetzt, evtl. zusammen mit Antiemetika. Ergotamin ist ebenfalls gut geeignet als Kurzzeitprophylaxe zur Überbrückung fünf Tage vor Beginn der Wirksamkeitsentfaltung von Verapamil und bei Patienten mit nächtlichen Attacken vor dem Schlafengehen. Der Behandlungszeitraum wird nach Möglichkeit auf max. vier Wochen begrenzt. Die Dosierung liegt bei 2–4 mg/Tag (am besten morgens und abends 2 mg). Bei Auftreten der Attacken in der Nacht werden 2 mg oral zum Schlafbeginn eingenommen.

> Ergotamin ist als Prophylaktikum bei Clusterkopfschmerz zur Kurzzeitprophylaxe über ca. fünf Tage geeignet.

Prednisolon: Es wird additiv zur Überbrückung bis zum Wirkungseintritt von Verapamil eingesetzt. Der Erfolg liegt bei ca. 70–80 % der Fälle, beim chronischen CKS nur bei ca. 40 %. Die Einnahme erfolgt mit begleitendem Magenschutz und beträgt initial morgens 250 oder 500 mg i. v. oder 60–100 mg p. o. über fünf Tage, dann alle vier Tage um 10 mg reduzieren.

> Prednisolon wird kurzfristig zusätzlich zu Verapamil bis zu dessen Wirkeintritt als Prophylaktikum gegen Clusterkopfschmerz eingesetzt.

Valproinsäure: Erst eine einzige Studie zeigte effektive Wirksamkeit der Substanz in der Prophylaxe. Sie ist versuchsweise bei Versagen anderer Therapieoptionen indiziert. Die Wirkung tritt evtl. erst nach vier Wochen ein. Initial werden 5–10 mg/kg KG eingenommen, dann alle vier Tage um 5 mg erhöht (bis 20 mg/kg KG). Die Erwachsenendosierung beträgt 3 x 400 mg täglich.

> Valproinsäure gilt neben Methysergid und Topiramat als Prophylaktikum falls andere vorbeugende Maßnahmen nicht greifen.

Methysergid: Deseril® ist Mittel zweiter Wahl beim episodischen CKS, dritter Wahl beim chronischen CKS. Der Wirkungseintritt erfolgt nach 3–7 Tagen. Die Dosierung ist initial 1 mg/d, dann wird erhöht auf 8–12 mg/d (1–0–1 oder 1–1–1). Nach der Anwendung soll mindestens einen Monat lang pausiert werden. Deseril® ist nur über die internationale Apotheke erhältlich.

Topiramat: Zur prophylaktischen Anwendung liegen keine validen Studien, jedoch positive Fallserien vor. Der Wirkungseintritt erfolgt nach 2–3 Wochen. Zur Anwendung wird langsam mit 25 mg pro Woche bis zum Erreichen der Wirksamkeit oder Nebenwirkungsgrenze aufdosiert.

Leitlinien für Diagnostik und Therapie (in der Neurologie 2008)

– Die parenteral wirkenden Serotoninagonisten Sumatriptan und Zolmitriptan sind die Substanzen mit der besten Wirksamkeit in der akuten Clusterkopfschmerzattacke. Die orale Applikation eines Triptans ist nur bei langen Attacken sinnvoll.

— Die Inhalation von 100 % Sauerstoff über Gesichtsmaske ist bei 60–70 % der Clusterpatienten wirksam.

— Corticoide sind wirksam, sollten als Mittel der ersten Wahl in der Regel aber nur kurzfristig (< vier Wochen) verwendet werden (z. B. Prednison 1 mg/kg KG).

— Verapamil ist die Substanz der ersten Wahl in der prophylaktischen Behandlung des Clusterkopfschmerzes, aber Cave: QT-Zeit-Verlängerung.

— Lithium und Topiramat sind Mittel der 2. Wahl in der prophylaktischen Behandlung des Clusterkopfschmerzes.

2.4   Idiopathische Kopfschmerzen

2.4.1   Ursachen

Schließlich wird in der Kopfschmerzklassifikation noch eine Gruppe von idiopathischen Kopfschmerzen zusammengefasst, die sich nicht in die bisher beschriebenen Gruppen einordnen lassen. Idiopathische Erkrankungen werden alle Krankheiten mit nicht bekannter Ursache bezeichnet, bei denen das Symptom selbst die Krankheit darstellt und nicht auf einen bekannten Pathomechanismus zurückgeführt werden kann.

> Es gibt Kopfschmerzen, deren Entstehung nicht genau bekannt ist. Diese sogenannten idiopathischen Kopfschmerzen sind in der Regel harmlos.

Diese Kopfschmerzerkrankungen sind harmlos, und man kann davon ausgehen, dass sie keine symptomatische Ursache haben. Es handelt sich um Erkrankungen mit einer guten Prognose, die aber die Lebensqualität der Betroffenen erheblich einschränken können. Sie sind in der Bevölkerung zum Teil häufiger, als ihre Bekanntheit vermuten lässt und sollen daher im Einzelnen kurz vorgestellt werden.

2.4.2   Beschwerden, Symptome, Diagnostik

Idiopathischer stechender Kopfschmerz: Blitzartige Schmerzen an wechselnden Stellen des Schädels ohne weitere Begleitsymptome.

Primärer Hustenkopfschmerz: Minuten lang anhaltende Kopfschmerzen beim Husten oder bei anderen Valsalva-Manövern.

Primärer Anstrengungskopfschmerz: Bei körperlicher Anstrengung oder Sport auftretender, für Stunden anhaltender Kopfschmerz.

Kopfschmerz bei sexueller Aktivität: Vor allem kurz vor oder während des Orgasmus auftretender bilateraler okzipitaler Kopfschmerz für Minuten bis Stunden.

Primärer schlafgebundener Kopfschmerz: Die Kopfschmerzattacken (hypnic headache) von wenigen Stunden Dauer, treten vor allem bei älteren Menschen ausschließlich nachts (häufig immer zur selben Uhrzeit) auf.

Primärer Donnerschlagkopfschmerz: Kopfschmerzen, die innerhalb von einer Minute maximale Intensität erreichen und dann über Stunden bis Tage anhalten. Trotz intensiver Diagnostik lässt sich keine Ursache finden.

2.4.3 Therapieoptionen

Große randomisierte, kontrollierte Studien liegen nicht vor. Die meisten dieser Erkrankungen sprechen neben einer spezifischen Therapie unter anderem auf Indometacin an.

Idiopathischer stechender Kopfschmerz: In der Regel ist diese Art von Kopfschmerzen nicht behandlungsbedürftig. Bei hoher Attackenfrequenz und starker Intensität der Schmerzen mit Beeinträchtigung der Lebensqualität ist die Gabe von Indometacin indiziert, das bei über 65 % aller Betroffenen zu einer befriedigenden Unterdrückung führt. Indometacin sollte in einer Dosis von 2 x 25–50 mg pro Tag gegeben werden. Evtl. ist ein Magenschutz notwendig. Es muss noch bestätigt werden, ob möglicherweise Nifedipin 90 mg, Melatonin 3–12 mg oder Gabapentin 800 mg bei Versagen oder Nebenwirkungen von Indometacin eine wirksame Alternative sein können.

> Bei idiopathischen Kopfschmerzen wird häufig Indometacin eingesetzt.

Primärer Hustenkopfschmerz: Aufgrund der sehr kurzen Dauer einer einzelnen Attacke des Hustenkopfschmerzes erübrigt sich eine Akuttherapie in aller Regel. Wenn möglich sollte der Hustenkopfschmerz präventiv behandelt werden wie z. B. durch effektive Therapie respiratorischer Infekte.

Primärer Anstrengungskopfschmerz: Als nichtpharmakologische Maßnahmen wird neben der Vermeidung stärkerer körperlicher Aktivität insbesondere in Hitze oder großer Höhe ein ausreichendes Aufwärmen vor sportlicher Betätigung empfohlen. Regelmäßiges körperliches Training und eine Normalisierung des Körpergewichts gelten als hilfreich. Mittel der ersten Wahl ist Indometacin, für das mehrere Fallberichte eine Wirksamkeit zeigen. Bei seltener körperlicher Aktivität kann eine Kurzzeitprophylaxe mit 25–50 mg Indometacin ca. 1 h vor der geplanten Betätigung ausreichend sein. Bei häufigerer körperlicher Aktivität und regelmäßigem Auftreten der Kopfschmerzen wird eine prophylaktische Einnahme von 3 x 25–50 mg Indometacin täglich empfohlen.

> Nach körperlicher Anstrengung können Kopfschmerzen auftreten, deren genaue Ursache nicht bekannt ist, deshalb bezeichnet man sie als harmlose idiopathische Kopfschmerzen. Nach einer Erholungsphase und ausreichend Flüssigkeitszufuhr vergehen diese Schmerzen häufig von alleine. Zur Vermeidung dieser Kopfschmerzen versuchen Sie zukünftig eine ausführlichere Aufwärmphase. Sollte dadurch auch keine Besserung auftreten, kontaktieren Sie Ihren Arzt. Es gibt spezielle Medikamente, die Ihr Arzt verordnen kann.

Kopfschmerz bei sexueller Aktivität: Als nichtpharmakologische Maßnahme ist eine passivere Rolle beim Geschlechtsverkehr ratsam, die bei ca. 50 % der Patienten die Kopfschmerzen reduziert. Ein Abbruch der sexuellen Aktivität bei Auftreten erster Symptome kann bei ca. 40 % eine weitere Zunahme der Kopfschmerzattacke verhindern und ist insbesondere beim Präorgasmuskopfschmerz als Präventionsmaßnahme erfolgreich. Solange ein leichterer Nachschmerz besteht, erscheint das Risiko einer erneuten Kopfschmerzattacke bei erneuter sexueller Aktivität besonders hoch, sodass für diesen Zeitraum sexuelle

Inaktivität anzuraten ist. Bei wiederholten Attacken besteht die Indikation für eine medikamentöse Therapie. Unterschiedliche Schmerzmittel (Paracetamol, Ibuprofen, Acetylsalicylsäure, Diclofenac) erwiesen sich in der Akutbehandlung bereits aufgetretener Attacken in mehr als 90 % als unbefriedigend. Bei geplanter sexueller Aktivität kann eine medikamentöse Kurzzeitprophylaxe mit Indometacin durchgeführt werden. Die empfohlene Dosis beträgt 50–75 mg ca. eine Stunde vor der sexuellen Aktivität.

Primärer schlafgebundener Kopfschmerz: Der primäre schlafgebundene Kopfschmerz ist bei seltenem Auftreten (seltener als 3x pro Woche) und geringem Leidensdruck nicht therapiebedürftig. Oft genügt die Aufklärung über das Wesen und die Harmlosigkeit der Erkrankung. Ein Versuch mit Coffein ist empfehlenswert. Bei ca. 50 % der Betroffenen sistieren die nächtlichen Attacken, wenn wenigstens eine Tasse mit starkem coffeinhaltigen Kaffee vor dem Schlafen getrunken wird. Sollte dieses Verfahren nicht wirksam sein, kann eine medikamentöse Prophylaxe durchgeführt werden. Mittel der ersten Wahl ist hierbei Lithium.

> 💬 Gerade beim nächtlichen Kopfschmerz kann eine Tasse Kaffee vor dem Schlafengehen helfen.

Primärer Donnerschlagkopfschmerz: Eine analgetische Therapie mit Paracetamol, Metamizol oder einem Opioid wird empfohlen. Üblicherweise hält der Kopfschmerz in seiner heftigen Intensität nur einige Stunden an und tritt auch nur einmal im Leben auf. Daher ist eine weiterführende Therapie zumeist nicht erforderlich.

2.5   Medikamenteninduzierte Kopfschmerzen

> **Definition**
>
> Medikamenteninduzierter Kopfschmerz ist ein Schmerzsyndrom, das durch Missbrauch von Analgetika, Ergotamin- und Serotoninagonisten bei Vorbestehen eines primären Kopfschmerzes entstehen kann.

> 💬 Medikamenteninduzierter Kopfschmerz entwickelt sich durch zu häufige Schmerzmitteleinnahme. Das Medikament selbst ist dann Auslöser für die Schmerzen.

Obwohl der Schmerzmittelverbrauch in Deutschland insgesamt leicht rückläufig ist, nimmt der Anteil derjenigen, die Abusus damit betreiben nicht ab. Der Kopfschmerz durch Medikamentenübergebrauch wird unter den sekundären Kopfschmerzformen klassifiziert. Etwa fünf bis acht Prozent aller Kopfschmerzpatienten weisen einen Medikamentenabusus auf. Als Ursache spielen oft psychische und somatische Faktoren eine Rolle. Interessanterweise ist diese Art des Kopfschmerzes nur bei Patienten mit einem primären Kopfschmerzsyndrom zu beobachten. Rheuma- oder Rückenschmerzpatienten entwickeln keine chronischen Kopfschmerzen infolge eines Medikamentenübergebrauchs.

Besteht der Verdacht auf einen medikamenteninduzierten Kopfschmerz, sollte den betroffenen Personen dringend ein Arztbesuch angeraten werden, um gegebenenfalls einen ambulanten oder stationären Entzug einzuleiten. Eine Umstellung auf andere Medikamente ist bei Vorliegen eines medikamenteninduzierten Kopfschmerzes erfahrungsgemäß erfolglos. Nicht selten ist der Missbrauch eine Flucht in die Sucht, ein Versuch Persönlichkeitsdefekte, familiäre oder berufliche Probleme zu überwinden. Die Beratung dieser Patientengruppe ist eine besonders wichtige Aufgabe des Apothekers.

🔊 Ich rate Ihnen dringend, die Kopfschmerzen von Ihrem Arzt abklären zu lassen. Bei der Häufigkeit der Schmerzmitteleinnahme wird Ihnen alleine der Wechsel zu einem anderen Präparat nicht weiterhelfen.

2.5.1 Ursachen

Medikamenteninduzierter Kopfschmerz ist das Ergebnis einer Interaktion zwischen exzessiv gebrauchten Medikamenten und empfänglichen Patienten, wobei auch eine genetische Disposition eine Rolle spielen kann.

Auf der psychologischen Seite scheinen eine hohe Leistungsorientierung mit einer damit verknüpften Neigung zur prophylaktischen Einnahme von Medikamenten vor wichtigen Terminen sowie eine geringe Schmerztoleranz Risikofaktoren für die Entwicklung eines medikamenteninduzierten Kopfschmerzes zu sein.

Die genauen ursächlichen Abläufe im Körper sind noch unklar. Als Auslöser für den Kopfschmerz werden durch den Übergebrauch induzierte Veränderungen von serotonergen bzw. dopaminergen Synapsen vermutet. Es könnte sein, dass durch die stetige Einnahme von Analgetika im Gehirn ein Gewöhnungsprozess in Gang gesetzt wird, der dazu führt, dass manche Rezeptoren ihre Reaktionsbereitschaft und damit auch die Wirkung der Substanz mindern. Gleichzeitig werden jedoch Schmerzreize ungefiltert weitergeleitet, sodass die natürliche Schmerzregulation gestört ist. Aufgrund dessen benötigt der Patient immer höhere Arzneimittelkonzentrationen um den immer stärker empfundenen Schmerz zu bekämpfen und es entwickelt sich ein Teufelskreis. Mit der Zeit scheint die vermehrte Medikamenteneinnahme die Schmerzschwelle so zu verändern, dass schon normale Phänomene als schmerzhaft empfunden werden.

Prinzipiell können alle in Migräne- bzw. Kopfschmerzmitteln enthaltenen Substanzen bei häufiger Einnahme einen medikamenteninduzierten Kopfschmerz hervorrufen. Die Frage, ob Schmerzmittelmischpräparate (Analgetika oder Ergotamin plus Codein oder Coffein) häufiger zu einem Übergebrauch und den dadurch bedingten Kopfschmerz führen, wird widersprüchlich diskutiert. Manche Autoren argumentieren, dass z. B. die Zugabe von Coffein zu einer häufigeren Medikamenteneinnahme im Sinne einer Abhängigkeit führen könne. Allerdings müsste dieser Effekt dann auch bei gleichzeitiger Einnahme von Analgetika und dem Trinken von etwa zwei Tassen Kaffee auftreten. Wirkliche Belege für ein höheres Risiko bei Einnahme von Kombinationsanalgetika fehlen bisher. Laut Aussagen der DMKG haben inzwischen die Triptane

🔊 Die tägliche Einnahme von Schmerzmitteln kann zu Kopfschmerz führen. Dabei können freiverkäufliche Arzneimittel den gleichen Effekt haben wie verschreibungspflichtige.

die Mutterkornalkaloide und Kombinationspräparate als Ursache von medikamenteninduziertem Dauerkopfschmerz abgelöst.

In welchem Zeitraum ein Analgetikamissbrauch zu Kopfschmerzattacken
führt, ist neben der Einnahmehäufigkeit auch vom Wirkstoff abhängig. Die
geringste Einnahmefrequenz und die kürzeste Zeit bis zur Ausbildung besteht
mit ca. 1,7 Jahren für Triptane, und die höchste Einnahme-Frequenz und die
längste Zeit bis zur Ausbildung des Kopfschmerzes für Acetylsalicylsäure (ca. 4,8
Jahre).

2.5.2 Beschwerden, Symptome, Diagnostik

Symptome

Es handelt sich um einen diffusen oder auch pulsierenden Dauerkopfschmerz,
der sich durch die tägliche oder fast tägliche Einnahme von Migränemitteln
oder Analgetika entwickeln kann (siehe Abb. 2.7).

🗨 Schmerzmittelinduzierter
Kopfschmerz ist alleine durch die
Symptomatik nur schwer zu erkennen, da er ein ganz unterschiedliches Erscheinungsbild
aufweist und auch kaum lokalisierbar ist.

Schmerzcharakter der medikamenteninduzierten Kopfschmerzen

— Beidseitig, einseitig oder wechselnd.
— Dumpf drückend.
— Pulsierend.
— »Chamäleon« (vielfältige Symptomatik).
— Wenig ausgeprägte Begleitsymptome.
— Starke bis unerträgliche Intensität.

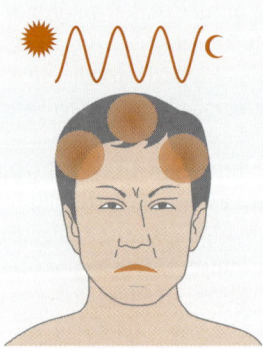

Abb. 2.7 Medikamenteninduzierter Kopfschmerz

Patienten klagen über Dauerkopfschmerzen, die morgens häufig schon beim
Aufwachen beginnen und bis zum Schlafengehen anhalten bzw. im Laufe des
Tages oder unter Belastung sogar an Intensität zunehmen. Häufig werden die
Analgetikakopfschmerzen von diversen Symptomen wie Schwindel, Sehstörun-

gen, Übelkeit, Konzentrationsstörungen, Vergesslichkeit, Müdigkeit, Kältegefühl, Verstimmungen oder Schlafstörungen begleitet.

Frühsymptom des Arzneimittelkopfschmerzes aufgrund übermäßiger Triptaneinnahme ist eine Zunahme der Anfallshäufigkeit und danach die Entwicklung eines migräneartigen Dauerkopfschmerzes (vorwiegend einseitig, pulsierende Qualität, Verstärkung durch körperliche Routineaktivitäten und mindestens ein Begleitsymptom wie Übelkeit, Erbrechen, Photophobie oder Phonophobie). Übermäßiger Gebrauch von Analgetika, Ergotaminen oder Schmerzmittelmischpräparaten führt dagegen zu einem drückend/beengenden (nicht pulsierenden) beidseitigen Kopfschmerz. Die Intensität ist bei Übergebrauch von Triptanen eher mittel oder stark, bei Übergebrauch der anderen Medikamente ist der Schmerz von leichter oder mittlerer Intensität.

> 💬 Charakteristische Anzeichen des arzneimittelinduzierten Kopfschmerzes sind zunehmende Attacken in immer kürzeren Abständen, die im Dauerkopfschmerz gipfeln.

Diagnostik

Die Diagnostik erfolgt allein durch sorgfältige Anamnese und ist zunächst immer nur eine Verdachtsdiagnose. Die Verifizierung erfolgt durch das Verschwinden des Kopfschmerzes während der Entzugsbehandlung.

Das entscheidende Kriterium für den Verdacht auf einen Kopfschmerz durch Medikamentenübergebrauch ist die häufige oder regelmäßige Einnahme entsprechender Medikamente und die Entwicklung oder deutliche Verschlechterung der Kopfschmerzen während des Übergebrauchs.

> 💬 Charakteristisch für diese Art von Kopfschmerzen ist die deutliche Verschlechterung der Schmerzlage trotz Medikamenteneinnahme.

IHS-Kriterien für die Diagnose des medikamenteninduzierten-Kopfschmerzes

A. Kopfschmerz an ≥ 15 Tage pro Monat.

B. Regelmäßige Einnahme von symptomatischen Kopfschmerzmedikamenten:

− Ergotamine, Triptane, Opioide oder kombinierte Analgetika an ≥ 10 Tagen/Monat regelmäßig über ≥ 3 Monate.

− Einfache Analgetika oder eine Kombination aus Ergotaminen, Triptanen, Opioiden, oder kombinierten Analgeitka an ≥ 15 Tagen pro Monat regelmäßig über $\geq$ drei Monate ohne den Übergebrauch einer einzelnen Substanzklasse.

C. Entwicklung der Kopfschmerzen oder deutliche Verschlechterung während des Analgetikaübergebrauches.

2.5.3 Therapieoptionen

Eine konsequente Entzugsbehandlung gilt nach Expertenmeinung als Methode der Wahl. Das Absetzen der Schmerzmedikation sollte abrupt erfolgen. Mit Ausnahme bei Opioid-, Benzodiazepin- oder Barbituratübergebrauch, hier sollte der Entzug schleichend erfolgen, da mit körperlichen Entzugssymptomen

> 💬 Zur Behandlung werden zunächst die Schmerzmittel abgesetzt. Eine Linderung der Schmerzen tritt recht schnell auf, manchmal schon nach einer guten Woche.

Um dem Teufelskreis beim Schmerzmittelkopfschmerz zu entkommen, ist es nötig zunächst sämtliche Schmerzmittel abzusetzen. Die Schmerzmittelentgiftung selbst wird üblicherweise durch eine Kopfschmerzprophylaxe und evtl. der Einnahme von Schlaf- und Beruhigungsmitteln begleitet.

zu rechnen ist (Dosishalbierung alle sieben Tage). Eine Besserung der Kopfschmerzen stellt sich im Schnitt bereits nach neun Tagen ein.

Parallel zum Entzug wird eine prophylaktische Therapie mit Amitriptylin (25–75 mg abends) oder Valproinsäure (500 mg) empfohlen. Kopfschmerzen während der Entzugsphase können durch zu Beginn gegebene Corticoide signifikant reduziert werden. Akute Attacken werden während der Entzugsbehandlung mit Naproxen (500 mg) oder ASS i. v. (500 mg) therapiert. Außerdem ist ausreichende Flüssigkeitszufuhr hilfreich. Ein Rückfall nach erfolgreichem Entzug ist innerhalb des ersten Jahres am wahrscheinlichsten (38 %).

Ambulante Entgiftung ist möglich bei:
— Einnahme von Analgetika, Ergotaminen oder Triptanen ohne gleichzeitige Einnahme von Tranquilizern oder Opioiden.
— Hoher Motivation des Patienten.
— Unterstützung durch Familie oder Freunde.

Stationäre Entgiftung ist ratsam bei:
— Zusätzlicher Einnahme psychotroper Substanzen (Codein, Schlafmittel, Tranquilizer, Anxiolytika).
— Mehreren erfolglosen Selbstentzügen.
— Angst des Patienten vor ambulantem Entzug.
— Hohem Leistungsanspruch des Patienten.
— Ungünstigen familiären Umständen.
— Ausgeprägter Begleitdepression.

Seit wann und wie häufig nimmt Ihr Kind das Schmerzmittel bisher ein? Ich frage das, weil auch ein Zuviel an Schmerzmitteln wieder Kopfschmerzen auslösen kann.

2.5.4 Kopfschmerz bei Medikamentenübergebrauch bei Kindern

Auch im Kindes- und Jugendalter kann es zu Kopfschmerzen bei Medikamentenübergebrauch kommen – häufig durch die missbräuchliche Anwendung von Akutmedikamenten. Es existieren eine Reihe von Fallberichten gerade aus den letzten Jahren für den Missbrauch von Analgetika und von ergotaminhaltigen Substanzen insbesondere bei Jugendlichen, weniger bei Kindern.

2.6 Hormonbedingte Kopfschmerzen

2.6.1 Menstruelle Migräne

Kopfschmerzen, insbesondere Migräne, sind häufig durch den Zyklus beeinflusst. Ca. 10 % aller weiblichen Migränepatientinnen sind von der menstruellen Migräne betroffen, wobei die Symptome eng an den Zyklus gebunden sind und zeitlich um die Periodenblutung herum auftreten. Oft unterscheiden Spezialisten noch zwischen einer menstruellen Migräne und einer menstruell assoziierten (mit der Menstruation verbundenen) Migräne. Mit menstrueller Migräne wird dabei eine Migräne bezeichnet, deren Attacken ausschließlich in der Zeit der weiblichen Regel auftreten. Dagegen kann eine menstruell assoziierte Migräne auch unabhängig von der Monatsblutung Beschwerden verursachen, weist aber während der Menstruation stärkere Symptome auf.

Ursachen

Vor der Regelblutung fällt der Estrogenspiegel ab und macht die Frau anfälliger für migräneauslösende Stressfaktoren. Forscher des Kansas University Medical Center fanden heraus, dass gewisse körpereigene Eiweiße (das atriale natriuretische Peptid und Neuropeptid Y) durch den Estrogenspiegel beeinflusst werden. Beide Peptide kontrollieren die Weite der Blutgefäße und beeinflussen die Schmerzkontrolle. Außerdem steigern Estrogene die Endorphinfreisetzung. Endorphine sind körpereigene Schmerzstiller. Diese Zusammenhänge lassen vermuten, dass nicht die weiblichen Hormone an sich allein ausschlaggebend für die Migräneattacken sind. Vielmehr liegt die Ursache in der Schwankung des Hormonspiegels. Das wirkt sich auch auf die Behandlung aus. Nur selten wird durch die Gabe von Hormonpräparaten eine Besserung erreicht. Die Hälfte der betroffenen Frauen berichten sogar von einer Verstärkung der Migräne. Auch operative Eingriffe, z. B. die Entfernung der Gebärmutter oder der Eierstöcke, sind kein Mittel, Migräneattacken zu verbessern.

Kopfschmerz in Verbindung mit der Menstruation wird vermutlich durch die Hormonschwankung ausgelöst, weshalb der Wechsel des Hormonpräparats wenig Erfolg verspricht.

Beschwerden, Symptome, Diagnostik

Forscher der City of London Migraine Clinic untersuchten 155 Patientinnen. Die Studie ergab, dass innerhalb von zwei Tagen vor der Menstruation die Wahrscheinlichkeit eines Migräneanfalls bei 71 % liegt. Auch am ersten sowie am fünften Tag der Menstruation klagten besonders viele Frauen über eine Migräneattacke.

Die Schmerzintensität der menstruellen Migräne ist besonders stark. Außerdem dauert sie lange an (durchaus zwei bis sieben Tage) und ist durch häufige Begleiterscheinungen charakterisiert.

In der Schwangerschaft treten die Migränesymptome häufig in den Hintergrund oder verschwinden völlig. Irgendwann nach der Geburt treten die Symptome in der Regel jedoch wieder auf.

Hormonbedingte Kopfschmerzen treten nicht nur vor der Periode auf. Auch Schmerzen am ersten und fünften Tag sind typisch.

IHS-Kriterien für die Diagnose der menstruellen Migräne

Attacken bei einer menstruierenden Frau, welche die Kriterien einer Migräne ohne Aura erfüllen.
Die Attacken treten ausschließlich am Tage 1 ± 2 der Menstruation (d. h. Tag − 2 bis + 3) der Menstruation in mindestens zwei von drei Menstruationszyklen auf und zu keiner anderen Zeit des Zyklus.

Therapieoptionen

Die Deutsche Migräne- und Kopfschmerzgesellschaft (DMKG) empfiehlt für die **Akuttherapie** das Schmerzmittel Naproxen.

Prinzipiell eignen sich sämtliche Analgetika und Antiemetika, die auch für die Akuttherapie der Migräne empfohlen werden. In ca 50% der Fälle ist die

Für die Akutbehandlung ist das Schmerzmittel Naproxen empfehlenswert. Bei lang andauernden Attacken kann auch eine Prophylaxe mit Naproxen sinnvoll sein.

Als Prophylaxe nehmen Sie das Naproxen 2–3 Tage vor dem üblicherweise einsetzenden Kopfschmerz. Wann bekommen Sie die Schmerzen immer? Treten diese einen oder zwei Tage vor oder eher während der Regelblutung auf?

Akuttherapie jedoch erfolglos. In diesem Fall empfiehlt sich die **medikamentöse Prophylaxe** mit einem nichtsteroidalen Antirheumatikum (z. B. Naproxen 2 x 500 mg/d). Zwei bis drei Tage vor Beginn der Migräne wird das Medikament angesetzt und nach der Periode wieder weggelassen. Eine alternative Möglichkeit ist die Applikation eines Estrogenpflasters in der Phase des Hormonabfalls. Häufig treten die Attacken dadurch allerdings nur zeitlich verschoben nach der Periode vermehrt auf.

Bei Migräneattacken, die bis zu drei Tagen andauern, sollten Triptane als Monotherapie zur Anwendung kommen, bei längeren Attacken sollte eine Kurzzeitprophylaxe (z. B. Naproxen oder Estraderm TTS) mit einem Triptan kombiniert werden.

Eine alternative Prophylaxemöglichkeit ist eine Becken-Bindegewebsmassage, die fünf Tage vor der Menstruation durchgeführt wird. Bei einigen Frauen bleiben die Kopfschmerzen dank dieser Behandlungsmethoden sogar völlig aus. Möglicherweise werden dadurch vermehrt Estrogene mobilisiert, sodass es zu einem geringeren Estrogenabfall kommt.

Die Kopfschmerzspezialambulanz im Universitätsklinikum Essen rät betroffenen Patientinnen für den Akutfall zusätzlich zur Reizabschirmung, zu viel Schlaf und einem Eisbeutel im Nacken.

Versuchen Sie sich im Akutfall möglichst viel Ruhe zu gönnen und ausreichend zu schlafen.

Bewertung der Studienlage

Der Neurologe Stephan Silberstein hat die Wirkung des Medikaments Frovatriptan bei menstruationsbedingter Migräne untersucht. Dieses Triptan hat die längste Wirksamkeit in der Klasse der Triptane. Die Therapie beginnt zwei Tage bevor die menstruationsassoziierte Migräne erwartet wird. Fast 60 % der Patientinnen blieben unter der Therapie beschwerdefrei. Auch der Wirkstoff Naratriptan aus derselben Wirkstoffgruppe hat sich in mehreren Studien als gut wirksam bei dieser Migräneform erwiesen.

2.6.2 Pille und Kopfschmerz

Es ist bisher nicht eindeutig belegt, ob die Pille ein Auslöser für Kopfschmerzen ist. Es gibt auch keine Belege, dass die Schmerzen von einem bestimmten Estrogengehalt abhängen.

Eine norwegische Studie an 27 700 Frauen weist einen Zusammenhang zwischen estrogenhaltigen oralen Kontrazeptiva und Kopfschmerzen nach.

Das Ergebnis der Befragung: Frauen, die estrogenhaltige Kontrazeptiva einnahmen oder in der Vergangenheit eingenommen hatten, litten deutlich häufiger an Kopfschmerz und Migräne als Frauen, die noch nie ein hormonelles Kontrazeptivum eingenommen hatten. Allerdings gab es keinen Zusammenhang zwischen dem Estrogengehalt der Pillen und den Kopfschmerzen, d. h. Frauen, die etwas höher dosierte Präparate nahmen (über 30 bis 50 Mikrogramm Estrogen), litten nicht häufiger unter Kopfschmerzen als Frauen, deren Pille nur 30 Mikrogramm oder weniger Estrogen enthielt.

In ihrem Kommentar schränken die Autoren der Studie ein, man dürfe aus diesem Ergebnis jedoch keinen ursächlichen Zusammenhang zwischen der Kopfschmerzhäufigkeit und der Einnahme oraler Kontrazeptiva herstellen. Es sei auch denkbar, dass Frauen, die häufig unter Kopfschmerz leiden, bevorzugt die »Pille« einnehmen, weil sie sich dadurch eine Besserung ihrer Beschwerden erhoffen. Vorausgehende Studien hatten mitunter auch vorteilhafte Auswirkungen oraler Kontrazeptiva auf den Kopfschmerz gezeigt.

Die DMKG kommentiert die Studie daher neutral und lässt den Kausalzusammenhang ebenfalls offen: »Diese große und wichtige Studie zeigt, dass Frauen, welche die Pille einnehmen, häufiger unter Kopfschmerz und Migräne leiden als Frauen, die das nicht tun«.

Ursache und Beschwerden
Siehe Kap. 2.6.1.

IHS-Kriterien für die Diagnose der menstruellen Migräne durch exogene Hormone

A. Kopfschmerz oder Migräne, die die Kriterien C und D erfüllen.

B. Regelmäßige Einnahme exogener Hormone.

C. Der Kopfschmerz oder die Migräne entwickeln sich innerhalb von drei Monaten nach Beginn der Einnahme exogener Hormone.

D. Der Kopfschmerz oder die Migräne verschwinden oder kehren innerhalb von drei Monaten nach Beendigung der Einnahme exogener Hormone wieder zu ihrem früheren Auftretensmuster zurück.

Therapieoptionen
Treten Kopfschmerzen unter einer Hormontherapie auf, sollte der Frauenarzt aufgesucht werden.

Hinweis

Von hormoneller Antikonzeption muss bei Frauen mit Migräne nicht abgeraten werden, allerdings ist die Wirkung der Hormone auf die Migräne nicht vorhersagbar; z. T. bessert sich die Migräne, z. T. verschlechtert sie sich auch. Patientinnen mit Aura und mehr als zwei kardiovaskulären Risikofaktoren sollten auf nichthormonelle Kontrazeption umgestellt werden

Offensichtlich wird Ihre Migräne durch Zyklusschwankungen ausgelöst. Es könnte sein, dass Ihre Migräne durch die Einnahme der Pille gelindert wird. Bitte sprechen Sie mit Ihrer Frauenärztin.

2.6.3 Kopfschmerzattacken während der Schwangerschaft oder Stillzeit

Medikamenteneinsatz während der Schwangerschaft sollte auf das Notwendigste beschränkt werden. Andererseits ist eine Migräneattacke auch für das Ungeborene ein erheblicher Stressfaktor! Bei Kopfschmerzen während der

Bei Migräneattacken während der Schwangerschaft oder Stillzeit sollten Sie auf jeden Fall Rücksprache mit Ihrem Arzt halten.

Schwangerschaft sollte immer der Arzt aufgesucht werden. Als Medikamente sind nur Paracetamol, ASS (nur 3.–6. Monat) und zur Prophylaxe Betablocker erlaubt. Auch während der Stillzeit gilt strenge Indikationsstellung, da die meisten Migränemittel in die Muttermilch übergehen!

Hinweis

Bei diesen Personengruppen sollte vor einer möglichen Selbstmedikation eine ärztliche Diagnose und Therapieempfehlung erfolgen: Kinder, Schwangere und stillende Mütter.

3 Beratung bei der Abgabe von OTC-Arzneimitteln

Für den Apothekenalltag sind beim Thema Kopfschmerz zwei Grundsatzfragen besonders wichtig:

- Handelt es sich um **primäre oder sekundäre Kopfschmerzen?**
- Ist die vorliegende Kopfschmerzproblematik für die **Selbstmedikation geeignet** oder muss ich an einen Arzt verweisen?

Diese Fragen sind für die entsprechende Medikation entscheidend, um den Kunden möglichst umfassend zu beraten und um die Schmerzen ursächlich und nicht rein symptomatisch zu therapieren (siehe Abb. 3.1).

Für die Selbstmedikation von Kopfschmerzen stehen viele Wirkstoffe und Wirkstoffkombinationen zur Verfügung. Die Deutsche Migräne- und Kopfschmerzgesellschaft (DMKG) hat sie nach Evidenzbasierten Kriterien beurteilt und eine Bewertung der klinisch relevanten Studien vorgenommen.

> Auch die freiverkäuflichen Schmerzmittel sind nicht für eine tägliche Einnahme geeignet. Bitte suchen Sie einen Arzt auf. Er wird Ihre Kopfschmerzen eingehend untersuchen und die für Sie richtige Therapie bzw. das optimale Arzneimittel auswählen.

3.1 Abgrenzung zum Arztbesuch

Grundsätzlich können Spannungskopfschmerzen (siehe Abb. 3.2) und Migräne (siehe Abb. 3.3) vom Patienten selbst behandelt werden. Treten die Schmerzen täglich oder fast täglich auf, sprechen die bisher wirksamen Medikamente nicht mehr an, nehmen die Schmerzen an Häufigkeit und Stärke zu oder kommen weitere Beschwerden wie Fieber, Schwindel oder Lähmungserscheinungen hinzu, sollte allerdings unbedingt der Gang zum Arzt angeraten werden.

Wer mit Migräne zum Arzt geht, hat gute Chancen, auf einen Menschen mit Verständnis zu treffen. Eine Studie der Universität Münster mit 950 Befragten hat ergeben, dass 50 Prozent der Kopfschmerzexperten unter den Ärzten selbst unter Migräne leiden. «Einige Betroffene gaben an, dass ihre Kopfschmerzen auch der Grund waren, Neurologe und oder Kopfschmerzexperte zu werden».

Hinweis

Kopfschmerzen, die häufiger als zehn Tage im Monat auftreten oder bereits länger als 24h andauern, sollten generell vom Arzt abgeklärt werden.

> Seit wann haben Sie die Schmerzen? Haben Sie öfter Kopfschmerzen oder heute ausnahmsweise? Häufiger als 10x pro Monat?

Seit wann haben Sie die Kopfschmerzen? Haben Sie nur Kopfschmerzen oder auch noch andere Beschwerden?

Die Druckstelle an der Backe und so wie Sie das Auftreten Ihrer Beschwerden schildern, könnten die Kopfschmerzen durchaus von einen Eiterherd am Zahn verursacht werden. Ich empfehle Ihnen, Ihren Zahnarzt aufzusuchen.

Die Gefühlsstörungen während Ihrer Kopfschmerzattacken sollten Sie auf alle Fälle mit einem Arzt abklären.

Wie fühlt sich der Schmerz genau an? Wo treten die Schmerzen auf? Nur auf einer Kopfhälfte?

Ihre Kopfschmerzen könnten durchaus von der Wirbelsäule ausgelöst werden. Ich empfehle Ihnen, dies durch einen Orthopäden abklären zu lassen.

Müssen Sie tagsüber viel lesen oder arbeiten Sie am PC? Da Ihre Schmerzen hauptsächlich gegen Abend auftreten, könnte eine Überanstrengung der Augen Auslöser sein.

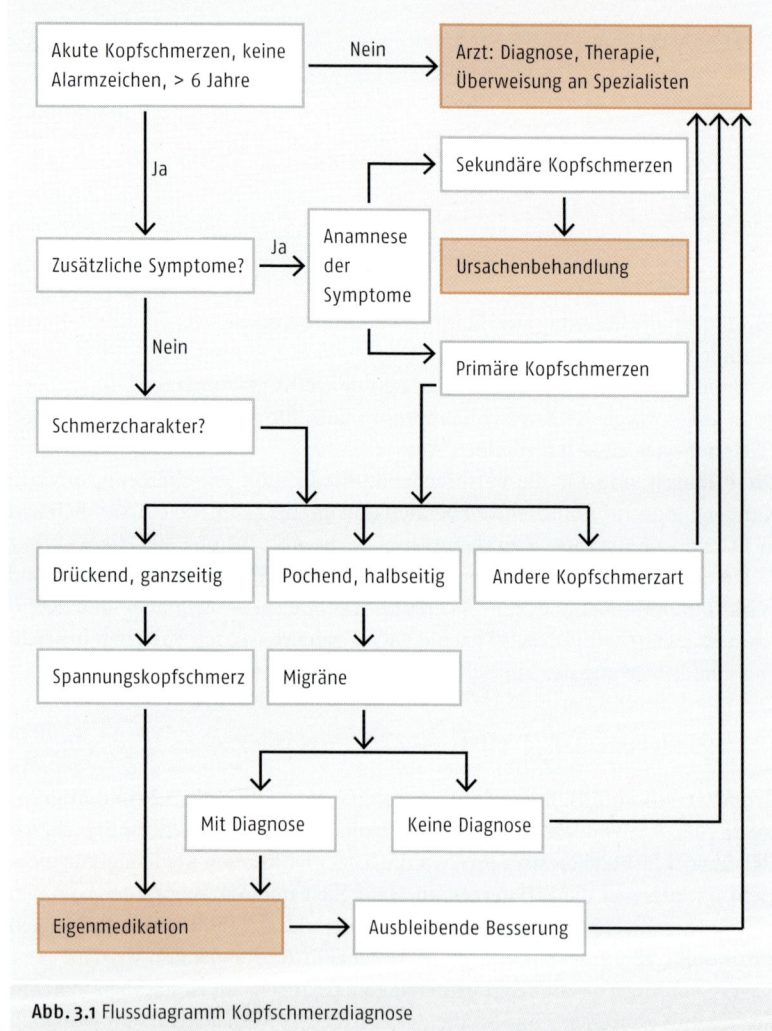

Abb. 3.1 Flussdiagramm Kopfschmerzdiagnose

Kopfschmerzen können auch ein Symptom einer organischen Erkrankung sein (z. B. Glaukom, Gehirnerschütterung, Wirbelfehlstellung). Hier dient der Kopfschmerz als Warnsignal. Diese Art des Kopfschmerzes ist mit einer kausalen Therapie durch den Facharzt zu behandeln. Deshalb sollten die folgenden Ursachen abgeklärt werden:

– **Halswirbelproblematik**: Kopfschmerzen werden im Laufe des Tages stärker, vom Nacken ausgehende Schmerzen.

Tab. 3.1 Selbstmedikation oder Arztbesuch

Selbstmedikation	Arztbesuch
– Akuter Kopfschmerz, – Schmerzdauer < 24 h, – Häufigkeit der Attacken < 10 x pro Monat	– Fast tägliche, plötzliche oder extrem starke Beschwerden, – begleitet von weiteren Symptomen, wie Lähmungen, Gefühls-, Seh-, Gleichgewichtsstörungen, Augentränen, Fieber, Verwirrtheit, epileptischer Anfall, Bewusstlosigkeit, – unvermittelt nach körperlicher Anstrengung, – nach einer Kopfverletzung (Schlag oder Sturz), – trotz Behandlung Zunahme an Häufigkeit, Stärke oder Dauer, – bisherige Medikamente sprechen nicht an, – erstmals im Alter von über 40 Jahren, generell bei Kindern < 6 Jahre

💬 Sind die Schmerzen plötzlich aufgetreten? Haben Sie sich angeschlagen oder körperlich besonders angestrengt? Haben Sie außer den Schmerzen noch andere Beschwerden? Ist Ihnen übel, schwindelig, können Sie nicht klar sehen?

– **Augenerkrankung**: Beschwerden treten verstärkt gegen Abend auf, Stirnkopfschmerzen.
– **Kieferproblematik**: Beschwerden treten bereits morgens beim Aufstehen auf (Zähneknirschen).
– **Nervenreizung**: einseitige Gesichtshälfte schmerzt.
– **Vergiftungen**: durch Alkohol, Nicotin, Schmerzmittel.
– **Eiterherde**: Druckgefühl in der Neben- oder Stirnhöhle, im Kieferbereich.
– **Kreislaufstörungen**: Wetterwechsel, psychische Belastung, Stress.
Bei der Analyse des eigenen Umgangs mit Kopfschmerz kann ein Kopfschmerztagebuch helfen (siehe Kap. 6.1.1).

Wann ist schnelle ärztliche Hilfe bei Kindern nötig?

Bei akutem Kopfschmerz ist rasche Hilfe erforderlich, wenn eines der folgenden Symptome auftritt:
– Fieber und Nackensteife.
– Benommenheit oder extreme Müdigkeit.
– Massives Erbrechen.
– Erstmalig auftretender Krampfanfall.
– Plötzlicher Beginn der Kopfschmerzen.
– Neurologische Symptome wie Schwäche in einem Arm oder Bein, Schwierigkeiten beim Gehen oder Sprechen oder Störungen dauern länger als eine Stunde.
Bei wiederkehrenden oder chronischen Kopfschmerzen, ist baldige ärztliche Hilfe ratsam, wenn:

💬 Eine vereiterte Stirnhöhle kann die Ursache Ihrer starken Kopfschmerzen sein. Ich gebe Ihnen neben dem Schmerzmittel ein Nasenspray mit, um das Abfließen des Sekretes zu unterstützen. So kann der Druck auf den Kopf gelindert werden. Sie sollten allerdings auch einen Arzt aufsuchen. Er wird abklären, ob Sie außerdem ein Antibiotikum benötigen.

— Die Frequenz oder Intensität der Schmerzen zunimmt.
— Sich die Art der Kopfschmerzen ändert.
— Die begleitenden neurologischen Symptome länger als sonst dauern oder neue Symptome (auch Wesensänderung) dazukommen.
— Krampfanfälle auftreten.
— Schmerzstillende Medikamente nicht mehr helfen.

3.2   BAK-Leitlinie: Fünf Fragen

💬 Bei der Häufigkeit Ihrer Kopfschmerzen empfehle ich Ihnen, einen Arzt aufzusuchen. Sie sollten mit Ihm die genaue Ursache abklären, um eine Grunderkrankung auszuschließen und zu überprüfen, ob es in diesem Fall eine effektivere Therapie als die Schmerzmitteltherapie gibt.

💬 Calcium ist für die Migräneprophylaxe nicht geeignet, wahrscheinlich hat Ihre Freundin Magnesium gemeint. Ich zeige Ihnen gerne, welches Präparat für Sie das richtige ist.

💬 Ich hätte einen Tipp, wie Sie Ihre Kopfschmerzen zukünftig verhindern können.

💬 Sollen die Tabletten für Sie selbst sein?

💬 Welche Beschwerden haben Sie genau? Wie würden Sie die Schmerzen beschreiben – sind sie pulsierend oder eher drückend? Treten die Schmerzen nur an einer bestimmten Stelle am Kopf auf? Haben Sie neben den Kopfschmerzen noch andere Symptome gleichzeitig? Ist Ihnen vielleicht auch übel? Wann treten die Beschwerden hauptsächlich auf?

Ausgehend von der BAK-Leitlinie zur Information und Beratung des Patienten im Rahmen der Selbstmedikation und der dazugehörigen Arbeitshilfe für die Beratung bei Kopfschmerzen muss sich der pharmazeutische Mitarbeiter zunächst ein umfassendes Bild über den Patienten und seine Beschwerden machen.

— **Abklärung der Diagnose:** Durch offene Fragen ist die Eigendiagnose des Patienten auf Korrektheit zu überprüfen.
— Sind die **Grenzen der Selbstmedikation** eingehalten: Handelt es sich um eine Erkrankung, die in Selbstmedikation therapierbar ist oder muss ein Arzt aufgesucht werden?
— **Auswahl des Arzneistoffes:** Ist das gewünschte Präparat für die Erkrankung geeignet oder gibt es etwas Effektiveres?
— **Information zum Arzneimittel:** Dosierung, Anwendungshinweise, Nutzen
— **Unterstützende Maßnahmen:** Was kann der Kunde über das Präparat hinaus tun bzw. wie kann die Therapie unterstützt werden?

Im Beratungsgespräch helfen folgende Fragenkomplexe, die Eigendiagnose des Patienten zu hinterfragen und vom Arztbesuch abzugrenzen.

3.2.1   Fragen zur Person des Anwenders

Mit der ersten Frage sollte abgeklärt werden, ob das gewünschte Arzneimittel für den Kunden selbst oder für eine andere Person bestimmt ist. Eine wesentliche Information zum Anwender ist die Altersangabe und somit die Abfrage, ob es sich um eine Erwachsenen- oder Kindermedikation handelt. Auch Angaben zu Begleitumständen sind wichtige Ausgangsinformationen, um die evtl. eingeschränkte Selbstmedikation bei Schwangeren und Stillenden zu berücksichtigen.

3.2.2   Fragen zum Beschwerdebild

Mittels vorwiegend offener Fragen ist die Symptomatik möglichst detailliert zu erfassen. Zur Klassifizierung der Kopfschmerzart sind Angaben zur **Schmerzlokalisation, -intensität** und **-charakter** entscheidend. Es ist abzuklären, ob **Begleiterscheinungen** wie beispielsweise Sehstörungen, Übelkeit oder Lärmempfindlichkeit auftreten. Auch Informationen über eine bestimmte Rhythmik (immer gleich morgens, zwei Stunden nach dem Zubettgehen) oder **bekannte Auslöser** sind aussagekräftig.

Bei Lähmungen, Gefühls-, Seh-, Gleichgewichtsstörungen, Augentränen, Fieber, Verwirrtheit, epileptischem Anfall, Bewusstlosigkeit und bei Kindern unter sechs Jahren sollte an einen Arzt verwiesen werden.

3.2.3 Fragen zur Dauer und Häufigkeit der Beschwerden

Für die Abgrenzung der Selbstmedikation sind die **Häufigkeit** der Beschwerden und die **Schmerzdauer** bedeutend. Die Frage nach der Dauer der Schmerzen gibt Aufschluss, ob die Beschwerden akut oder bereits chronisch sind. Selbstmedikation ist nur für Kopfschmerzen geeignet, die nicht länger als 24 Stunden andauern und nicht häufiger als zehn Mal im Monat auftreten. Die häufige Einnahme von Schmerzmitteln kann ein Anzeichen von Arzneimittelmissbrauch sein!

3.2.4 Fragen zu Grunderkrankungen bzw. zur Einnahme anderer Medikamente

Die Arzneimittelauswahl wird vor allem durch vorliegende Grunderkrankungen wie Ulkus, Hypertonie, Glaukom, Allergie, Gicht, eingeschränkte Leber- oder Nierenfunktion bzw. durch Einnahme anderer Arzneimittel wie Sexualhormone, Antikoagulanzien, Antidepressiva bestimmt. Ferner lässt sich so auch ein sekundärer Kopfschmerz identifizieren.

3.2.5 Fragen zu Arzneimittelerfahrungen

Es gilt auch zu erfragen, welche Erfahrungen der Patient bereits mit eigenen Therapiemaßnahmen gemacht hat bzw. ob die Beschwerden in der Vergangenheit bereits durch einen Arzt abgeklärt und schwerwiegende Erkrankungen ausgeschlossen wurden.

Die BAK-Leitsätze sind nachzulesen unter www.abda.de unter der Rubrik »Die Apotheke«/Qualitätssicherung.

🗨 Welche Beschwerden haben Sie genau?

🗨 Seit wann haben Sie die Kopfschmerzen schon? Haben Sie häufiger Kopfschmerzen oder heute ausnahmsweise?

🗨 Haben Sie irgendwelche Erkrankungen? Welche Arzneimittel nehmen Sie sonst noch ein?

🗨 Welche Medikamente haben Sie bisher gegen Ihre Beschwerden angewendet? Wie haben Sie dieses Arzneimittel vertragen? Diese Informationen sind wichtig, damit ich das optimale Arzneimittel für Sie auswählen kann.

3.3   Flussdiagramme

3.3.1   Spannungskopfschmerz

💬 Seit wann haben Sie die Kopfschmerzen schon? Wie oft haben Sie Kopfschmerzen? Mehr als zehnmal im Monat?

💬 Haben Sie außer den Kopfschmerzen noch weitere Beschwerden? Ist Ihnen vielleicht übel oder schwindelig?

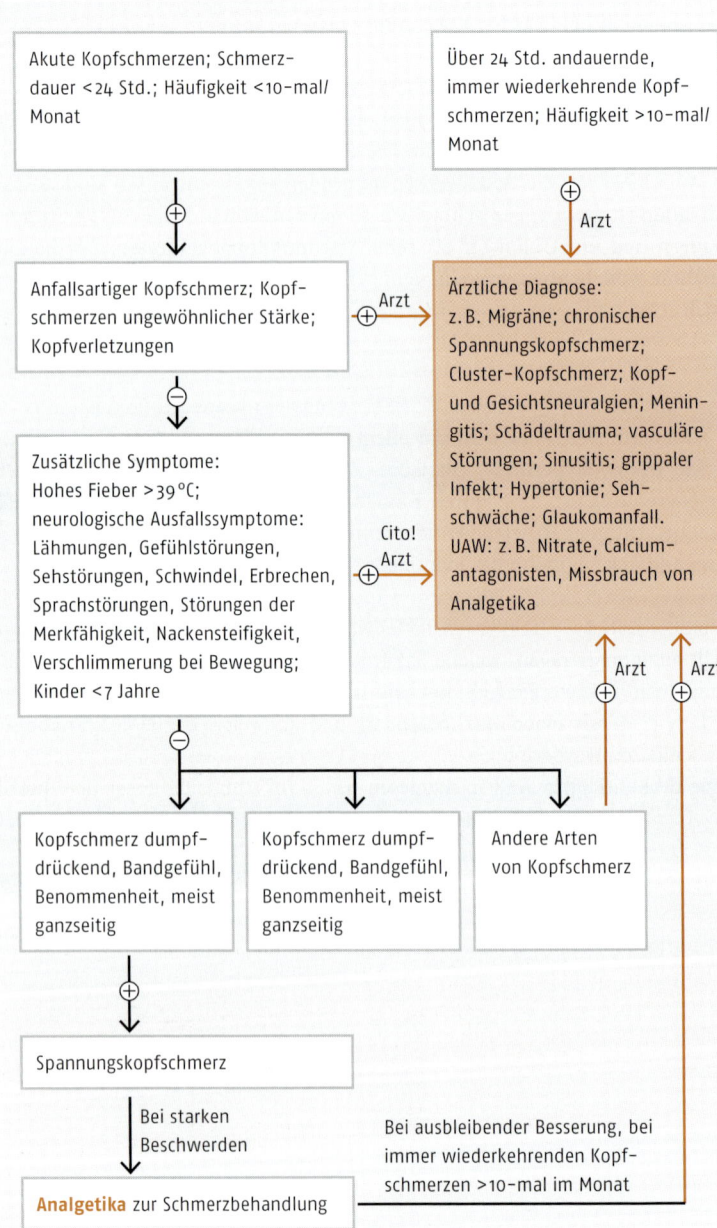

Abb. 3.2 Kopfschmerz-Leitlinie. Lennecke, Hagel, Przondziono 2007

3.3.2 Migräne

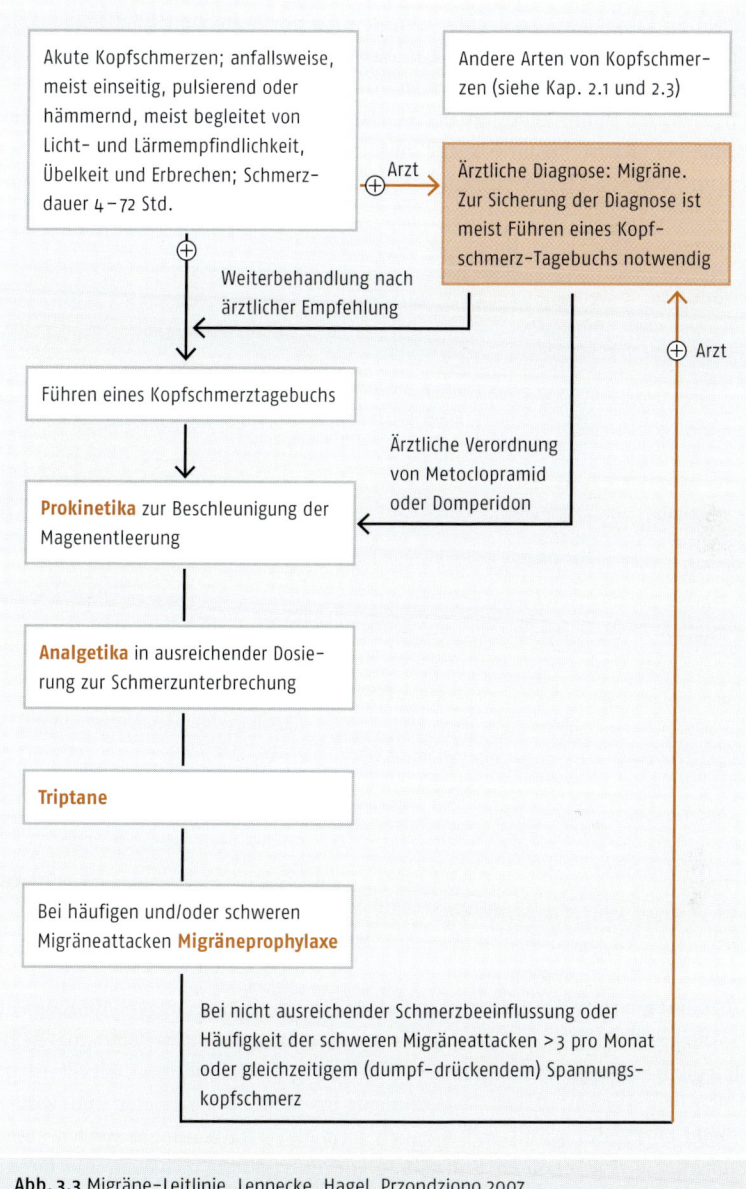

Akute Kopfschmerzen; anfallsweise, meist einseitig, pulsierend oder hämmernd, meist begleitet von Licht- und Lärmempfindlichkeit, Übelkeit und Erbrechen; Schmerzdauer 4–72 Std.

Andere Arten von Kopfschmerzen (siehe Kap. 2.1 und 2.3)

⊕ Arzt

Ärztliche Diagnose: Migräne. Zur Sicherung der Diagnose ist meist Führen eines Kopfschmerz-Tagebuchs notwendig

⊕

Weiterbehandlung nach ärztlicher Empfehlung

⊕ Arzt

Führen eines Kopfschmerztagebuchs

Ärztliche Verordnung von Metoclopramid oder Domperidon

Prokinetika zur Beschleunigung der Magenentleerung

Analgetika in ausreichender Dosierung zur Schmerzunterbrechung

Triptane

Bei häufigen und/oder schweren Migräneattacken **Migräneprophylaxe**

Bei nicht ausreichender Schmerzbeeinflussung oder Häufigkeit der schweren Migräneattacken >3 pro Monat oder gleichzeitigem (dumpf-drückendem) Spannungskopfschmerz

Abb. 3.3 Migräne-Leitlinie. Lennecke, Hagel, Przondziono 2007

💬 Wie fühlen sich diese Kopfschmerzen an? Können Sie kurz beschreiben, ob sie eher einseitig oder am ganzen Kopf auftreten? Ist Ihnen auch übel dabei oder haben Sie andere Begleitsymptome? Wurde die Migräne von einem Arzt diagnostiziert?

💬 Die Magentropfen nehmen Sie ca. 15 Minuten bevor Sie das Schmerzmittel schlucken. Dadurch beruhigt sich Ihr Magen und das Schmerzmittel wirkt schneller.

💬 Sollte das Schmerzmittel nicht ausreichend wirken bzw. treten die Attacken weiterhin sehr häufig oder heftig auf, halten Sie auf alle Fälle Rücksprache mit Ihrem Arzt. Evtl. muss man die Schmerztherapie weiter optimieren oder zusätzlich eine Migräneprophylaxe einleiten.

3.4   Übersicht: Analgetika zur Selbstmedikation

💬 Die Tabletten schlucken Sie mit einem ganzen Glas Wasser herunter. Nehmen Sie das Präparat am besten direkt nach einer Mahlzeit, so ist es optimal verträglich. Frühestens heute Abend können Sie eine zweite Tablette einnehmen. Wenn Sie diese Schmerztabletten benötigen, sollten Sie keinen Alkohol trinken.

Einnahmehinweise: Analgetika nimmt man am besten mit viel Flüssigkeit, gleichmäßig über den Tag verteilt, in der Regel alle 4–6 Stunden ein. Aufgrund der besseren Magenverträglichkeit soll die Einnahme zu den Mahlzeiten erfolgen. Dadurch kann allerdings der Wirkeintritt verzögert sein. Analgetikaeinnahme bei gleichzeitigem Alkoholkonsum kann die Nebenwirkungen verstärken und evtl. die Magenschleimhaut reizen.

Tab. 3.2 Analgetika zur Selbstmedikation im Vergleich

Wirkstoff	Wirkungs-eintritt	Wirkdauer in Stunden	Wesentliche Nebenwirkungen
Acetylsalicyl-säure	15–45 Min	4–6	Magen-Darm-Beschwerden, Pseudoallergien, Blutungszeit-verlängerung
Diclofenac-Kalium	30–40 Min	3–4	Magen-Darm-Beschwerden, ZNS, Allergien, Transaminasen-erhöhung
Ibuprofen	20–45 Min	4–8	Magen-Darm-Beschwerden, Allergien, ZNS
Naproxen	30–60 Min	8–12	Magen-Darm-Beschwerden, Allergien, ZNS
Paracetamol	30–45 Min	4–6	Leber-, Nierenfunktions-störungen, Hautausschläge

3.5   Beratung bei der Abgabe von ASS

3.5.1   Wirkungsweise

💬 Acetylsalicylsäure verhindert die Bildung eines bestimmten Botenstoffes im Blut, welcher für die Schmerzweiterleitung und die Entstehung einer Entzündung zuständig ist

ASS wirkt analgetisch und antipyretisch, indem es die körpereigene Bildung von Prostaglandinen hemmt. Prostaglandine sind Botenstoffe, welche eine Reihe biologischer Funktionen regulieren: Verdauung, Nierenfunktion, Blutkreislauf. Außerdem werden sie bei Verletzungen im Gewebe freigesetzt und wirken sowohl entzündungsfördernd als auch schmerzverstärkend. Sie spielen somit eine wichtige Rolle bei der Entstehung von Entzündung, Schmerz und Fieber. Die Prostaglandine sind dabei auch für die Übermittlung des Schmerzreizes vom Ort der Schädigung zum Gehirn zuständig. (siehe Kap. 2.1)

Die schmerzstillende Wirkung des ASS beruht auf zwei Mechanismen:

- Die Erregbarkeit der Schmerzrezeptoren an den Nervenenden wird gesenkt.
- Schmerzen und Entzündungserscheinungen klingen ab.

ASS greift in die Prostaglandinfunktion ein, indem es das für die Bildung der Botenstoffe wichtigste Enzym – die sogenannte Cyclooxygenase – acetyliert und somit inaktiviert (siehe Abb. 1.2). Dieses Enzym liegt im Körper in zwei verschiedenen Formen vor:

- Die Cox 1 befindet sich in allen Körperzellen und erfüllt dort wichtige Funktionen. Sie fördert beispielsweise die Bildung von Schleim und alkalischem Bikarbonat, welche die empfindliche Schleimhaut des Magens vor der aggressiven Magensäure schützt.
- Die Cox 2 kommt nur in speziellen Entzündungszellen vor und tritt auch nur in Aktion, wenn sie durch die Entzündungs-Botenstoffe aktiviert wird.

ASS wird als »unselektiver COX-Hemmer« bezeichnet, da es nicht zwischen den beiden Formen der Cyclooxygenase unterscheiden kann. Aus der Hemmung der beiden Enzymformen lassen sich daher sowohl die Wirkung als auch die Nebenwirkungen der Acetylsalicylsäure ableiten.

3.5.2 Handelspräparate und Indikationen

Tab. 3.3 Fertigarzneimittel mit 500 mg Acetylsalicylsäure

Handels-präparat	Indikation	Besonderheiten
Aspirin® Migräne Brausetabletten	Akute Behandlung der Kopfschmerzphase von Migräneanfällen mit und ohne Aura	Gepufferte Brausetablette. Wirk-stark wie orale Triptane. Lindert auch typische Begleitsypmtome wie Übelkeit etc.
Aspirin® 0,5 Tbl.	Leichte bis mäßig starke Schmerzen, Fieber	Zerfällt in Wasser
Aspirin® Effect Granulat		Schnell löslich, Vorlösung bereits im Mund, schnelle Magenpassage, kurze Kontaktzeit mit der Schleimhaut, 50 % höhere Plasmaspiegel als normale ASS, Cola/Orangeschmack, ohne Wasser einzunehmen
Aspirin® Direkt		Mit Magnesiumcarbonat gepufferte Kautablette, dadurch schnelle Magenentleerung und kurze Kontaktzeit mit der Magenschleimhaut (gut verträglich), ohne Wasser einzunehmen

💬 Ich empfehle Ihnen ein Präparat, das in Wasser gelöst wird. Da es bereits in gelöster Form den Magen erreicht, hilft es sehr schnell gegen die starken Kopfschmerzen. Dieses Produkt lindert auch gleichgleichzeitig Ihre Übelkeit.

💬 Dieses Präparat können Sie auch unterwegs einnehmen. Geben Sie es direkt in den Mund auf die Zunge. Das Granulat löst sich im Speichel auf.

💬 Aspirin direkt sind Kautabletten. Diese können Sie auch gut unterwegs ohne Wasser einnehmen.

Spezielle galenische Formulierungen oder Kombinationen können sich positiv auf Wirksamkeit und Verträglichkeit der Acetylsalicylsäure auswirken:

- Gepufferte Brausetablette: durch die Pufferung wird erreicht, dass sich der Wirkstoff besser löst und rasch durch den Magen in den Dünndarm gelangt, wo er ins Blut aufgenommen wird. Verglichen mit ungepufferter Acetylsalicylsäure werden deutlich schneller höhere Plasmamaximalkonzentrationen erreicht.
- Brausetablette mit Vitamin C (siehe Kap. 3.11.1): aktiviert die Auflösung des Wirkstoffs bereits im Wasser, dadurch gelangt die Acetylsalicylsäure schon gelöst in den Magen. Dies garantiert eine schnelle Wirkstoffanflutung und eine gute Verträglichkeit.
- Analgetika in Form einer Brause oder Kautablette werden schneller resobiert als andere galenische Formen.
- Lösliches gepuffertes ASS (1 000 mg) ist genau so wirksam wie 400 mg Ibuprofen oder 50 mg Sumatriptan. (www.dmkg. Migräneleitinien 2008).
- Lysiniertes ASS in Kombination mit Metoclopramid ist fast genauso wirksam wie Sumatriptan.

Bewertung der Studienlage

- Gepufferte Acetylsalicylsäure-Kautabletten wirken offenbar besser schmerzlindernd als gewöhnliche Acetylsalicylsäure-Tabletten. Zu diesem Ergebnis gelangte eine randomisierte britische Doppelblindstudie bei Schmerzen nach chirurgischer Entfernung impaktierter Weisheitszähne (Seymour et al., 1992). Aspirin® Direkt Kautabletten waren den normalen ASS-Tabletten 500 mg hinsichtlich der Schmerzreduktion leicht überlegen, allerdings fiel die Wirkungsdauer mit ca. zwei Stunden relativ kurz aus.
- Die Verträglichkeit der Acetylsalicylsäure-Vitamin-C-Kombination wurde unter anderem in einer doppelblinden, placebokontrollierten Vergleichsstudie an 600 gesunden Probanden in Schweden und Großbritannien untersucht. Dabei erwies sich die Kombination als ebenso verträglich wie Paracetamol.

3.5.3   Dosierung und Einnahmehinweise

Die Einzeldosis kann, falls erforderlich, in Abständen von 4–8 Stunden bis zu 3-mal täglich eingenommen werden. Die Tabletten sind mit reichlich Flüssigkeit einzunehmen. Patienten mit Schluckbeschwerden können die Tabletten auch auf einem Löffel in Wasser zerfallen lassen. Brausetabletten werden in reichlich Wasser aufgelöst und getrunken. Acetylsalicylsäure sollte nicht auf nüchternen Magen eingenommen werden.

Die dauerhafte Einnahme von ASS kann zu medikamenteninduziertem Kopfschmerz und zur dauerhaften Nierenschädigung mit dem Risiko eines Nierenversagens (Analgetika-Nephropathie) führen. Dieses Risiko ist besonders groß, wenn mehrere verschiedene Schmerzmittel kombiniert eingenommen

Dieses Schmerzmittel wirkt als Brausetablette schneller als eine herkömmliche Tablette, da die Substanz bereits in gelöster Form den Magen erreicht. Der Wirkstoff verweilt also nur noch kurz im Magen und ist auf diese Weise sehr gut verträglich.

Wenn Sie Probleme mit dem Schlucken haben, können Sie die Tablette auch in Wasser zerfallen lassen und trinken. Dies hat sogar den Vorteil, dass die Tablette nicht lange im Magen liegt und somit schneller wirkt.

Tab. 3.4 Dosierungen von Acetylsalicylsäure

Dosis Erwachsene	Dosis Kinder
Einzeldosis: 1–2 Tabletten, (entsprechend 500–1000 mg) bis zu 3-mal täglich (entsprechend 1500–3000 mg)	Einzeldosis ab 12 Jahre: 1 Tablette (entsprechend 500 mg) bis zu 3-mal täglich (entsprechend 1500 mg)

🔊 Sie können bis zu dreimal am Tag eine Tablette einnehmen. Bei heftigen Schmerzen ruhig auch gleich zwei Tabletten auf einmal. Schlucken Sie die Tablette am besten mit einem ganzen Glas Wasser herunter. Optimal vertragen Sie die Einnahme wenn Sie eine Kleinigkeit gegessen haben.

werden. Der Wirkstoff vermindert auch in niedriger Dosierung die Harnsäureausscheidung. Bei Patienten, die bereits zu geringer Harnausscheidung neigen, kann dies unter Umständen einen Gichtanfall auslösen.

Acetylsalicylsäure soll bei Kindern und Jugendlichen nur auf ärztliche Anweisung und nur dann angewendet werden, wenn andere Maßnahmen nicht wirken. Sollte es bei diesen Erkrankungen zu lang anhaltendem Erbrechen kommen, so kann dies ein Zeichen des Reye-Syndroms, einer sehr seltenen, aber lebensbedrohlichen Krankheit sein, die unbedingt sofortiger ärztlicher Behandlung bedarf.

Acetylsalicylsäure soll ohne ärztlichen Rat nicht länger als drei Tage eingenommen werden. Bei Symptomen, die länger als drei Tage andauern, sollte ein alternatives Therapieschema in Erwägung gezogen werden.

🔊 Als Gichtpatient sollten Sie kein ASS einnehmen, da es einen Gichtanfall auslösen könnte. Ich rate Ihnen Ibuprofen gegen Ihre Kopfschmerzen einzunehmen.

3.5.4 Neben-, Wechselwirkungen und Kontraindikationen
Nebenwirkungen
- Die häufigsten Nebenwirkungen sind **Magen-Darm-Beschwerden** wie Sodbrennen, Übelkeit, Erbrechen, Bauchschmerzen. Selten: Magen- Darmblutungen, Magen- Darmgeschwüre.
- Weitere Nebenwirkungen sind Kopfschmerzen, Schwindel, gestörtes Hörvermögen, Ohrensausen (Tinnitus) oder **Blutungen** wie z. B. Nasenbluten, Zahnfleischbluten oder Hautblutungen mit einer möglichen Verlängerung der Blutungszeit.
- Selten bis sehr selten sind auch schwerwiegende Blutungen wie z. B. cerebrale Blutungen, besonders bei Patienten mit nicht eingestelltem Bluthochdruck und/oder gleichzeitiger Behandlung mit Antikoagulanzien. Ferner können auch Überempfindlichkeitsreaktionen wie schwere Hautreaktionen, Anfälle von Atemnot, anaphylaktischem Schock, Quincke-Ödeme vor allem bei Asthmatikern auftreten.

🔊 Haben Sie bisher schon etwas gegen Ihre Kopfschmerzen eingenommen? Wenn die Schmerzen in drei Tagen nicht besser sind, sollten Sie zum Arzt gehen.

🔊 Nehmen Sie Medikamente für den Magen ein? Haben Sie einen empfindlichen Magen?

Hinweis

Die blutverdünnende Wirkung von Acetylsalicylsäure kann vier bis acht Tage über die Einnahme hinaus anhalten!

🔊 Nach einer Zahnextraktion sollten Sie kein ASS einnehmen, da es das Nachbluten verlängert.

Wechselwirkungen

Die gleichzeitige Einnahme von Acetylsalicylsäure verändert bei folgenden Wirkstoffen die Wirkung.

Verstärkung der Wirkung bis hin zu erhöhtem Nebenwirkungsrisiko:

🗨 ASS darf nicht gleichzeitig mit blutverdünnenden Medikamenten eingenommen werden!

- Blutgerinnungshemmende Arzneimittel, z. B. Cumarin, Heparin, Thrombozytenaggregationshemmer, z. B. Ticlopidin, Clopidogrel.
- Systemische Glucocorticoide.
- Andere nichtsteroidale Analgetika/Antiphlogistika.
- Digoxin.
- Antidiabetika (Der Blutzuckerspiegel kann sinken!).
- Methotrexat.
- Valproinsäure.

🗨 Welche Medikamente nehmen Sie regelmäßig ein? Etwas gegen Zucker, Bluthochdruck, fürs Herz oder gegen Rheuma?

Abschwächung der Wirkung:

- Diuretika (in Dosierungen ≥ 3 g Acetylsalicylsäure/Tag).
- ACE-Hemmer (in Dosierungen ≥ 3 g Acetylsalicylsäure/Tag).
- Urikosurika (z. B. Probenecid, Benzbromaron).

Hinweis

Durch Alkoholkonsum wird das Risiko für Magen-Darm-Geschwüre und -Blutungen erhöht!

🗨 Wenn Sie Aspirin einnehmen, sollten Sie auf Alkohol besser verzichten.

Kontraindikationen

🗨 Als Asthmatiker sollten Sie besser ein anderes Schmerzmittel einnehmen, da ASS einen Asthmaanfall auslösen könnte.

- Allergische Reaktion mit Asthmaanfällen.
- Akute Magen- und Darmgeschwüre.
- Krankhaft erhöhte Blutungsneigung.
- Leber- oder Nierenfunktionsstörung.
- Schwere nicht eingestellte Herzinsuffizienz.
- Einnahme von Methotrexat ≥ 15 mg pro Woche.
- Letztes Trimenon der Schwangerschaft.

3.5.5 Schwangerschaft und Stillzeit

Aus epidemiologischen Studien liegen widersprüchliche Ergebnisse im Hinblick auf einen Zusammenhang zwischen einer Einnahme von Acetylsalicylsäure in der Frühschwangerschaft und einem erhöhten Risiko für Fehlbildungen (Gaumenspalten, Herzmissbildungen) vor. Dieses Risiko scheint jedoch im therapeutischen Dosisbereich gering zu sein. Analgetisch wirkende ASS-Dosierungen können bei der Einnahme im letzten Trimenon der Schwangerschaft durch eine Hemmung der Prostaglandinsynsthese zu einer Verlängerung der Gestationsdauer, einer Wehenhemmung und ab der 28.–30. Schwangerschaftswoche zu einem vorzeitigen Verschluss des Ductus arteriosus führen. In diesen Dosierungen ist außerdem mit einer erhöhten Blutungsneigung bei Mutter und Kind sowie bei der Einnahme kurz vor der Geburt vermehrt mit Hirnblutungen bei Frühgeborenen zu rechnen.

Da der Einfluss einer Prostaglandinsynthese-Hemmung auf die Schwangerschaft ungeklärt ist, sollte Aspirin Migräne im 1. und 2. Trimenon nicht eingenommen werden. Eine Einnahme im letzten Trimenon ist kontraindiziert.

Der Wirkstoff Acetylsalicylsäure und seine Abbauprodukte gehen in geringen Mengen in die Muttermilch über. Da nachteilige Wirkungen auf den Säugling bisher nicht bekannt geworden sind, ist bei gelegentlicher Anwendung der empfohlenen Dosis eine Unterbrechung des Stillens nicht erforderlich. Bei längerer Anwendung sollte dennoch abgestillt werden.

💬 Wegen dieser einmaligen Einnahme von ASS müssen Sie nicht abstillen. Nachteilige Wirkungen für den Säugling sind bisher nicht bekannt. Gegen zukünftige Kopfschmerzen während der Stillzeit gebe ich Ihnen ein anderes Arzneimittel mit.

3.5.6 Bewertung der Studienlage

Die Wirksamkeit von gepufferter Acetylsalicylsäure bei Migräne wurde in einer Metaanalyse von 16 Studien bestätigt. In ihr erwies sie sich als gleich schnell und gleich gut wirksam wie Sumatriptan bei einer besseren Verträglichkeit.

Der Vergleich von Studien, in denen die Acetylsalicylsäure kombiniert mit Metoclopramid verabreicht wurde, mit solchen, bei denen gepufferte Acetylsalicylsäure eingesetzt wurde, ergab keinen Unterschied in der Wirksamkeit, allerdings eine bessere Verträglichkeit für gepufferte Acetylsalicylsäure.

3.6 Beratung bei der Abgabe von Ibuprofen

3.6.1 Wirkungsweise

Ibuprofen wirkt analgetisch, antipyretisch und antiinflammatorisch.

Dieser Wirkstoff ist ein relativ schwacher, nicht selektiver Hemmstoff der Cyclooxygenase. Ibuprofen hemmt somit das Enzym, das für die Bildung von Schmerz- und Entzündungsstoffen (z. B. Prostaglandine) verantwortlich ist. Auf diese Weise wird die Empfindlichkeit der Schaltstellen im Körper, die für die Schmerzmeldung verantwortlich sind, herabgesetzt.

💬 Dieses Präparat wirkt nicht nur gegen die Schmerzen, es ist darüber hinaus auch entzündungshemmend.

Schwangerschaft und Stillzeit

Während des ersten und zweiten Schwangerschaftstrimesters sollte Ibuprofen nur angewendet werden, wenn es unbedingt notwendig ist. Es liegen keine Hinweise auf ein erhöhtes Fehlbildungsrisiko, allerdings eine leicht erhöhte Rate von kardiovaskulären Defekten vor. Im dritten Trimenon ist Ibuprofen kontraindiziert. Es bestehen Risiken eines vorzeitigen Verschlusses des Ductus arterisus, pulmonaler Hypertonie, von Nierenfunktionsstörungen und der Hemmung der Uteruskontraktion mit der Folge eines verlängerten Geburtsvorganges. Ibuprofen geht bei therapeutischen Gaben nur in geringen Mengen in die Muttermilch über. Nachteilige Folgen für den Säugling sind bisher nicht bekannt. Bei kurzfristiger Anwendung ist eine Unterbrechung des Stillens in der Regel nicht erforderlich.

3.6.2 Handelspräparate und Indikationen

Tab. 3.5 Fertigarzneimittel mit Ibuprofen

Handels- präparat	Wirkstoff	Indikation	Besonderheiten
Dolormin® Extra Tbl.*	400 mg Ibuprofen	Akute Behandlung der Kopfschmerzen bei Migräneanfällen mit und ohne Aura.	Teilbar, individuell dosierbar
Dolormin® Migräne Granulat*	200 mg Ibuprofen		Gut zu schlucken
Dolormin® Migräne Zäpfchen	542,2 mg Ibuprofen		Anwendbar bei Übelkeit
Dolormin® Instant*	200 mg Ibuprofen	Leichte bis mäßig starke Schmerzen, wie Kopfschmerzen, Zahnschmerzen und Re- gelschmerzen, Fieber	Kann heiß oder kalt gelöst werden
Aktren® Tbl.	200 mg Ibuprofen	Symptomatische Be- handlung von leichten bis mäßig starken Schmerzen wie Kopfschmerzen, Zahnschmerzen und Re- gelschmerzen, Fieber	Sehr klein, gut zu schlucken
Aktren® spe- zial Weich- kapseln	400 mg Ibuprofen	Akute Kopfschmerzen bei Migräne mit und ohne Aura; symptomatische Behandlung von leichten bis mäßig starken Schmerzen wie Kopf- schmerzen, Zahnschmer- zen und Regelschmerzen, Fieber	Suspension: Ein Teil der Wirksub- stanz ist in einem Lösungsvermittler gelöst, der andere Teil liegt in mik- rokristalliner Form vor (dadurch wirksame Konzen- trationen bis zu 8 Stunden)

💬 Ibuprofen gibt es auch in Zäpfchenform, falls Ihnen so übel ist, dass Sie keine Tabletten schlucken können.

💬 Bei diesem Präparat hält die Wirkung bis zu acht Stunden an, vielleicht reicht Ihnen dann die einmalige Einnahme aus?

Tab. 3.5 Fertigarzneimittel mit Ibuprofen (Fortsetzung)

Handels- präparat	Wirkstoff	Indikation	Besonderheiten
Ibuhexal® Tbl.	400 mg Ibuprofen	Leichte bis mäßig starke Schmerzen, wie Kopfschmerzen, Zahnschmerzen und Regelschmerzen, Fieber	Teilbar, individuell dosierbar
Nurofen® Junior Fiebersaft 4%	200 mg Ibuprofen/ 5 ml		Bei Schluckbeschwerden; für Kinder
Nurofen® Schmelztabletten (Lemon oder Mint)	200 mg Ibuprofen	Zur Behandlung der akuten Kopfschmerzphase bei Migräne mit und ohne Aura, zur Behandlung von Spannungskopfschmerzen, Schmerzen bei Erkältungskrankheiten und grippalen Infekten.	Geeignet bei Schluckbeschwerden, kann ohne Wasser eingenommen werden
Spalt® Kopfschmerzen	200 mg Ibuprofen	Leichte bis mäßig starke Schmerzen, Fieber	Ibuprofen in bereits flüssiger Form in einer Gelkapsel, dabei geschmacksneutral

💬 Für Ihren Urlaub empfehle ich Ihnen die Schmelztabletten. Diese können Sie oder auch Ihre Tochter bei Kopfschmerzen sogar ohne Wasser anwenden. Bei Bedarf einfach auf der Zunge zergehen lassen.

*Als Lysinat. Ibuprofen-Lysinat wird aufgrund seiner hohen Wasserlöslichkeit rascher als die freie Säure im Gastrointestinaltrakt gelöst. Dadurch besitzt es eine schnellere Wirksamkeit.

3.6.3 Dosierung und Einnahmehinweise

Tab. 3.6 Dosierungen von Ibuprofen

Dosis Erwachsene	Dosis Kinder
Oral: Einzeldosis: 400 mg, Tagesmaximaldosis: 1200 mg	Oral: Ab 12 Jahre, ≥ 40 kg KG, Einzeldosis 400 mg, Tagesmaximaldosis 1200 mg; < 12 Jahre: Einzeldosis 10 mg/kg KG, Tagesmaximaldosis 30 mg/kg KG

💬 Die Ibuprofentabletten können Sie bis zu dreimal am Tag einnehmen, je nach Bedarf. Schlucken Sie die Tabletten am besten immer nach einer Mahlzeit und trinken Sie ein ganzes Glas Wasser dazu. So ist es optimal verträglich.

Ibuprofen sollte bei besonderer Empfindlichkeit evtl. während oder nach den Mahlzeiten mit reichlich Flüssigkeit eingenommen werden.

Die Anwendung sollte ohne ärztlichen Rat nicht länger als drei Tage erfolgen.

> **Hinweis**
>
> Kann die gleichzeitige Anwendung von Ibuprofen und Acetylsalicylsäure (zur Blutverdünnung) nicht vermieden werden, gilt: die Einnahme von ASS sollte im Abstand von mindestens 30 Minuten vor dem Ibuprofen erfolgen.

Nehmen Sie ein Mittel zur Blutverdünnung ein? Dann schlucken Sie diese Tabletten bitte frühestens eine halbe Stunde nachdem Sie das ASS eingenommen haben, sonst wirkt die Blutverdünnung nicht richtig.

3.6.4 Neben-, Wechselwirkungen und Kontraindikationen

Nebenwirkungen

- Die am häufigsten beobachteten Nebenwirkungen betreffen den Verdauungstrakt: Peptische Ulzera, Perforationen oder Blutungen, Sodbrennen, Übelkeit, Erbrechen, Diarrhö, Blähungen, Verstopfung, Verdauungsbeschwerden, Bauchschmerzen. Insbesondere das Risiko für das Auftreten von Magen-Darm-Blutungen ist abhängig vom Dosisbereich und der Anwendungsdauer.
- Gelegentlich treten folgende Nebenwirkungen auf: Zentralnervöse Störungen wie Kopfschmerzen, Schwindel, Schlaflosigkeit, Erregung, Reizbarkeit oder Müdigkeit, Verstärkung einer Colitis ulcerosa oder eines Morbus Crohn.

Wechselwirkungen

Die gleichzeitige Einnahme von Ibuprofen verändert bei folgenden Wirkstoffen die Wirkung:

- Digoxin, Lithium, Methotrexat oder Phenytoin. Es kann durch Erhöhung der Blutkonzentration dieser Wirkstoffe zu Vergiftungen kommen.
- Sulfonylharnstoffe. Die blutzuckerspiegelsenkende Wirkung wird verstärkt, daher ist eine häufige ärztliche Kontrolle der Blutzuckerwerte nötig. Eventuell muss die Dosis der Antidiabetika durch den Arzt angepasst werden.
- Immunologika wie Ciclosporin und Tacrolimus: Die nierenschädigende Nebenwirkung wird verstärkt.
- Mittel gegen Bluthochdruck und Entwässerungsmittel werden in der Wirkung abgeschwächt.
- Kaliumsparende Entwässerungsmittel. Es kann zu überhöhter Blut-Kaliumkonzentration kommen.
- ACE-Hemmer. Wirkungsabschwächung bei gleichzeitiger Erhöhung der Gefahr von Nierenschädigungen.

Kontrollieren Sie Ihren Blutzucker bitte regelmäßig solange Sie das Ibuprofen einnehmen sollen. Es kann sein, dass Ihr Zuckerspiegel dadurch schneller fällt.

- Zidovudin. HIV-positive Patienten mit Bluter-Krankheit erleiden mehr Gelenksblutungen und Blutergüsse, wenn sie gleichzeitig Zidovudin und Ibuprofen einnehmen.
- Acetylsalicylsäure. Die erwünschte Hemmung der Blutplättchen-Zusammenballung und damit der Schutz vor Blutgerinnseln kann vermindert werden. In diesem Fall sollte Ibuprofen nicht ohne ausdrückliche Anweisung des Arztes angewendet werden.

Aber auch die Wirkung von Ibuprofen kann sich durch die Einnahme anderer Substanzen verändern:

- Probenecid und Sulfinpyrazon verringern die Ibuprofen-Ausscheidung und erhöhen damit die Gefahr unerwünschter Wirkungen.
- Durch die Einnahme von anderen nichtsteroidalen Antirheumatika (einschließlich der sogenannten Coxibe oder selektiven COX-2-Hemmer), von Thrombozytenaggregationshemmern und selektiven Serotonin-Wiederaufnahmehemmern (gegen Depressionen) oder von Glucocorticoiden steigt die Gefahr von Nebenwirkungen, insbesondere das Risiko von Magen-Darm-Blutungen und -Geschwüren.
- Gleichzeitiger starker Alkoholkonsum sowie orale Antikoagulanzien wie Warfarin erhöhen die Blutungsgefahr.

> 🗨 Wie häufig benötigen Sie das Ibuprofen? Ich frage, da Sie auch ein Rheumamittel einnehmen und diese beiden Medikamente für den Magen nicht optimal verträglich sind.

Kontraindikationen

- Ungeklärte Blutbildungsstörungen.
- Geschwüre im Magen und Darm.
- Magen-Darm-Blutungen, Gehinblutungen oder andere aktive Blutungen.
- Kinder unter sechs Jahren.

Eine besonders sorgfältige ärztliche Überwachung ist erforderlich bei:

- Magen-Darm-Beschwerden, bei Hinweisen auf Magen- oder Darmgeschwüre, bei Darmentzündungen in der Vorgeschichte.
- Schweren Leberfunktionsstörungen.
- Vorgeschädigter Niere.
- Bluthochdruck und/oder Herzschwäche.
- Älteren Personen.
- Direkt nach größeren chirurgischen Eingriffen.

> 🗨 Leiden Sie an irgendeiner Grunderkrankung? Haben Sie Probleme mit Magen, Leber oder Niere? Ich frage, damit ich entscheiden kann, ob der Wirkstoff für Sie geeignet ist.

Hinweis

Ibuprofen kann vorübergehend die Blutplättchenfunktion (Trombozytenaggregation) hemmen. Patienten mit Blutgerinnungsstörungen sollten daher sorgfältig überwacht werden.

Zur Anwendung von Ibuprofen in der Schwangerschaft und Stillzeit siehe Seite 75.

3.7   Beratung bei der Abgabe von Paracetamol

3.7.1   Wirkungsweise

Paracetamol wirkt analgetisch, antipyretisch und sehr schwach antiphlogistisch. Der Wirkmechanismus ist nicht eindeutig geklärt. Nachgewiesen ist eine ausgeprägte Hemmung des zerebralen sowie eine schwache Hemmung der peripheren Prostaglandinsynthese. Dabei greift es ausschließlich die COX-2 an.

Diskutiert wird darüber hinaus eine Erregung der Rezeptoren für den Nervenbotenstoff Serotonin im Rückenmark, was die Schmerzweiterleitung hemmt. Im Gehirn soll Paracetamol Rezeptoren wie die für den Nervenbotenstoff Glutamat-NMDA (viele schmerzverarbeitende Gehirnzellen besitzen diesen Rezeptortyp) beeinflussen und den Effekt von Stickstoffmonoxid (der auch an der Schmerzwahrnehmung beteiligt ist) verändern.

Neben seiner stark ausgeprägten Wirkung in Gehirn und Rückenmark kann Paracetamol die Produktion von Prostaglandinen im übrigen Körpergewebe nur schwach bremsen. Durch seine nichtsaure chemische Eigenschaft reichert sich der Wirkstoff zudem bei therapeutisch üblichen Dosierungen nicht ausreichend in entzündetem Gewebe an. Beide Effekte zusammen erklären die geringe antiphlogistische Wirkung der Substanz.

💬 Paracetamol ist nur gegen die Schmerzen wirksam. Es ist nicht entzündungshemmend.

3.7.2   Handelspräparate und Indikationen

Tab. 3.7 Fertigarzneimittel mit Paracetamol

Handelspräparat	Indikation
Benuron® Tbl., Saft, Supp.	Leichte bis mäßig starke Schmerzen und/oder Fieber
Paracetamol-ratiopharm® Tbl., Saft, Supp.	Symptomatische Behandlung leichter bis mäßig starker Schmerzen, Fieber

💬 Möchten Sie das Paracetamol in Tablettenform einnehmen oder ist Ihnen bei den Kopfschmerzen auch gleichzeitig übel? Dann empfehle ich Ihnen Zäpfchen.

3.7.3   Dosierung und Einnahmehinweise

Tab. 3.8 Dosierungen von Paracetamol

Dosis Erwachsene	Dosis Kinder
Einzeldosis ab 12 Jahre: 1–2 Tabletten/Supp. (entsprechend 500–1000 mg) Bis zu 4x täglich (entsprechend 4000 mg)	Einzeldosis: 10–15 mg/kg KG als Saft Tagesdosis: maximal 60 mg/kg KG

💬 Schlucken Sie die Paracetamol-Tabletten mit einem ganzen Glas Wasser herunter. Bei heftigen Kopfschmerzen empfehle ich Ihnen, gleich zwei Tabletten einzunehmen.

Paracetamoltabletten sollen mit ausreichend Flüssigkeit eingenommen werden. Dabei kann die Einnahme nach den Mahlzeiten zu einem verzögerten Wirkungseintritt führen. Der zeitliche Abstand zwischen zwei Einnahmen muss mindestens vier Stunden betragen. Paracetamol wird besser nach rektaler als nach oraler Gabe resorbiert (rektale Gabe bei initialer Übelkeit und Erbrechen).

Bei Patienten mit Leber- oder Nierenfunktionsstörungen sowie Gilbert-Syndrom muss die Dosis vermindert bzw. das Dosisintervall verlängert werden.

Der Saft bleibt nach Anbruch bei einer Lagertemperatur bis maximal 25 °C zwölf Monate haltbar.

3.7.4 Neben-, Wechselwirkungen und Kontraindikationen

Nebenwirkungen

— Bei längerer Anwendung sollten die Leberwerte kontrolliert werden, da Paracetamol die Werte der Lebertransaminasen erhöhen kann.
— Auch Veränderungen im Blutbild wie eine Thrombozytopenie oder eine Agranulozytose sind mögliche Nebenwirkungen.
— Bei prädisponierten Personen kann Paracetamol einen Bronchospasmus (Analgetika-Asthma) auslösen.

Wechselwirkungen

Die gleichzeitige Einnahme von Paracetamol verändert bei folgenden Wirkstoffen die Wirkung:

— Probenecid: die Paracetamoldosis sollte verringert werden.
— Salicylamide: die Eliminationshalbwertszeit von Paracetamol wird verlängert.
— Antikoagulanzien: die wiederholte Einnahme von Paracetamol über mehr als eine Woche verstärkt die Wirkung von Antikoagulanzien. Die gelegentliche Einnahme von Paracetamol hat keine signifikanten Auswirkungen.
— Zidovudin: die Neigung zur Ausbildung einer Neutropenie wird verstärkt.
— Mittel, die zu einer Verlangsamung der Magenentleerung führen (z. B. Propanthelin): die Aufnahme und der Wirkungseintritt von Paracetamol wird verzögert.
— Mittel, die zu einer Beschleunigung der Magenentleerung führen (z. B. Metoclopramid): bewirkt eine Beschleunigung der Aufnahme und des Wirkungseintritts von Paracetamol.
— Cholestyramin: verringert die Aufnahme von Paracetamol.
— Besondere Vorsicht ist bei der gleichzeitigen Einnahme von Arzneimitteln, die zu einer Enzyminduktion führen, sowie bei potenziell hepatotoxischen Substanzen geboten.

💬 Ich notiere das heutige Datum auf der Verpackung. Der Saft ist nach Öffnung noch ein Jahr lang haltbar.

💬 Sie sollten diese Tabletten nicht über einen längeren Zeitraum einnehmen, das ist für Ihre Leber nicht so gut. Regelmäßige Schmerzen sollten Sie besser mit Ihrem Arzt besprechen.

💬 Da Sie das Paracetamol noch länger einnehmen sollen, könnte es sein, dass die Wirkung der Blutverdünnung verstärkt wird. Haben Sie immer eine blutstillende Watte greifbar?

Kontraindikationen

Schwere hepatozelluläre Insuffizienz.

💬 Leiden Sie an einer Grunderkrankung oder hatten Sie schon einmal Probleme mit der Leber oder Niere?

Paracetamol sollte in folgenden Fällen mit besonderer Vorsicht und unter ärztlicher Kontrolle verwendet werden:

- Hepatozelluläre Insuffizienz.
- Chronischer Alkoholmissbrauch.
- Schwere Niereninsuffizienz: bei Kreatinin-Clearance 10 ml/min muss ein Dosisintervall von mindestens acht Stunden eingehalten werden.
- Gilbert-Syndrom (Meulengracht-Krankheit).

3.7.5 Schwangerschaft und Stillzeit

💬 Diese Kopfschmerztabletten sind während einer Schwangerschaft Mittel der Wahl. Dennoch sollten Sie so wenig wie möglich davon einnehmen. Wie häufig leiden Sie unter Kopfschmerzen?

Es existieren keine Hinweise auf mögliche unerwünschte Nebenwirkungen auf die Schwangerschaft, die Gesundheit des Feten/Neugeborenen und das Auftreten von Fehlbildungen oder Fetotoxizität. Unter normalen Anwendungsbedingungen kann Paracetamol während der gesamten Schwangerschaft nach Abwägung des Nutzen-Risiko-Verhältnisses eingenommen werden.

Nach der oralen Anwendung wird Paracetamol in geringen Mengen in die Muttermilch ausgeschieden. Bislang sind keine unerwünschten Wirkungen oder Nebenwirkungen während des Stillens bekannt geworden. Paracetamol kann in der Stillzeit in therapeutischen Dosen verabreicht werden.

3.8   Beratung bei der Abgabe von Diclofenac

3.8.1 Wirkungsweise

Diclofenac wirkt analgetisch, antiphlogistisch und abschwellend. Es zählt zu den nichtsteroidalen Antirheumatika und greift als unselektiver Cyclooxygenasehemmer vorwiegend die COX-2 an. Durch die Blockade dieses Enzyms wird die Bildung von Prostaglandinen verhindert und infolgedessen werden Prostaglandinvermittelte Schmerz- und Entzündungsreaktionen unterdrückt.

3.8.2 Handelspräparate und Indikationen

Tab. 3.9 Fertigarzneimittel mit Diclofenac-Kalium

💬 Dies ist ein spezielles Schmerzmittel, das nur bei einem akuten Migräneanfall eingesetzt wird.

Handelspräparate	Wirkstoff	Indikation
Voltaren® Dolo Extra	25 mg Diclofenac-Kalium	Leichte bis mäßig starke Schmerzen, Fieber
Voltaren® K Migräne (Rp!)	50 mg Diclofenac-Kalium	Akute Behandlung der Kopfschmerzphase bei Migräneanfällen mit und ohne Aura
Diclofenac-ratiopharm®-Lösung bei Migräne	50 mg Diclofenac-Kalium	

3.8.3 Dosierung und Einnahmehinweise

Tab. 3.10 Dosierungen von Diclofenac-Kalium

Wirkstoff	Dosis Erwachsene	Dosis Kinder
Diclofenac-Kalium	Einzeldosis: 50 mg; Tagesmaximaldosis: 150 mg bzw. 200 mg der Lösung	Kinder und Jugendliche unter 15 Jahren dürfen Voltaren Dolo, Voltaren K bzw. Diclofenac ratiopharm nicht einnehmen, da keine ausreichenden Erfahrungen vorliegen.

💬 Trinken Sie zur Einnahme am besten ein ganzes Glas Wasser. Am schnellsten wirkt das Arzneimittel, wenn Sie es nicht unmittelbar vor oder nach dem Essen nehmen.

Die überzogenen Tabletten sollen unzerkaut mit ausreichend Flüssigkeit bzw. 20 Tropfen der Lösung bei den ersten Anzeichen eines bevorstehenden Migräneanfalls eingenommen werden. Um die bestmögliche Wirksamkeit zu erzielen, sollten die überzogenen Tabletten weder zum noch unmittelbar nach dem Essen eingenommen werden.

Eine weitere Einnahme nach der Anfangsdosis darf frühestens nach zwei Stunden erfolgen. Weitere Dosen sollten in Abständen von frühestens vier Stunden stattfinden.

💬 Frühestens nach zwei Stunden könnten Sie eine weitere Tablette einnehmen.

Diclofenac kann im Einzelfall die Fähigkeit zum Fahren eines Kraftfahrzeugs oder zum Bedienen von Maschinen einschränken. Dies gilt in verstärktem Maße im Zusammenwirken mit Alkohol.

💬 Es kann sein, dass Ihre Reaktionsfähigkeit durch die Tabletten eingeschränkt ist. Nach der Tabletteneinnahme sollten Sie besser nicht Autofahren und auf keinen Fall Alkohol trinken.

Diclofenac darf nur kurzfristig bei akuten Schmerzzuständen eingenommen werden, zum Dauergebrauch oder zur Vorbeugung von Migräneanfällen ist es nicht geeignet.

3.8.4 Neben-, Wechselwirkungen und Kontraindikationen

Nebenwirkungen

- Kopfschmerzen, Erregung, Müdigkeit, Schwindel, Benommenheit, Reizbarkeit, Schlaflosigkeit, Erbrechen, Diarrhö, Übelkeit, Magen-Darm-Blutung, Dyspepsie, Bauchschmerz, Blähungen, Appetitlosigkeit, gastrointestinale Ulzera, Transaminasenerhöhung, Exanthem, Juckreiz, Atemnot bei Asthma.

Wechselwirkungen

- Lithium, Digoxin, Phenytoin: deren Blutspiegel wird erhöht.
- Diuretika, ACE-Hemmer und Angiotensin-II-Antagonisten: deren Wirkung wird abgeschwächt.
- Andere NSAR, Glucocorticoide: erhöhtes Nebenwirkungsrisiko im Magen-Darm-Trakt.
- Methotrexat: erhöht die Konzentration von Methotrexat und seiner NW.

💬 Es kann sein dass Ihr Blutzucker schneller abfällt. Sie kennen die Anzeichen eines Unterzuckers? Wenn Sie unruhig werden, Heißhunger bekommen, Frieren, kalte Schweißausbrüche bekommen.

💬 Dann kontrollieren Sie Ihren Zuckerwert und nehmen evtl. Traubenzucker zu sich.

💬 Bei Ihrer Magenproblematik sollten Sie besser kein Diclofenac einnehmen.

- Ciclosporin: Die nierenschädigende Wirkung wird verstärkt.
- Chinolon-Antibiotika, Antikoagulanzien, Thrombozytenaggregationshemmer, Antidiabetika: NW werden verstärkt.

Kontraindikationen

- Asthma.
- Ungeklärte Blutbildungs- und Blutgerinnungsstörungen.
- Gastrointestinale Blutungen oder Perforation.
- Wiederholt aufgetretene peptischen Ulzera.
- Schwere Leber-, Nieren- oder Herzinsuffizienz.

💬 Messen Sie nach der Einnahme von Diclofenac häufiger Ihren Blutzuckerspiegel, da die Wirkung Ihrer Arzneimittel beeinflusst wird.

Hinweis

Da das Medikament den Blutzuckerspiegel beeinflusst, muss bei Zuckerkranken eventuell die Dosis der Blutzuckerspiegelsenkenden Präparate angepasst werden.

Vorsicht ist vor Beginn einer Behandlung von Patienten mit einer Vorgeschichte an Bluthochdruck und/oder Herzmuskelschwäche geboten, da Flüssigkeitseinlagerung, Bluthochdruck und Ödeme im Zusammenhang mit NSAR-Behandlung berichtet wurden.

3.8.5 Schwangerschaft und Stillzeit

💬 Im letzten Schwangerschaftsdrittel darf Diclofenac nicht mehr eingenommen werden.

Während des ersten und zweiten Schwangerschaftstrimesters sollte Diclofenac nur gegeben werden, wenn dies unbedingt notwendig ist. Während des dritten Schwangerschaftstrimesters ist Diclofenac kontraindiziert. Diclofenac geht in geringen Mengen in die Muttermilch über. Nach einmaliger Einnahme von Diclofenac sollte das Stillen für ca. vier Stunden unterbrochen und die bis dahin gebildete Milch verworfen werden.

3.9   Beratung bei der Abgabe von Naproxen

3.9.1 Wirkungsweise

Naproxen zählt zur Wirkstoffgruppe der NSAR. Es hemmt die Bildung von Prostaglandinen nicht nur durch Inhibition der Cyclooxygenase, sondern auch der hormonsensitiven Lipase. Das Schmerzsignal kommt somit nicht mehr im Gehirn an.

3.9.2 Handelspräparate und Indikationen

Tab. 3.11 Fertigarzneimittel mit Naproxen

Handelspräparate	Wirkstoff	Indikation
Aleve®	Naproxen-Natrium 220 mg	Leichte bis mäßig starke Schmerzen und Fieber
Dolormin® für Frauen	Naproxen 250 mg	

🔊 Naproxen ist ein Schmerzmittel, das gerade bei Kopfschmerzen in Verbindung mit der Menstruation eingesetzt wird.

3.9.3 Dosierung und Einnahmehinweise

Tab. 3.12 Dosierungen von Naproxen

Wirkstoff	Dosis Erwachsene	Dosis Kinder
Naproxen-Natrium	Einzeldosis: 220–440 mg, Tagesmaximaldosis: 660 mg 1–2 Tbl. bis max 3 Tbl. pro Tag alle 8–12 h	Ab 12 Jahre siehe Erwachsene

🔊 Bei Schmerzen nehmen Sie maximal drei Tabletten am Tag. Der Abstand zwischen den Einnahmen sollte mindestens vier Stunden betragen.

Patienten mit eingeschränkter Leber- oder Nierenfunktion sollten nicht mehr als zwei Tabletten pro Tag, verteilt auf zwei Einzeldosen einnehmen.

Die Tabletten werden unzerkaut mit reichlich Wasser vor dem Essen eingenommen (für einen schnelleren Wirkeintritt). Patienten mit empfindlichem Magen nehmen das Präparat nach einer Mahlzeit ein.

🔊 Sie haben keine Probleme mit dem Magen? Dann nehmen Sie die Tabletten bei Bedarf vor dem Essen, so wirken diese schneller.

3.9.4 Neben-, Wechselwirkungen und Kontraindikationen

Nebenwirkungen

— Erhöhte Gefahr von Magen-Darm-Blutungen (Geschwüre, Schleimhautdefekte, Magenschleimhautentzündungen), Schmerzen im Bauchbereich, Übelkeit, Erbrechen, Durchfall, Verstopfung, geringe Blutverluste über Magen und Darm (die zu Blutarmut führen können), Sodbrennen, Völlegefühl.

— Gelegentlich: Kopfschmerzen, Müdigkeit, Schwindel, Tinnitus, Reizbarkeit, Erregung, Schlaflosigkeit, Seh- und Hörstörungen, Überempfindlichkeitsreaktionen wie Hautausschlag und Hautjucken, Wassereinlagerungen an Händen und Füßen (besonders bei Patienten mit hohem Blutdruck).

🔊 Sollten Sie geschwollene Hände oder Knöchel bekommen, dann halten Sie bitte Rücksprache mit Ihrem Arzt.

Wechselwirkungen

Zur Verstärkung der Wirkung bis hin zu erhöhtem Nebenwirkungsrisiko kommt es bei gleichzeitiger Einnahme der folgenden Wirkstoffe:

— Lithium.
— Blutgerinnungshemmende Mittel.
— Methotrexat: Die Nebenwirkungen werden verstärkt.
— Ciclosporin: Die nierenschädigende Wirkung wird verstärkt.
— Glucocorticoide: Das Risiko für Magen-Darm-Geschwüre oder -Blutungen ist erhöht.
— Kaliumsparende Diuretika: Erhöhte Kaliumspiegel im Blut sind möglich.

Naproxen verringert die Wirkung von:
— Blutdrucksenkenden und entwässernden Arzneimitteln.
— ACE-Hemmer: Zusätzlich erhöhtes Risiko von Nierenfunktionsstörungen.

Kontraindikationen

— Ungeklärte Blutbildungsstörungen.
— Magen- und Darmgeschwüre.
— Überempfindlichkeit gegen andere Schmerz- und Rheumamittel.
— Kinder unter zwölf Jahren dürfen das Arzneimittel nicht einnehmen, da der Wirkstoffgehalt zu hoch ist.

Besonders sorgfältige ärztliche Überwachung ist erforderlich bei:
— Magen-Darm-Beschwerden oder bei Hinweisen auf Magen- oder Darmgeschwüre oder bei chronisch-entzündlichen Darmerkrankungen (Colitis ulcerosa, Morbus Crohn) in der Vorgeschichte.
— Bluthochdruck oder Herzmuskelschwäche.
— Vorgeschädigter Niere.
— Schweren Leberfunktionsstörungen.
— Direkt nach größeren chirurgischen Eingriffen.

3.10   Beratung bei der Abgabe von Naratriptan

3.10.1 Wirkungsweise

Naratriptan ist ein Serotonin-Rezeptor-Agonist, d. h. es greift selektiv an 5-HT1-Rezeptoren von Gefäßen an. Auf diese Weise verengt Naratriptan die während der Migräne schmerzhaft geweiteten und entzündeten Blutgefäße in der Hirnhaut über einen direkten Effekt auf die glatte Muskulatur.

Außerdem hemmt Naratriptan die Freisetzung von Neuropeptiden aus Hirnnerven, was die neurogenen Entzündungen verringert. Und es unterbricht die zentrale Schmerzentstehung, indem es die Weiterleitung der Schmerzreize von den Neuronen des Trigeminusnerves zum Gehirn unterbindet.

💬 Naproxen sollten Sie besser nicht mit Ihrem ACE-Hemmer gleichzeitig einnehmen. Darf ich Ihnen etwas anderes gegen Ihre Schmerzen empfehlen?

💬 Ihre Tochter darf das Präparat noch nicht gegen ihre Regelkopfschmerzen einnehmen. Es ist erst für die Anwendung ab einem Alter von zwölf Jahren zugelassen.

💬 Formigran® ist ein Serotoninagonist. Serotonin ist ein Überträgerstoff im Gehirn, der bei einem Migräneanfall offensichtlich in erhöhter Konzentration im Kopf freigesetzt wird. Dieser erweitert die Kopfgefäße und verursacht dadurch die Kopfschmerzen.

3.10.2 Handelspräparate und Indikationen

Tab. 3.13 Fertigarzneimittel mit Naratriptan

Handelspräparate	Indikation
Formigran®	Akute Behandlung der Kopfschmerzphasen von Migräne-fällen mit und ohne Aura

💬 Naratriptan bekämpft die Migräneursache. Es verengt die Gefäße im Kopf und lindert den Schmerz und die Begleitsymptome.

3.10.3 Dosierung und Einnahmehinweise

Naratriptan sollte so früh wie möglich nach Auftreten des Migränekopfschmerzes angewendet werden. Die Filmtabletten sind aber auch bei Anwendung zu einem späteren Zeitpunkt während des Migräneanfalles wirksam. Die Sicherheit und Wirksamkeit von Naratriptan bei Anwendung während der Auraphase (vor Eintritt der Kopfschmerzphase) muss noch nachgewiesen werden. Prophylaktisch ist es nicht einsetzbar.

Wenn nach der Einnahme der ersten Filmtablette eine Besserung der Beschwerden eingetreten ist, die Migräneschmerzen aber wiederkommen, kann eine zweite Filmtablette eingenommen werden, vorausgesetzt, es sind mindestens vier Stunden nach Einnahme der ersten Tablette vergangen. Insgesamt sollten nicht mehr als zwei Filmtabletten innerhalb von 24 Stunden eingenommen werden. Patienten, die auf die erste Dosis nicht ansprechen, sollten für dieselbe Attacke keine zweite Dosis einnehmen, da durch eine zweite Dosis Naratriptan keine Besserung der Beschwerden eintritt. Nach der Einnahme von Naratriptan sollten mindestens 24 Stunden vergangen sein, bevor ein ergotaminhaltiges Präparat oder ein anderer 5-HT1-Rezeptoragonist verabreicht wird. Umgekehrt sollten mindestens 24 Stunden zwischen der Anwendung eines ergotaminhaltigen Präparates und der Einnahme von Naratriptan liegen. Empfohlene Anwendung: im Alter zwischen 18 und 65 Jahren.

💬 Nehmen Sie das Formigran® möglichst gleich beim Auftreten der Migränekopfschmerzen. Sollten die Kopfschmerzen später zurückkommen, können Sie frühesten vier Stunden nach der ersten Tabletteneinnahme eine weitere Dosis einnehmen. Während einer Attacke dürfen aber innerhalb von 24 Stunden nicht mehr als zwei Tabletten angewendet werden.

💬 Andere Triptane sollten möglichst erst 24 Stunden nach der Formigran®-Einnahme angewendet werden.

Tab. 3.14 Dosierungen von Naratriptan

Dosis Erwachsene	Dosis Kinder
Einzeldosis: 2,5 mg; Tagesmaximaldosis: 5 mg	Zugelassen ab 18 Jahre

Die Filmtabletten werden unzerkaut mit Wasser eingenommen.

3.10.4 Neben-, Wechselwirkungen und Kontraindikationen

Nebenwirkungen

> Es kann sein, dass Sie nach der Einnahme müde werden oder Ihnen heiß wird.

— Die häufigsten Nebenwirkungen von Naratriptan sind Magen-Darm-Beschwerden wie Übelkeit, Erbrechen, Unwohlsein oder auch Durchblutungsproblematiken die zu Müdigkeit, Hitzegefühl, Kribbeln, Schwindel, Schläfrigkeit, Schweregefühl unterschiedlicher Körperteile führen.

— Gelegentlich kommt es zur Verlangsamung des Herzschlages (Bradykardie) oder auch dem Gegenteil zu Beschleunigung des Herzschlages (Tachykardie). Es können auch Sehstörungen, Schmerzen, Druck- oder Engegefühl auftreten.

— Zu den seltenen Nebenwirkungen zählen anaphylaktische Reaktionen, Entzündung eines Dickdarmabschnitts aufgrund mangelnder Durchblutung (ischämische Kolitis), Hautausschlag, Nesselsucht, Juckreiz, sowie Schwellungen im Gesicht des Unterhautzellgewebes (Gesichtsödeme).

— Sehr selten treten Verkrampfungen der Herzkranzgefäße (koronare Vasospasmen), Angina, Myokardinfarkt oder mangelnde Durchblutung der Gliedmaßen auf.

— Personen die gegen Sulfonamide allergisch sind, können auch auf Naratriptan allergisch reagieren.

— Das Arzneimittel enthält Lactose und kann bei empfindlichen Personen zu Unverträglichkeiten führen.

> Sollten nach der Einnahme von Naratriptan Brustschmerzen oder ein Engegefühl auftreten, das länger als zwei Stunden anhält, dann suchen Sie bitte Ihren Arzt auf.

Hinweis

Sollten während der Einnahme von Naratriptan Symptome wie Druck- und Engegefühl oder Schmerzen in unterschiedlichen Körperteilen einschließlich Brustkorb, Hals und Nacken länger als zwei Stunden andauern oder besonders intensiv auftreten (insbesondere die Brustschmerzen), muss sofort eine ärztliche Untersuchung durchgeführt werden!

Wechselwirkungen

> Nehmen Sie andere Medikamente ein? Ein Johanniskrautpräparat vielleicht?

Die gleichzeitige Einnahme von Naratriptan verändert bei folgenden Wirkstoffen die Wirkung:

— Johanniskraut oder Antidepressiva (selektive Serotonin-Wiederaufnahme-Hemmer wie z. B. Citalopram, Fluoxetin, Paroxetin, Fluvoxamin und Sertralin): können möglicherweise zu häufigeren Nebenwirkungen führen.

— Orale Kontrazeptiva erhöhen das Schlaganfall-Risiko.

Aber auch die Wirkung von Naratriptan kann sich durch die Einnahme anderer Substanzen verändern:

— Arzneimittel, die wie Naratriptan aktiv über die Niere ausgeschieden werden. Naratriptan kann deren Ausscheidung hemmen und die Wirkung möglicherweise verstärken.

Kontraindikationen

- Herzinfarkt in der Vorgeschichte, ischämische Herzkrankheit, Prinzmetal-Angina/koronare Vasospasmen, periphere vaskuläre Erkrankungen, Patienten mit Symptomen oder Anzeichen einer ischämischen Herzkrankheit. Schlaganfall oder vorhergehende ischämische Attacken (TIA) in der Krankheitsgeschichte.
- Bluthochdruck, Schwere Nieren- oder Leberfunktionsstörungen.

3.11 Beratung bei der Abgabe von Kombinationspräparaten

Für die Selbstmedikation von Kopfschmerzen haben sich neben Monopräparaten auch Kombinationspräparate als wirksam erwiesen. Laut der Deutschen Migräne- und Kopfschmerzgesellschaft gibt es allerdings abgesehen von der Fixkombination aus Acetylsalicylsäure, Paracetamol und Coffein keine weitere Präparatekombination mit einem ausreichenden Wirksamkeitsbeleg. Kontrovers beurteilt wird bei Kombinationspräparaten aber, dass Neben- und Wechselwirkungen schlechter abschätzbar sind als bei Monopräparaten. Des Weiteren wird der Zusatz von Coffein von einigen Experten kritisch bewertet, da die anregende Wirkung eine zu häufige Anwendung und dadurch möglicherweise eher einen Medikamenteninduzierten Kopfschmerz begünstigen könnte. Gleichzeitig liegen aktuelle Studien zur schnelleren Wirksamkeit dieser Wirkstoffkombination vor.

3.11.1 Wirkungsweise

Analgetika mit Coffein: Dass Coffein die analgetische Wirkung von Acetylsalicylsäure zu steigern vermag, entspricht seit langem allgemeiner klinischer Empirie. Die konkrete Datenlage zur Wirksamkeit dieser Kombination ist hingegen nach wie vor widersprüchlich.

Die günstige Wirkung von Coffein bei vasomotorischen Kopfschmerzen ist durch eine Kontraktion von Hirngefäßen und Senkung des Liquordrucks bedingt.

ASS mit Vitamin C: Es konnte nachgewiesen werden, dass Vitamin C vor Schleimhautschäden durch ASS schützt. Vitamin C ist Säurespender und setzt die Brausereaktion in Gang. Es aktiviert so die Auflösung der ASS bereits im Wasser. Dadurch gelangt die Acetylsalicylsäure schon gelöst in den Magen. Dies garantiert eine schnelle Wirkstoffanflutung und eine gute Verträglichkeit. Außerdem verlangsamt Vitamin C die Salicylat-Ausscheidung in den Nieren, sodass bei dieser Kombination höhere Salicylat-Plasmaspiegel resultieren.

Kombination verschiedener Analgetika: Wenn auch der genaue Wirkmechanismus noch unklar ist, verstärkt doch Paracetamol in einer Reihe von pharmakologischen Modellen die Wirkung von ASS additiv. Gleichzeitig schwächt die Acetylsalicylsäure die Hepatotoxizität des Paracetamols ab.

Nehmen Sie Herz- oder Blutdruckmedikamente ein? Dann sollten Sie kein Formigran® einnehmen.

Coffein verengt die Gefäße im Kopf und nimmt so den Druck.

Vitamin C macht das Präparat verträglicher und schneller wirksam.

💬 Durch den Zusatz von Vitamin C wirkt das Aspirin schneller als der Wirkstoff alleine.

Gepufferte Brausetabletten: Der Puffer bildet das Natrium-Salz der ASS und führt zur vollständigen Auflösung. Daraus resultiert ein schnellerer Wirkungseintritt. Durch Ionisierung der ASS kommt es außerdem zur schnellen Resorption im Dünndarm. Die rasche Magenentleerung der gepufferten Lösung und die damit verbundene kurze Kontaktzeit des Wirkstoffs mit der Magenschleimhaut führen zu einer guten Verträglichkeit.

3.11.2 Handelspräparate und Indikationen

Tab. 3.15 Kombinationsanalgetika

Handels-präparat	Wirkstoff	Indikation	Besonder-heiten
Aspirin® Plus C	400 mg ASS, 240 mg Vitamin C (Pufferung mit Natriumcitrat/Zitronensäure führt zu einem pH-Wert der Lösung von 5,2–5,5)	Leichte bis mäßig starke Schmerzen; Fieber	Gepufferte Brausetablette mit schnellem Wirkeintritt und guter Verträglichkeit, Vitamin C verbessert die Verträglichkeit
Doppel Spalt® Compact	500 mg Acetylsalicylsäure, 50 mg Coffein	Leichte bis mäßig starke Schmerzen	Schnellerer Wirkeintritt als die Einzelsubstanz
Thomapyrin® Medium, Prontopyrin®	400 mg Paracetamol, 50 mg Coffein		
Vivimed® mit Coffein	333 mg Paracetamol; 50 mg Coffein		
Thomapyrin® Classic, Saridon®	250 mg Acetylsalicylsäure, 200 mg Paracetamol, 50 mg Coffein	Akute leichte bis mäßig starke Schmerzen	Keine Angabe
Thomapyrin® Intensiv, Spalt® plus Coffein N, Melabon®	250 mg Acetylsalicylsäure, 250 mg Paracetamol, 50 mg Coffein.	Akute Behandlung von leichten bis mäßig starken Kopfschmerzen der Migräne mit und ohne Aura und von Spannungskopfschmerzen.	Schnellere und verstärkte Wirkung

💬 Durch das enthaltene Coffein wirkt das Arzneimittel schneller. Sie können auch versuchen, bei Beginn Ihrer Kopfschmerzen zunächst eine Tasse Kaffee oder ein Glas Cola zu trinken, manchmal genügt alleine das Coffein um die Schmerzattacke abzufangen.

3.11.3 Dosierung und Einnahmehinweise

Tab. 3.16 Dosierungen von Kombinationsanalgetika

Handels-präparat	Dosis Erwachsene	Dosis Kinder	Vorsicht
Aspirin® Plus C	>12 Jahre 1–3 x 1–2 BTA	9–12 Jahre 1–3 x 1 BTA im Abstand von 4–8 Stunden	Harnsäureausscheidung ↓, Analgetika-Nephropathie, Magen-Darm-Beschwerden, Nieren- oder Leberinsuffizienz, Stillzeit, Antikoagulanzien, Analgetika Asthma, Alkohol meiden
Doppel Spalt® Compact	1–3 x 1 Tbl. im Abstand von 6 Stunden; max. Tagesdosis 6 Tbl.	>12 Jahre siehe Erw.	Harnsäureausscheidung ↓, Magen-Darm-Beschwerden, Leberschäden
Spalt® plus Coffein N	1–3 x 1–2 Tbl. im Abstand von 4–8 Stunden	>14 Jahre, siehe Erw.	Harnsäureausscheidung ↓, Analgetika-Nephropathie, Magen-Darm-Beschwerden, Leberschäden
Thomapyrin® Classic	Max. Tagesdosis 3 x 2 Tbl.	>12 Jahre 1–3 x 1–2 Tbl. im Abstand von 4–8 Stunden	Harnsäureausscheidung ↓, Analgetika-Nephropathie, Magen-Darm-Beschwerden, Leberschäden
Thomapyrin® Medium	1–4 x 1 Tbl., max. Tagesdosis 4 Tbl.	>12 Jahre siehe Erw.	Nieren- od. Leberinsuffizienz, Stillzeit

💬 Lösen Sie die Brausetabletten in einem ganzen Glas Wasser auf.

💬 Frühestens nach sechs Stunden können Sie eine weitere Tablette einnehmen.

💬 Bei starken Kopfschmerzen können Sie davon gleich zwei Tabletten auf einmal schlucken.

Tab. 3.16 Dosierungen von Kombinationsanalgetika (Fortsetzung)

Handels-präparat	Dosis Erwachsene	Dosis Kinder	Vorsicht
Thomapyrin® Intensiv	1–3 x 1–2 Tbl. im Abstand von 4–8 Stunden, max. Tagesdosis 3 x 2 Tbl.; evtl. in Flüssigkeit gelöst	> 12 Jahre siehe Erw.	Eisenmangelanämie, Störungen des Säure-Basen-Haushaltes, Natrium- und Wasserretention
Vivimed® mit Coffein	3–4 x 1–2 Tbl., max. Tagesdosis 5 Tbl.; unter ärztl. Überwachung 8 Tbl.	> 12 Jahre siehe Erw.	Nieren- od. Leber-insuffizienz, Stillzeit

3.11.4 Neben-, Wechselwirkungen und Kontraindikationen

ASS + Vitamin C am Beispiel von Aspirin® Plus C
Nebenwirkungen

💬 Da Sie Asthmatiker sind, empfehle ich Ihnen ein Präparat, das besser für Sie geeigneter ist.

- Selten: vor allem bei Asthmastikern, Überempfindlichkeitsreaktionen (Anfälle von Atemnot, Hautreaktionen).
- Sehr selten: Magen- und Darm-Beschwerden wie Magenschmerzen, Mikroblutungen sowie Übelkeit, Erbrechen und Durchfälle.
- In Einzelfällen: Leber- und Nierenfunktionsstörungen, Hypoglykämie sowie besonders schwere Hautreaktionen.

Kontraindikationen

💬 Sind Sie Asthmatiker, nehmen Sie blutverdünnende oder harnsäuresenkende Arzneimittel ein? Haben Sie Probleme mit Magen oder Darm?

- Magen- und Darmgeschwüre, krankhaft erhöhte Blutungsneigung.
- Darf nur unter ärztlicher Kontrolle angewendet werden bei: Überempfindlichkeit gegen andere Entzündungshemmer/Antirheumatika oder andere allergene Stoffe, gleichzeitiger Therapie mit gerinnungshemmenden Arzneimitteln (z. B. Cumarinderivate, Heparin – mit Ausnahme niedrigdosierter Heparin-Therapie), Asthma bronchiale, chronischen oder wiederkehrenden Magen- oder Zwölffingerdarmbeschwerden sowie bei Magen- und Darmgeschwüren, vorgeschädigter Niere, schweren Leberfunktionsstörungen.
- Vorsicht bei Patienten mit erhöhten Harnsäurespiegeln.
- Wegen Vitamin C nur mit ärztlicher Rücksprache bei: Oxalat-Nierensteinen, Thalassämie (seltene Form der Blutarmut), Hämochromatose (Eisenspeicherkrankheit).

ASS + Coffein am Beispiel von Doppel Spalt® Compact

Nebenwirkungen

— Magen-Darm-Beschwerden wie Magenschmerzen und Mikroblutungen, Übelkeit, Erbrechen, Durchfälle, Magenblutungen und Magengeschwüre, bei Asthmatikern Anfälle von Atemnot, Hautreaktionen, Schlaflosigkeit, innerer Unruhe, Herzrasen, Reizbarkeit, Zittern.

— Bei länger dauernder oder chronischer Anwendung: Kopfschmerzen, Schwindel, Erbrechen, Ohrensausen, Sehstörungen oder Schlafstörungen sowie Eisenmangel/Blutarmut.

Kontraindikationen

— Magen- und Darmgeschwüre, krankhaft erhöhte Blutungsneigung.

— Nur unter ärztlicher Kontrolle anwenden bei: Überempfindlichkeit gegen andere Entzündungshemmer, Schmerz- und Rheumamittel, gleichzeitiger Einnahme von gerinnungshemmenden Arzneimitteln, Asthma, chronischen oder wiederkehrenden Magen- oder Zwölffingerdarmbeschwerden, vorgeschädigter Niere, schweren Leberfunktionsstörungen, Kindern und Jugendlichen mit Fieber.

ASS + Paracetamol + Coffein am Beispiel von Thomapyrin® Classic

Nebenwirkungen

— Häufig: gastrointestinale Beschwerden wie Sodbrennen, Übelkeit, Erbrechen, Bauchschmerzen, Mikroblutungen, Schwindel, Nervosität.

— Gelegentlich: Durchfall, Blähungen, Herzklopfen, Hautreaktionen.

— Selten: Magen-Darm-Blutungen oder -Geschwüre, Entzündung der Speiseröhre, Erhöhung bestimmter Leberwerte, Herzrasen, Überempfindlichkeitsreaktionen wie Dyspnoe, Erythema multiforme, Hypotension, anaphylaktischer Schock, Quincke-Ödem, vermehrtes Schwitzen, Zittern, Erregung, Erschöpfung.

Kontraindikationen

— Überempfindlichkeit gegen Salicylate oder NSAID, Magen-Darm-Geschwüre, krankhaft erhöhte Blutungsneigung, schwere Leber- oder Nierenfunktionsstörung, schwere unkontrollierte Herzinsuffizienz.

— Gleichzeitige Behandlung mit 15 mg oder mehr Methotrexat/Woche.

— Schwangerschaft im letzten Trimenon, Kinder und Jugendliche bis zwölf Jahren.

Paracetamol + Coffein am Beispiel von Thomapyrin® Medium

Nebenwirkungen

— Selten: leichter Anstieg bestimmter Leberenzyme (Serumtransaminasen); Hautrötungen.

🗨 Bitte bedenken Sie: Wenn Sie die Tabletten abends einnehmen, könnte es sein, dass Sie aufgrund des Coffeins nicht so leicht einschlafen.

🗨 Es ist durchaus möglich, dass Ihre Blähungen durch das Schmerzmittel ausgelöst werden. Leiden Sie denn häufiger unter dieser Luft im Bauch oder wirklich nur nach der Einnahme des Schmerzmittels?

Kontraindikationen

🗨 Haben oder hatten Sie bisher eine Lebererkrankung? Ich frage deshalb, weil Sie dann kein Paracetamol einnehmen sollten.

- Bekannte Überempfindlichkeit gegen Paracetamol, Coffein oder einen der sonstigen Bestandteile, schwere Beeinträchtigung der Leberfunktion.
- Kinder und Jugendliche bis zwölf Jahren.

ASS hochdosiert + Paracetamol + Coffein am Beispiel von Thomapyrin® Intensiv

Nebenwirkungen

- Häufig: gastrointestinale Beschwerden, wie Magenschmerzen, Mikroblutungen.
- Gelegentlich: Übelkeit, Erbrechen und Durchfälle.
- Selten: gastrointestinale Blutungen und Ulzerationen, Überempfindlichkeitsreaktionen (Hautrötung, Exantheme).

Kontraindikationen

- Bekannte Überempfindlichkeit gegen einen der Bestandteile oder Salicylate, Magen-Darm-Ulzera, erhöhte Blutungsneigung.
- Letzte drei Monate der Schwangerschaft, Kinder und Jugendliche bis zwölf Jahre.

🗨 Da Sie regelmäßig diverse Medikamente einnehmen müssen, empfehle ich Ihnen im Hinblick auf die Verträglichkeit ein Kopfschmerzmedikament, das nur einen Wirkstoff enthält.

Langzeitanwendung von Kombinations-Analgetika

Für die Langzeitanwendung der fixen Kombination aus ASS, Paracetamol und Coffein gilt: bei gleichzeitiger Exposition mit nephrotoxischen Substanzen (Methotrexat, Aciclovir, Sulfonamide, ACE-Hemmer), vorbestehender Nierenschädigung, genetischer Disposition könnte die Einnahme des Kombipräparates zu einem erhöhten Erkrankungsrisiko für eine Analgetika-Nephropathie führen. Bei abruptem Absetzen nach längerem hochdosiertem, nicht bestimmungsgemäßem Gebrauch von Analgetika können Kopfschmerzen sowie Müdigkeit, Muskelschmerzen, Nervosität und vegetative Symptome auftreten.

Wechselwirkungen der Kombinationsarzneimittel

Kontrovers beurteilt wird bei Kombinationspräparaten, dass Neben- und Wechselwirkungen schlechter abschätzbar sind als bei Monopräparaten. Coffein:

🗨 Die gleichzeitige Einnahme von Schilddrüsenmedikamenten und einem Coffeinpräparat kann zu Herzrasen oder sogar Herzstolpern führen.

- Wirkt antagonistisch zu: sedativen Wirkstoffen wie z. B. Barbituraten, Antihistaminika.
- Wirkt verstärkend bei: tachykarden Wirkungen von z. B. Sympathomimetika, Thyroxin: Gefahr von Herzrhythmusstörungen.
- Hemmt die Ausscheidung von Theophyllin: Gefahr der Wirkverstärkung.
- Erhöht das Abhängigkeitspotenzial von Substanzen vom Typ des Ephedrin.

— Coffeinabbau wird beschleunigt durch: Barbiturate, Rauchen.
— Coffeinabbau wird gehemmt durch: orale Kontrazeptiva, Cimetidin, Disul-firam.
— Bei Lebererkrankung: Gefahr der übermäßigen Coffein-Ansammlung im Blut.
— Bei Schilddrüsenüberfunktion: Gefahr der Coffein-Nebenwirkungen.
— Bei Krankhafter Angstneigung: Gefahr der Verstärkung.

ASS + Paracetamol + Coffein- Anwendung nur nach Rücksprache mit dem Arzt bei:

— Bei gleichzeitiger Therapie mit: oralen Antikoagulanzien, Thrombo-zytenaggregationshemmern, Heparin, Thrombolytika.
— Asthma bronchiale, Heuschnupfen, Nasenpolypen, Überempfindlich-keit gegen NSAID o. a. allergene Stoffe, akute, chronische und wieder-kehrende Magen- oder Darmbeschwerden, Magen-Darm-Geschwüre in der Vergangenheit, Magen-Darm-Blutungen oder -Durchbrüche, Nieren- oder Leberfunktionsstörungen oder vorgeschädigte Niere, Glucose-6-Phosphatdehydrogenase-Mangel, Gilbert-Syndrom, vor Operationen, Hyperthyreose.

> 💬 Es könnte sein, dass diese Tabletten einen Asthmaanfall auslösen, ich empfehle Ihnen daher ein Kopfschmerzmittel ohne ASS.

Wechselwirkungen von Acetylsalicylsäure und Paracetamol: siehe Kap. 3.5 und Kap. 3.7.

3.11.5 Bewertung der Studienlage

Aussagekräftige Vergleichsstudien zur Verträglichkeit von rezeptfreien Analge-tika bei bestimmungsgemäßer Anwendung liegen nach wie vor nur wenige vor. Die kontrollierten Studien zum Wirksamkeitsnachweis sind häufig wenig ge-eignet, Daten über die Akutanwendung hinaus zu generieren, da die Fallzahlen zu gering sind. Sicherheits- und Verträglichkeitsstudien schließen üblicherweise mehrere tausend oder zehntausend Patienten ein. Bisher liegt lediglich eine Studie vor, mit der die Verträglichkeit von ASS, Ibuprofen und Paracetamol bei kurzfristiger Anwendung (bis zu sieben Tage) verglichen worden ist. Paraceta-mol und Ibuprofen zeigten eine vergleichbare Verträglichkeit, die der von ASS signifikant überlegen war.

> 💬 Laut wissenschaftlichen Er-kenntnissen sind Paracetamol und Ibuprofen besser verträglich als ASS.

Laut aktuellsten Aussagen ist die Gefahr des Medikamenteninduzierten Kopfschmerzes nicht davon abhängig, ob ein Mono- oder Kombipräparat ein-genommen wird. Entscheidendes Kriterium ist die Häufigkeit der Einnahme, wovon sich auch die Empfehlung der Fachgesellschaften ableitet, Analgetika nicht länger als drei Tage hintereinander und nicht häufiger als an zehn Tagen pro Monat anzuwenden.

Bei der wissenschaftlichen Recherche zu Kombischmerzpräparaten stößt man jedoch immer wieder auf konträre Aussagen, je nach aktuellster Studienlage. Deshalb hier einige Anmerkungen aus der Fachpresse: »Wir wissen inzwischen, dass Kombinationspräparate nicht so schlecht sind wie ihr Ruf«, äußert sich Dr. Jansen (dgk).

Das in Kombinationsmitteln enthaltene Coffein verbessert die Wirkung der anderen Schmerzsubstanzen, sodass in einem Kombipräparat von jedem Stoff weniger gebraucht wird, um einen schmerzlindernden Effekt zu erzielen. »Das hat natürlich einen positiven Einfluss auf die Rate der Nebenwirkungen, die vermutlich geringer sein wird«, laut Dr. Fiebich, der Untersuchungen mit Coffein an der Universitätsklinik Freiburg durchführte.

»Auch die Angst vor Nierenschäden ist bei den modernen Kombinationsmitteln mit Acetylsalicylsäure, Paracetamol und Coffein nicht nötig« (Dr. Jansen, dgk). Früher, berichtet der Schmerztherapeut, wurden die beobachteten Nierenprobleme durch den Wirkstoff Phenacetin hervorgerufen. In den heutigen Mitteln ist dieser Stoff durch Paracetamol ersetzt, eine Schmerzsubstanz, die sogar für Kinder empfohlen ist (Aussage der dgk).

»Die klassische Analgetika-Nephropathie ist gut 20 Jahre nach der Rücknahme von Phenacetin vom Analgetika-Markt verschwunden, obwohl Kombinationsanalgetika mit dem Hauptmetaboliten Paracetamol weiterhin populäre und häufig gebrauchte Medikamente sind« (Firma Thomae).

Von einigen Experten wird Coffein in Kombipräparaten kritisch bewertet. Diese warnen vor einer zu häufigen Anwendung des Arzneimittels aufgrund der anregenden Wirkung des Coffeins, die möglicherweise zu einem Medikamenteninduzierten Kopfschmerz führen könnte. Auch wenn es aufgrund theoretischer Überlegungen angenommen werden kann, wird aufgrund des derzeitigen Erkenntnismaterials ein eigenständiges Missbrauchspotenzial von Coffein in Kombination mit Acetylsalicylsäure oder Paracetamol nicht belegt. (Fachinformation Thomapyrin® Classic). Die Coffeindosis bei 3–4 Tabletten eines Kombipräparates entspricht etwa 150–200 mg, bei der noch keine Entzugserscheinungen auftreten. Da der Coffeinzusatz wirkverstärkend und wirkungsbeschleunigend ist, sind Kombinationen damit als sinnvoll zu beurteilen und wurden daher auch von der DMKG in die Empfehlung für die Migränebehandlung aufgenommen.

Eine in Deutschland durchgeführte Studie ergab, dass die Kombination von ASS, Paracetamol und Coffein wirksamer ist als die Kombination ohne Coffein und wirksamer als die Einzelsubstanzen (www.dmkg.de /migräneleitlinien 2008). In einer großen, randomisierten, doppelblinden Studie wurden 1750 Patienten einbezogen. Im primären Zielkriterium »Zeit bis zum Erreichen einer 50-prozentigen Schmerzreduktion« zeigte sich die überlegene Wirksamkeit von zwei Tabletten der fixen Kombination aus ASS + Paracetamol + Coffein gegenüber 1000 mg ASS, 1000 mg Paracetamol, der Kombination ASS und Paracetamol sowie gegenüber 100 mg Coffein und Placebo. Zu folgenden Wirkstoffen

Die Angaben, ob Präparate mit nur einem Wirkstoff besser verträglich sind oder solche mit einer Wirkstoffmischung werden immer wieder unterschiedlich diskutiert und beurteilt. Zum einen gilt die Aussage, dass Kombipräparate schneller wirken, zum anderen sind durch unterschiedliche Stoffe auch unterschiedliche Kriterien zu beachten, wer solche Mittel nicht anwenden sollte. Da von den einzelnen Substanzen in Kombis eine geringere Menge benötigt wird, ist allerdings auch das Auftreten von Nebenwirkungen eher geringer.

bzw. Wirstoffkombinationen liegen keine klinisch relevanten Therapiestudien vor: Ibuprofen-Lysinat, ASS + Coffein, ASS + Vitamin C.

3.12 Beratung bei Kopfschmerzmitteln für Kinder

Das Durchschnittsalter der ersten Selbstmedikation für Schmerzen liegt heute bei 9,2 Jahren. Kopfschmerzen bei Kindern unter sechs Jahre und Migräne bei Kindern sind grundsätzlich ein Fall für den Arzt.

Als Beratungsgrundlagen für die Kopfschmerzempfehlung bei Kindern gelten die unter den einzelnen Wirkstoffen erläuterten Angaben. Zu beachten sind die Dosierung, die Auswahl einer geeigneten Applikationsform und das Zulassungsalter der jeweiligen Wirkstoffe.

💬 Können Sie sich eine Ursache für die Schmerzen vorstellen? Leidet Ihr Kind häufiger unter Kopfschmerzen? Auf jeden Fall sollten Sie die Kopfschmerzen vom Arzt abklären lassen. Die Eigenbehandlung von Kopfschmerzen bei Kindern ist nicht sinnvoll.

💬 Schmelztabletten zerfallen auf der Zunge bei Speichelkontakt. Die kann Ihr Kind auch einnehmen, wenn es Probleme mit dem Tablettenschlucken hat. Zum Entnehmen aus der Packung öffnen Sie bitte lediglich die Folie. Beim Herausdrücken würden die dünnen Plättchen zerbrechen.

Tab. 3.17 Analgetika für Kinder

Handelspräparat	Wirkstoff	Zugelassen ab	Hinweise
Nurofen® Fieber Saft	Ibuprofen	6. Lebensmonat	Nach Anbruch 6 Monate haltbar
Nurofen® Schmelztbl.	Ibuprofen	6 Jahre	–
Benuron® 75 mg Saft	Paracetamol	6. Lebensmonat	Nach Anbruch 12 Monate haltbar
Aspirin®	ASS	12 Jahre	Cave: Reye-Syndrom
Dolormin® für Frauen Tbl.	Naproxen	12 Jahre	–
Voltaren® Dolo Tbl.	Diclofenac	15 Jahre	–
Formigran® Tbl.	Naratriptan	18 Jahre	–

3.13 Medikamentöse Alternativen

Die Nachfrage der Kunden nach Alternativen Behandlungsmöglichkeiten steigt. Laut einer Umfrage der TNS Healthcare GmbH vom Juni 2008 sind 66% der Befragten gegenüber alternativen Heilmethoden wie der Homöopathie aufgeschlossen. Grundlegende Kenntnisse über alternative Arzneimittel sollten deshalb in jeder Apotheke parat sein. Abzustecken wo die Grenzen in der Anwendung solcher Methoden im Einzelfall liegen, ist sicher nicht immer eine leichte Herausforderung an das pharmazeutische Personal.

3.13.1 Anthroposophische Medikation

💬 Welche Einstellung haben Sie zu alternativen Medikamenten? Wäre es für Sie eine Möglichkeit, Ihre Kopfschmerzbehandlung durch ein natürliches Arzneimittel auf besonders verträgliche Art zu ergänzen?

In der anthroposophischen Medizin werden zu den naturwissenschaftlichen auch geisteswissenschaftliche Erkenntnisse berücksichtigt. Sie sieht den Menschen als Einheit aus Körper, Seele und Geist. Gemäß der anthroposophischen Menschen- und Naturkenntnis führt ein Ungleichgewicht der funktionellen Dreigliederung des Organismus zu bestimmten Krankheitsbildern. Bei der Migräne sind die Prozesse des Stoffwechsels zu sehr in das Nerven-Sinnessystem verschoben.

Kephalodoron® ist ein anthroposophisches Arzneimittel gegen Migräne, dessen Inhaltsstoffe die Störungen des Stoffwechsels ausgleichen sollen. Die drei Hauptbestandteile sind Eisen, Schwefel und Kieselsäure, in spezifischer Form und Aufbereitung. Diese greifen in folgende Prozesse ein:

- Eisen in das rhythmische System.
- Schwefel regt die nötigen Stoffwechselprozesse an.
- Kieselsäure in gestörte Prozesse im Nervensystem.

Tab. 3.18 Anthroposophisches Kopfschmerzmittel Kephalodoron®

Handelspräparat	Wirkstoff	Indikation
Kephalodoron®	Eisen, Schwefel, Kieselsäure	— Gefäßbedingte Kopfschmerzen, — Migräne, — Beschwerden nach Gehirnerschütterung, — nervöse Erschöpfungszustände

Wirkungsweise

💬 Kephalodoron® enthält drei Wirkstoffe, die sich in ihrer Anwendung unterstützen. Die bei der Migräne durchlässigen Gefäße im Gehirn werden abgedichtet und Stoffwechselprozesse positiv beeinflusst.

Bei entzündlichen Reaktionen, wie sie z. B. auch bei einer Migräne an den Blutgefäßen im Gehirn auftreten können, bewirkt Quarz eine Abgrenzung zur Umgebung hin. Die bei einem Migräneanfall zu durchlässig gewordenen Blutgefäße werden dadurch wieder »abgedichtet« und die Stoffwechselvorgänge geordnet.

Eisen hat über die Atmung Bezug zu allen rhythmischen Vorgängen im Organismus und stellt ein Bindeglied zwischen Stoffwechselprozessen und Atmung dar. Es verstärkt die Mitte und wirkt so ausgleichend auf die einseitig in den Kopf verschobenen Stoffwechselvorgänge. Der mit dem Eisen in Form von Eisensulfat (Ferrum sulfuricum) verbundene Schwefel stellt die Verbindung zu den Stoffwechselprozessen her, indem er die Proteinbiosynthese und das Ausscheiden von Stoffwechselprodukten fördert.

Anwendung

Bei schweren Verlaufsformen hat sich sowohl die Gabe als Basisprophylaxe als auch als Anfallsmedikation bewährt, die dann mit weiteren entsprechenden, individuellen oder krankheitstypischen Heilmitteln aus der biologischen Medizin/anthroposophischen Medizin ergänzt werden können. Es ist durchaus erfolgversprechend möglich, Kephalodoron® sowohl mit Basistherapeutica als auch Anfallstherapeutica der Schulmedizin (so z. B. als Stufenschema mit Triptanen) zu kombinieren.

Kephalodoron® eignet sich nur begrenzt zur Behandlung von Spannungskopfschmerzen, es kann im Einzelfall aber durchaus ein Behandlungsversuch gemacht werden. Gleiches gilt für die Behandlung von Migräne und Spannungstypkopfschmerzen im Kindes- und Jugendalter. Voraussetzung ist auch in der Medizin des Kindes- und Jugendalters eine exakte Diagnose. Kephalodoron® ist für die Behandlung der Migräne sowohl als Anfalls- als auch Intervalltherapeutikum für die Migräne im Kindes- und Jugendalter zugelassen. Auch hier ist ein Ansprechen gegeben, was jedoch bei der hohen Variabilität der Migräne im Kindes- und Jugendalter häufig eine individuelle Ergänzung und Ausbau der Therapie benötigt.

Tab. 3.19 Dosierungen von Kephalodoron®

Dosis Erwachsene und Jugendliche ab 12 Jahre	Dosis Kinder ab 5 Jahre*
1–3 mal täglich 1–2 Tabletten	1–3 mal täglich 1 Tablette

*Sollte bei Kindern unter fünf Jahren wegen nicht ausreichend dokumentierter Erfahrungen nicht angewendet werden.

Die Tabletten werden unzerkaut mit Wasser eingenommen.
Die Behandlung einer akuten Erkrankung sollte nach zwei Wochen abgeschlossen sein. Tritt innerhalb von drei Tagen keine Besserung ein, ist ein Arzt aufzusuchen. Die Dauer der Behandlung chronischer Erkrankungen erfordert eine Rücksprache mit dem Arzt.

> **Hinweis**
>
> Beim Zerkauen der Tabletten kann es, bedingt durch den Gehalt an Eisen, zu einer Verfärbung der Zähne kommen und Metallgeschmack auftreten.

💬 Sie können Kephalodorn gut mit Ihren anderen Schmerzmitteln kombinieren um auf verträgliche Weise den Effekt zu verstärken.

💬 Sie können es prophylaktisch oder für den akuten Anfall verwenden. Dazu schlucken Sie bei Bedarf 1–2 Tabletten unzerkaut.

💬 Kephalodoron enthält Eisen, was bei längerer Anwendung zu einer Verfärbung der Zähne führen kann. Um einen metallischen Geschmack zu vermeiden, nehmen Sie die Tabletten am besten nach einer Mahlzeit.

💬 Als Nebenwirkung könnte evtl. Magendrücken auftreten. In diesem Fall sollte man auf eine niedrigere Dosierung ausweichen.

💬 Nehmen Sie gelegentlich Magentabletten ein? Kephalodorn sollte nicht gleichzeitig mit Aluminium, Calcium oder Magnesium eingenommen werden. Diese können die Wirksamkeit von Kephalodoron® beeinträchtigen. Verzichten Sie bitte auch auf schwarzen Tee, Kaffee, Milch und Alkohol, wenn Sie Kephalodoron® einnehmen.

Nebenwirkungen

— Weizenstärke kann Überempfindlichkeitsreaktionen hervorrufen.
— Während der Anwendung ist aufgrund des Eisengehaltes evtl. Dunkelfärbung des Stuhls möglich.
— Bei magenempfindlichen Patienten kann es in seltenen Fällen Druckgefühl (in diesem Fall sind Kephalodoron® 0,1 % Tabletten vorzuziehen).

Wechselwirkungen

— Eisenhaltige Arzneimittel behindern die Resorption von Tetracyclinen.
— Folgende Stoffe vermindern die Aufnahme von Eisen: Aluminium-, calcium- und magnesiumhaltige Antazida und Colestyramin, Schwarzer Tee, Kaffee, Milch oder Alkohol.
— Kephalodoron® sollte deshalb nicht zusammen mit diesen Flüssigkeiten und während einer Behandlung mit tetracyclinhaltigen Arzneimitteln eingenommen werden.

Bewertung der Studienlage

Leider liegen bisher keine Grundlagenuntersuchungen vor, wie Kephalodoron® an den 5-HT-(Serotonin)-rezeptoren bzw. im trigemino-vaskulären System tätig ist. Ebenso liegen leider bisher keine genauen Daten über die positiven Veränderungen im Informations- und Aufmerksamkeitsbereich als auch in den rhythmischen Prozessen des Organismus vor. Die klinische Erfahrung zeigt jedoch, dass es bei positivem Ansprechen der Patienten bei gesicherter klinischer Migräne, zu Remission von Anfallsintensität, Anfallshäufigkeit und verbesserter Lebensqualität kommt; und es lassen sich deutliche Verbesserungen in der Informationsverarbeitung, Stressbewältigung und Stabilität im Hinblick auf Ernährungs- und emotionale Reize ausmachen.

3.13.2 Schüßler-Salze

Vor weit mehr als 100 Jahren machte Dr. Schüßler die Entdeckung, dass Krankheiten entstehen, wenn der Mineralstoffhaushalt der Zellen gestört ist. Dr. Schüßler gründete seine Therapie infolgedessen auf insgesamt zwölf Mineralsalze, die er als »Funktionsmittel« bezeichnete. Der Grund hierfür: Sie erfüllen wesentliche Funktionen im Körper und sind geeignet, eine Vielzahl von Funktionsstörungen zu beseitigen. Schüßler hat Mineralsalze als Heilmittel entdeckt, die sehr viel mehr bewirken können als die Mineralstoffe in unserer Nahrung: Sie normalisieren Fehlfunktionen des Organismus, regen bestimmte Körperfunktionen an oder regulieren sie.

Anwendung und Dosierung

💬 Bei akuten Schmerzen können Sie in ganz kurzen Abständen bis zu alle fünf Minuten von diesen Tabletten lutschen, bis eine Besserung eingetreten ist.

Erwachsene: 1–3-mal täglich 1 Tablette. Nach dem Eintritt einer Besserung sollte die Häufigkeit der Einnahme reduziert werden. Bei akuten Schmerzen: alle fünf Minuten eine Tablette. Werden mehrere Mittel angewendet, sind diese im Wechsel einzunehmen.

Tab. 3.20 Schüßler-Salze® bei Kopfschmerz

Handelspräparat	Kopfschmerzart
Nr. 3 Ferrum phosphoricum D 12	Kopfschmerzen, bei drückenden Schmerzen mit Blutandrang zum Kopf, Schwindel, häufig mit Übelkeit, Erbrechen und Sehstörungen
Nr. 5 Kalium phosphoricum D 6	Kopfschmerzen, bei nervösen Kopfschmerzen mit Reizbarkeit, Schlaflosigkeit nach geistiger Überanstrengung und Ärger
Nr. 8 Natrium chloratum D 6	Kopfschmerzen, nach erschöpfenden Krankheiten und schlechtem Schlaf, Kopfschmerz von früh morgens bis zum Abend, auch bei Mädchen in den Entwicklungsjahren
Nr. 11 Silicea D 12	Kopfschmerzen, besonders nach geistiger Überarbeitung, auch »Schulkopfschmerz«, vor allem geeignet für überempfindliche, schwächliche Menschen
Nr. 10 Natrium sulfuricum D 6	Kopfschmerzen, vor allem im Zuge von Verdauungsstörungen, Verschlimmerung durch Bewegung und unter Lichteinwirkung
Nr. 9 Natrium phosphoricum D 6	Kopfschmerzen, nach übermäßigem Alkoholgenuss mit Übelkeit und saurem Aufstoßen

Um das treffendste Schüßler-Salz für Sie auszuwählen, sollten Sie mir Ihre Beschwerden genauer beschreiben. Wie fühlt sich der Schmerz an? Wann tritt er auf? Was können Sie mir noch dazu sagen?

Sie sollten die Tabletten eine halbe Stunde vor oder nach dem Essen einnehmen und vorzugsweise langsam im Mund zergehen lassen. So können die Arzneistoffe ohne Umwege direkt über die Mundschleimhaut aufgenommen werden.

Kinder: Kleinkinder bis zum 6. Lebensjahr erhalten nicht mehr als die Hälfte der Erwachsenendosis, Kinder zwischen dem 6. und 12. Lebensjahr erhalten nicht mehr als zwei Drittel der Erwachsenendosis.

Hinweis

Die Tabletten sollten einen langen Schleimhautkontakt haben und daher im Mund zergehen. Es können bis zu drei Tabletten auf einmal eingenommen werden. Bei kleinen Kindern empfiehlt es sich, die Tablette vor der Einnahme in etwas Wasser aufzulösen.

Achtung: Schüßler-Salze enthalten Lactose und Weizenstärke (Ausnahme: Schüßler karto – hier ist die Weizenstärke durch Kartoffelstärke ersetzt) und sind eingeschränkt anwendbar bei Lactose- und Glutenintoleranz.

Sie können die Tabletten bei Unverträglichkeiten in Wasser lösen. Die Tagesdosis der Tabletten sollten in drei Portionen eingeteilt werden. Nehmen Sie einen Schluck in den Mund und halten Sie diesen einen Moment lang. Die Flüssigkeit kann wieder ausgespuckt werden.

3.13.3 Homöopathie

Einzelmittel

Zur Auswahl des treffendsten Mittels ist eine ausführliche Anamnese anzuraten. Lässt sich der Schmerztyp nicht eindeutig auf ein Einzelmittel charakterisieren, lässt die Anwendung eines Komplexmittels einen breiteren Effekt offen.

🗨 Wenn ich Sie richtig verstehe, sind die Kopfschmerzen durch die Aufregung über Ihren Nachbarn aufgetreten? Es gibt ein homöopathisches Medikament, das exakt bei der von Ihnen beschriebenen Symptomatik eingesetzt wird. Wie stehen Sie zur Homöopathie? Ist das für Sie eine Behandlungsmöglichkeit?

🗨 Um das treffendste Mittel für Sie auszuwählen, sollten Sie mir Ihren Kopfschmerz noch näher beschreiben. Wie fühlt sich Ihr Kopfschmerz an? Tritt er nur auf einer Kopfseite auf? Bekommen Sie plötzlich Schmerzen oder bahnen sie sich an? Haben Sie Begleiterscheinungen? Wann treten Ihre Kopfschmerzen auf?

Tab. 3.21 Homöopathische Einzelmittel bei Kopfschmerz

Handelspräparat	Arzneimittelbild
Argentum nitricum D 12	Kopfschmerz als Folge von Gefühlserregung; in ängstlicher Unruhe; dyspeptische Störungen; Durchfall; Schmerz eher links
Belladonna D 6	Kopfschmerz beginnt oder endet plötzlich. Meist roter, heißer Kopf mit kalten Extremitäten und wellenartigen, pulsierenden, hämmernden Schmerzen. Begleitet von Lichtempfindlichkeit
Bryonia D 6	Kopfschmerz als Folge von Zorn; Ärger, Magen- Darm- Störung; Schwindel; drückender, berstender Schmerz (Stirn), eher links; geringste Bewegung verschlimmert, Ruhe bessert
Cimicifuga D 6	Meist linksseitiger Kopfschmerz mit stechenden Augenschmerzen und Schwindel; oft von der Halswirbelsäule ausgehend, mit schmerzhaften Muskelverhärtungen; schlechter morgens und während der Regel
Cyclamen D 6	Kopfschmerz mit Sehstörungen (mit Flimmern und Funken); Beginn morgens, steigert sich zum Erbrechen Schwindel; Schwäche; Patient will allein sein
Gelsemium D 12	Kopfschmerz mit Schwindel oder Sehstörung. Kopfschmerzen strahlen vom Nacken und Hinterkopf bis zur Stirn aus. Der Patient fühlt sich müde und energielos. Die Schmerzen verschlimmern sich bei Bewegung.
Glonoinum D 6	Kopf fühlt sich groß und schwer an; Blutandrang zum Kopf; Sehstörungen; Übelkeit; Erbrechen; kann keine Hitze am Kopf ertragen; schlechter durch Treppensteigen
Ignatia D 12	Kummer und Schreckmittel: Kummer bereitet Kopfzerbrechen. Schmerzen, als ob ein Nagel durch den Kopf getrieben würde. Paradoxe Reaktionen: Kopfschmerz bessert sich beim Bücken

Tab. 3.21 Homöopathische Einzelmittel bei Kopfschmerz (Fortsetzung)

Handelspräparat	Arzneimittelbild
Iris D 6	Kopfschmerz als Folge geistiger Anstrengung, »Sonntags-migräne«. Bei Kopfschmerzen und Migräne, die in Phasen der Entspannung auftreten. Häufig verbunden mit Übelkeit und saurem Aufstoßen
Kalium bichromicum D 4	Kopfschmerz in Folge von Sinusitis; Absonderung von zähem, gelb-grünem Schleim
Lachesis D 12	Kopfschmerz im Klimakterium; pulsierender Schmerz im ganzen Kopf; schlimmer nach Bewegung, beim Aufwachen
Natrium chloratum D 30	Kopfschmerz als Folge von Kummer, will keinen Trost, anfangs Flimmern vor Augen, später Übelkeit und Erbrechen
Nux Vomica D 6	Kopfschmerz mit Übelkeit. Ursachen für den Kopfschmerz sind meist Stress und eine ungesunde Lebensweise (z. B. Katerkopfschmerz)
Pulsatilla D 12	Kopfschmerz als Folge von Sorgen, Schreck, Schlafmangel; Schmerz wechselt oft die Stelle; Ruhe und Wärme verschlechtern (in D 6: auch bei Kopfschmerz in Schwangerschaft und Stillzeit)
Ruta D 6	Kopfschmerz als Folge von Augenüberanstrengung mit heißen und schmerzenden Augen; Schmerz stechend, wie von einem Nagel
Sanguinaria D 6	Kopfschmerz breitet sich vom Hinterkopf zur Stirn aus, setzt sich meist rechts über dem Auge fest; sehr starke Schmerzen, als ob die Augen herausgedrückt würden; Übelkeit, Erbrechen; besser durch Hinlegen
Sepia D 30	Kopfschmerz in Schwangerschaft, Stillzeit, Klimakterium; berstende Kopfschmerzen; stechend-bohrend über dem rechten Auge
Silicea D 6	Kopfschmerz in Folge chronischer Sinusitis
Spigelia D 6	Bei neuralgischen Schmerzen, die besonders halbseitig und in der linken Gesichtshälfte auftreten

Das homöopathische Mittel der Wahl bei Katerkopfschmerz ist Nux vomica. Lutschen Sie im Bedarfsfall stündlich eine Tablette, allerdings nicht häufiger als sechsmal. Bei Kopfschmerzen, die auf eine Augenüberanstrengung zurückzuführen sind, hilft Ruta auf homöopathische Weise.

Anwendung und Dosierung von Einzelmitteln

Erwachsene: Bei akuten Beschwerden können die Potenzen D 3–D 6 stündlich bzw. 3–4x täglich 5 Tropfen, 5 Globuli oder eine Tablette eingenommen werden. Die Einnahme sollte nicht häufiger als 6x täglich erfolgen. Wichtig ist bei Eintritt einer Besserung die Häufigkeit der Einnahme zu reduzieren. Von D-12-Potenzen werden 1–2x täglich je 5 Tropfen, 5 Globuli oder eine Tablette eingenommen.

Kinder: Zwischen 6. und 12. Lebensjahr erhalten Zweidrittel der Erwachsenendosis. Die Häufigkeit der Gaben ist nach Dauer der Mittelwirkung und Heftigkeit der Beschwerden zu variieren. Tropfen enthalten Alkohol und sind daher für Kleinkinder, Alkohol- und Leberkranke nicht geeignet.

> **Hinweis**
>
> Die homöopathischen Arzneimittel lässt man langsam im Mund zergehen. Ein Abstand von 15–30 Minuten zu Essen und Trinken ist empfehlenswert. Während der Behandlung sind ätherische Öle, Menthol, Campher, wie auch Kaffee weitestgehend zu meiden.

Komplexmittel

Bei den Arzneimitteln der Pentarkan®-Reihe handelt es sich um homöopathische Komplexmittel, die aus einer Kombination von maximal fünf Einzelmitteln bestehen. Diese Einzelmittel sind in ihrer Kombination sorgfältig auf ein bestimmtes Anwendungsgebiet abgestimmt und unterstützen und ergänzen sich in ihrer Wirkung.

Die Pentarkan®-Reihe stellt zwei Präparate zur Kopfschmerz-Behandlung zur Verfügung, die in Absprache mit dem behandelnden Arzt als alleinige Therapie oder auch ergänzend zur schulmedizinischen Behandlung eingesetzt werden können.

Tab. 3.22 Komplexmittel gegen Kopfschmerzen bzw. Migräne

Organotropes Komplexmittel	Indikation	Zusammensetzung
Cyclamen Pentarkan®	Migräneartige Kopfschmerzen	Cyclamen D 3, Cimicifuga D 3, Gelsemium D 3, Iris D 2, Sanguinaria Ø
Spigelia Pentarkan® D	Kopfschmerzen	Spigelia D 3, Belladonna D 3, Glonoinum D 5, Nux vomica D 3, Secale cornutum

Im Akutfall lutschen Sie stündlich eine Tablette. Danach sollten Sie eine viertel Stunde lang weder essen noch trinken. So ist die vollständige Aufnahme des Mittels in die Mundschleimhaut gewährt.

Um die optimale Wirkung des homöopathischen Medikamentes zu nutzen, sollten Sie die Tabletten dreimal täglich lutschen und danach ca. eine viertel Stunde weder Essen noch Trinken. So hat das Mittel möglichst lange Schleimhautkontakt und ideale Voraussetzungen für seine Aufnahme.

Der Vorteil von Komplexmitteln liegt darin, dass in diesen Präparaten mehrere verschiedene homöopathische Arzneistoffe enthalten sind, die sich in ihrer Wirkung ergänzen und dem Arzneimittel ein breiteres Wirkspektrum ermöglichen.

Dosierung und Anwendung von Komplexmitteln

Beide Arzneimittel sind in Tropfenform erhältlich und werden bei akuten Beschwerden stündlich (5–10 Tropfen, max. 12-mal täglich) bis zum Eintritt einer Besserung genommen. Mit dem Abklingen der Beschwerden kann die Häufigkeit der Einnahme auf 1–3-mal täglich reduziert werden. Bei chronischen Beschwerden sollten 1–3-mal täglich 5–10 Tropfen eingenommen werden. Sollten sich die Symptome unter der Behandlung nicht innerhalb kurzer Zeit deutlich bessern bzw. sogar noch verschlimmern, muss in jedem Fall ein Arzt hinzugezogen werden!

> Bei heftigen Beschwerden können Sie stündlich zwischen fünf und zehn Tropfen einnehmen. Sollten die Kopfschmerzen durch die Einnahme nicht besser oder sogar schlimmer werden, suchen Sie bitte einen Arzt auf.

Bewertung der Studienlage

Die Aussage der DMKG lässt wenig Glauben an die Wirksamkeit der homöopathischen Migränetherapie: »Die Homöopathie ist auf Grundlage evidenzbasierter Studien nicht wirksam. In randomisierten placebokontrollierten Studien fanden sich konsistent negative Ergebnisse« (Leitlinie der DMKG 2008)

3.13.4 Lokale Hautreizung

Die lokale Hautreizung mittels Wärme oder bestimmter Wirkstoffe ist eine unterstützende Maßnahme, die sich gerade bei Spannungskopfschmerz bewährt hat.

Tab. 3.23 Medikamente zur lokalen Hautreizung

Handels-präparat	Wirkstoff	Indikation	Warnhinweis
Euminz®	Pfefferminzöl	Zur äußerlichen Anwendung bei leichten und mittelschweren Kopfschmerzen vom Spannungstyp	Nicht anwenden bei Allergie gegen Pfefferminzöl
Migrastick®	Pfefferminzöl, Lavendelöl	Kopfschmerzen, Krämpfe, Migräne, Kühlung	Keine Angabe
Aconit Schmerzöl®	Eisenhut, Kampfer	Bei schmerzhaften Verspannungen und Gelenkbeschwerden	Erdnussöl kann in seltenen Fällen örtlich begrenzte Hautreaktionen (Kontaktdermatitis) hervorrufen

> Euminz® enthält reines Pfefferminzöl. Es beeinflusst die Kopfhautgefäße und besitzt einen kühlenden und Muskulatur entspannenden Effekt. Und ist bei beginnenden Spannungskopfschmerzen sehr gut zum Abfangen des Schmerzes geeignet.

Euminz®

Euminz® kann auch bei häufig auftretendem Spannungskopfschmerz angewendet werden. Durch Einwirkung auf Kälte- und Schmerzrezeptoren bzw. auf den Blutfluss in den Kopfhautkapillaren blockiert Euminz® den Schmerz, entspannt die Muskulatur und steigert den Blutfluss in der Kopfhaut.

🗨 Tragen Sie Euminz® mit dem Applikator gleichmäßig auf Stirn und beide Schläfen auf. Sollte etwas von dem Öl in Auge oder Nase gelangen spülen Sie am besten gleich mit Wasser, um ein Brennen zu vermeiden.

Anwendung: Soweit nicht anders verordnet, wird Euminz® bei Erwachsenen und Kindern ab sechs Jahren mit Hilfe des Applikators gleichmäßig auf Stirn und Schläfen aufgetragen. Der Vorgang des Auftragens kann bei Bedarf mehrmals im Abstand von jeweils 15 Minuten wiederholt werden. Ob die mehr als dreimalige Anwendung das Schmerzgeschehen beeinflusst, wurde bisher nicht untersucht. Tritt innerhalb von zwei Stunden nach Beginn des Auftragens keine Besserung ein, sollte die Behandlung abgebrochen werden. Der aufgesetzte Applikator mit seinem Pumpmechanismus ermöglicht eine gleichmäßige Dosierung. Nach jedem Gebrauch verhindert ein Dichtungssystem das Austrocknen der Lösung. Ein durch Make-up verschmutzter Applikator kann mit lauwarmem Wasser leicht gereinigt werden.

🗨 Sie können den Applikator mit lauwarmem Wasser von Make-up-Spuren befreien.

Nebenwirkung: Es kann Brennen oder eine Rötungen der Haut auftreten, die nach gründlichem Abspülen mit Wasser abklingen. In seltenen Fällen kann Pfefferminzöl auch allergische Hautreaktionen hervorrufen. Euminz® darf nicht auf Schleimhäute oder verletzte Haut aufgetragen werden. Nicht in die Augen bringen. Bei Kontakt mit Augen oder Schleimhäuten sollte mit reichlich lauwarmem Wasser gespült werden.

🗨 Euminz® darf nicht auf offene Stellen aufgetragen werden. Sollten Sie es in die Augen bringen, spülen Sie sofort mit viel Wasser nach.

Migrastick®

Der durch Migrastick® bewirkte Massagedruck und der Kälteeffekt lindern Schmerzen, die bei Kopfschmerzen und Migräne auftreten.
Die Wirkbestandteile sind:
- Pfefferminzöl: krampflösend, hemmt Wirkung der Schmerzbotenstoff.
- Lavendelöl: schmerzstillend, erfrischend und krampflösend.

🗨 Neben dem krampflösenden Pfefferminzöl enthält der Migrastick entspannendes Lavendelöl.

Anwendung: Mehrmals täglich auf Stirn, Schläfen und Nacken in kreisförmigen Massagebewegungen auftragen.

Aconit Schmerzöl® von Wala

Aconit Schmerzöl durchwärmt sanft die Schulter- und Rückenmuskulatur mit den Kräften des Eisenhuts (Aconitum napellus) und echten Kampfers. Der Duft nach Lavendel entspannt und beruhigt. Das Erdnussöl zieht schnell ein. Die Anwendungsgebiete leiten sich ab von der anthroposophischen Menschen- und Naturerkenntnis. Es wird angewendet zur Anregung des Wärmeorganismus und Integration von Stoffwechselprozessen bei schmerzhaften entzündlichen Erkrankungen, die vom Nerven-Sinnes-System ausgehen, z. B. Nervenschmer-

🗨 Aconit erwärmt nur sanft die Muskulatur. Es lässt sich durch die fettende Grundlage auch gut mittels leichter Massage auf die Haut auftragen. Es ist bei Nervenschmerzen besonders geeignet. Tragen Sie es ruhig dreimal am Tag auf.

zen (Neuralgien), Nervenentzündungen (Neuritiden), Gürtelrose (Herpes zoster), rheumatische Gelenkerkrankungen.

Anwendung: Aconit Schmerzöl wird 1–3-mal tgl. in kreisenden Bewegungen auf die Schmerzstelle (pro Anwendung ca. 1–3 ml Öl) aufgetragen.

3.14 Medikamentöse Prophylaxe mit OTC-Arzneimitteln

3.14.1 Beratung bei der Abgabe von Pestwurz-Extrakt

Das Phytopharmakon Pestwurz-Extrakt (Petadolex®) wird zur medikamentösen **Prophylaxe** bei Migräne verwendet.

Wirkungsweise

Die stark krampflösende, schmerzstillende und entzündungshemmende Wirkung der Pestwurz (Petasites hybridus) wird schon seit der Antike erwähnt, doch bis heute sind nicht alle Inhaltsstoffe der Heilpflanze hinsichtlich ihres Beitrags zur Wirkung genau bekannt. Als bedeutende Inhaltsstoffe wurden Petasin und Isopetasin (zwei Sesquiterpene) identifiziert. In experimentellen Studien konnte gezeigt werden, dass diese Sesquiterpene glatte Muskelzellen entspannen können. Außerdem besitzen beide Substanzen entzündungshemmende Eigenschaften, sie hemmen die Leukotrien- und Prostaglandinsynthese.

Petadolex senkt die Zahl der Migräneanfälle im Durchschnitt um 58 Prozent, damit wird auch der Verbrauch von Akutschmerzmitteln erheblich verringert. Die offiziellen ärztlichen Leitlinien der Deutschen Migräne- und Kopfschmerzgesellschaft (DMKG) und der Deutschen Gesellschaft für Neurologie (DGN) empfehlen den Pestwurzextrakt zur vorbeugenden Behandlung der Migräne.

> 🗨 Petadolex® enthält einen Extrakt aus der Pflanze Pestwurz. Dieser Extrakt wirkt krampflösend, schmerzstillend und entzündungshemmend. Die Hauptwirkstoffe wirken erwiesenermaßen entspannend auf die Muskulatur. Es wird deshalb sowohl bei Migräne als auch gegen Spannungskopfschmerzen von der DMKG empfohlen.

Handelspräparate und Dosierungen

Zur Vorbeugung von Migräneanfällen sollte die Einnahme über mindestens sechs Monate durchgeführt werden. Nach sechs Monaten kann auch nach Absetzen des Arzneimittels die Wirkung weiter anhalten. Bei wieder zunehmender Migräne kann erneut ein Behandlungszyklus durchgeführt werden. Eine Senkung der Anfallshäufigkeit tritt bei kurmäßiger Einnahme häufig bereits nach vier Wochen auf, manchmal erst nach sechs bis acht Wochen.

Auch Kinder können Pestwurz unbedenklich einnehmen. Für Kinder ist zurzeit ist allerdings kein Fertigarzneimittel zugelassen. Die Wirksamkeit ist auch für Kinder durch Studien belegt und mit folgenden Dosierungen ermittelt: Kinder im Alter von 6–9 Jahre erhalten 2 x 25 mg Pestwurzextrakt (spiss. e. rad.) täglich. Nach 1–2 Monaten kann die Menge auf 3 x 25 mg täglich erhöht werden, wenn eine stärkere Wirkung notwendig ist. Kinder im Alter von 10–12 Jahre nehmen täglich 2 x 50 mg. Nach 1–2 Monaten kann die Menge auf 3 x 50 mg täglich erhöht werden, wenn eine stärkere Wirkung notwendig ist. (Pothmann R; Danesch U, 2005)

Um eine Aussage über die Wirksamkeit bei Ihren Beschwerden machen zu können, ist es wichtig dass Sie die Tabletten mindestens über sechs Monate in einer Dosierung von zweimal eine Kapsel täglich einnehmen. Die Anfallshäufigkeit nimmt frühestens vier Wochen nach Beginn der Therapie ab.

Sollte Ihnen über einen längeren Zeitraum häufig übel sein oder Sie fühlen sich heftig abgeschlagen und appetitlos, dann suchen Sie bitte unverzüglich Ihren Arzt auf. Er wird dann Ihre Leberwerte überprüfen.

Nehmen Sie das Präparat am besten zum Essen ein, damit es sich mit der Mahlzeit vermischen kann. So vermeiden Sie unangenehmes Aufstoßen des Pflanzenextraktes.

Tab. 3.24 Anwendung von Petadolex®

Indikation	Dosis Erwachsene
Spasmoanalgetikum bei Migräne, Spannungskopfschmerz, Nacken- und Rückenschmerzen, Asthma	1. Monat: 3 x 1 Kapsel täglich; 2. bis 6. Monat: 2 x 1 Kapsel täglich; bester Behandlungserfolg bei: 3 x 1 Kapsel täglich über 6 Monate.

Neben-, Wechselwirkungen und Kontraindikationen

Nebenwirkungen

- Ein ähnliches Präparat wurde in der Schweiz vom Markt genommen, weil einzelne schwere Hepatopathien mit ihm im Zusammenhang gebracht wurden. Diese Bewertung ist jedoch stark umstritten; insgesamt wird das Präparat gut vertragen. In seltenen Fällen können leichte Magenbeschwerden, z. B. Magendrücken auftreten.
- Bei Anwendung über mehr als vier Wochen sollten die Leberwerte (Transaminasen) in Zeiträumen von 4–6 Wochen kontrolliert werden.
- Eine Anwendung der Ganzdroge, z. B. als Teeaufguss, ist wegen des hohen Gehalts an Pyrrolizidinalkaloiden nicht möglich.

Hinweis

Bei Aufstoßen kann der charakteristische natürliche Geschmack des Pflanzenextraktes gelegentlich als störend empfunden werden. Daher nimmt man Pestwurz am besten zu den Mahlzeiten ein.

Kontraindikation

- Bei Leberfunktionsstörungen (z. B. durch Leberentzündungen, chronischen Alkoholmissbrauch) sollte das Arzneimittel nicht angewendet werden, weil die seltene, durch das Arzneimittel ausgelöste Leberentzündung gegebenenfalls nicht vom Verlauf einer Leberfunktionsstörung unterschieden werden kann.

Wechselwirkungen

Wechselwirkungen sind nicht bekannt.

Zulassung: Mitte Juli 2009 ist die Zulassung für das Arzneimittel Petadolex (Inhaltsstoff Pestwurz-Extrakt) erloschen. Grund ist die Anpassung des Auszugsmittels an den Stand der Technik (von Dichlormethan wird auf CO_2 umgestellt). Das Bundesinstitut für Arzneimittel und Medizinprodukte (BfArM) beurteilt den CO_2-Extrakt in Petadolex als ein anderes Arzneimittel und verlangt eine komplette Neuzulassung wie für einen neuen chemischen Wirkstoff. Petadolex ist weiterhin über die internationale Apotheke erhältlich.

Bewertung der Studienlage

Petadolex® zeigte in einer offenen und einer doppelblinden Studie eine Reduktion der Attackenhäufigkeit. Die Anzahl der Patienten mit einer mindestens 50%igen Reduktion der Migräneattacken unter Pestwurz ist größer als unter Mutterkraut. Die Responderrate liegt von Pestwurz in dem Bereich, der auch von Propranolol und Topiramat erreicht wird. Das Gleiche gilt auch für die Reduktion der Attackenfrequenz. Somit ist Pestwurzextrakt vergleichbar wirksam wie die beiden am meisten verschriebenen chemischen Wirkstoffe.

Durch die Einnahme von Petadolex® treten Migräneattacken nicht mehr so oft auf.

3.14.2 Beratung bei der Abgabe von Mutterkraut

Mutterkraut wird als pflanzliches Migräneprophylaktikum der zweiten Wahl eingesetzt.

Wirkungsweise

Im englischen Sprachraum heißt Mutterkraut (Tanacetum parthenium) »feverfew« (weil es zur Fiebersenkung angewandt wird), bei uns ist Mutterkraut aufgrund der Ähnlichkeit mit Kamille auch als Mutterkamille oder falsche Kamille bekannt. Es wird in der Naturheilkunde zu unterschiedlichen Zwecken eingesetzt, in den letzten 20 Jahren jedoch überwiegend zur Behandlung von Kopfschmerzen. Seit dem 18. Jahrhundert behandelten Engländer mit Mutterkraut Kopf- und Zahnschmerzen, weshalb es auch »Aspirin der Engländer« genannt wird. Als Wirksamkeit bestimmend gilt das Panthenolid, ein Sesquiterpelacton, und ca. 20 weitere meist bitter schmeckende Sesquiterpenlactone, sowie Flavonglykoside und Flavone.

Mutterkraut wird in England schon sehr lange als natürliches Mittel gegen Kopfschmerzen eingesetzt.

Mutterkraut hemmt die Synthese von proinflammatorischen Substanzen wie Leukotrienen, Prostaglandinen und Interleukinen. Es wird darüber hinaus angenommen, dass Mutterkraut die Thrombozytenaggregation hemmt, die glatte Muskulatur entspannt und Eigenschaften eines Serotonin-Agonisten besitzt.

Welche pharmakologischen Mechanismen gerade für die Migräneprophylaxe verantwortlich sind, ist noch unklar.

Auch wenn man die genauen Mechanismen noch nicht kennt, weiß man, dass Mutterkraut an verschiedenen Stellen in die Migräneentstehung eingreift. Es verhindert z. B. die Bildung bestimmter Botenstoffe, die für die Auslösung einer Attacke verantwortlich sind und es wirkt entspannend auf die Muskulatur.

Anwendung: Nehmen Patienten täglich 100 mg (entspricht 0,5 mg Parthenolid) Mutterkrautextrakt ein, mildert der Extrakt die Anzahl und Schwere der Migräneanfälle und verbessert außerdem die Begleiterscheinungen wie Übelkeit, Schwindel und Erbrechen. Diese Effekte treten aber erst nach längerer Anwendung auf. Daher empfiehlt die DMKG das Mutterkraut lediglich als Migräneprophylaktikum der zweiten Wahl. Fertigarzneimittel mit Mutterkraut gibt es nur in Großbritannien und in der Schweiz, in Deutschland ist es nur als homöopathisches Arzneimittel im Handel.

Mutterkraut verringert die Anzahl und Schwere von Migräneanfällen. Allerdings tritt die Wirkung erst nach längerer Anwendung auf. Es gibt andere Prophylaktika, die schneller greifen.

Handelspräparate und Dosierungen

Tab. 3.25 Fertigarzneimittel mit Mutterkraut

Handelspräparat	Inhalt	Bezugsland
MigraHerb®	100 mg Extrakt	Großbritannien
Arkocaps Partenelle®	200 mg Krautpulver	Schweiz
Cefagran®	Urtinktur Chrysanthemum parthenium ex herba (in Tabletten)	Deutschland
Nemagran®	Urtinktur Chrysanthemum parthenium ex herba (in Tropfen)	Deutschland

Neben-, Wechselwirkungen und Kontraindikationen

Nebenwirkungen

— Nebenwirkungen sind relativ selten, manchmal allerdings heftig: Bauchschmerzen, Verdauungsbeschwerden und Schwindel.

— Nach Langzeitanwendung entwickeln sich bei manchen Patienten Aphthen und Entzündungen der Mundschleimhaut.

Kontraindikation

— Mutterkraut ist bei Schwangeren und Stillenden kontraindiziert, Kleinkinder sollten kein Präparat mit dieser Pflanze erhalten.

— Allergikern gegen Korbblütler ist von der Anwendung abzuraten.

Bewertung der Studienlage

Mutterkraut als CO_2-Extrakt war in zwei Studien marginal wirksam. In dieser Form ist das Medikament allerdings in Deutschland kommerziell nicht erhältlich. Der Einsatz anderer Formen von Mutterkraut ist nicht untersucht und kann nicht empfohlen werden (Zitat aus www. dmkg.de Migräneleitlinien 2008).

Es liegen bisher sieben Studien zur Migräneprophylaxe durch Mutterkraut vor. Nahezu alle diese Studien weisen gravierende Mängel bezüglich des Studiendesigns und der Fallzahlen auf. Streng genommen liegt daher nur eine einzige Studie nach IHS-Kriterien vor, die eine Wirksamkeit von Mutterkraut gezeigt hat. Allerdings profitieren nur Patienten mit mehr als vier Migräneattacken pro Monat.

Im Normalfall werden die Mutterkrautpräparate gut vertragen. In seltenen Fällen kann es zu Magendarmbeschwerden kommen. Wenn das Präparat sehr lange angewendet wird, können im Mund Entzündungen ausgelöst werden.

3.14.3 Beratung bei der Abgabe von Mikronährstoffen

Migräniker leiden erwiesenermaßen unter einem Mangel an den Mikronähr-stoffen Magnesium, Vitamin B_2 und Coenzym Q_{10}. Enthalten sind diese z. B. in Nüssen, Milch- und Getreideprodukten, Eiern, Fleisch, Fisch und grünem Ge-müse. Eine ausgewogene Ernährung alleine scheint das Defizit bei Migränikern nicht auszugleichen. Die positive Auswirkung einer konzentrierten Einnahme dieser Mikronährstoffe auf Anfallshäufigkeit und Attackenstärke wiederum ist durch Studien belegt.

Ein Migränepatient hat er-wiesenermaßen im Gehirn ein Defizit an Magnesium, Vitamin B_2 und Coenzym Q_{10}. Dabei handelt es sich um Dosierungen, die al-leine durch abwechslungsreiche Ernährung nicht ausgeglichen werden können.

Wirkungsweise

Riboflavin (Vitamin B_2): Eine Störung des mitochondrialen Energiestoffwech-sels wird aufgrund einer Reihe von Befunden mit der Entstehung von Migräne in Zusammenhang gebracht. Tatsächlich weisen Migränepatienten einen Man-gel an Vitamin B_2 auf. Riboflavin spielt eine zentrale Rolle im zerebralen Energiestoffwechsel. Vitamin B_2 wird für die Synthese von FMN (Flavinmono-nukleotid) und FAD (Flavinadenindinukleotid) benötigt. Beide Moleküle fun-gieren als prostethische Gruppen für die Multiproteinkomplexe I (NADPH-Dehydrogenase) bzw. II (Succinat-Dehydrogenase) in der mitochondrialen Atmungskette.

Durch die Einnahme von Riboflavin ist eine Verbesserung der zerebralen Energiegewinnung und damit verbunden eine Linderung der Migräne zu er-warten.

Magnesium: Magnesium spielt eine wichtige Rolle bei zahlreichen physiologi-schen Prozessen, die Auswirkung auf die Pathophysiologie von Migräne haben können (Vasokonstriktion, Plättchenhemmung, Serotoninausschüttung, Neu-rorezeptor-Modulationen). Tatsächlich finden sich im Blut sowie im Gehirn von Migränepatienten deutlich niedrigere Magnesiumkonzentrationen als bei Gesunden. Zahlreiche Untersuchungen bestätigen den Zusammenhang von Migräneattacken mit einem Defizit an Magnesium. Es ist bekannt, dass niedrige Magnesium-Spiegel zur Öffnung der Calciumkanäle führen; es kommt folglich zu einer Freisetzung von Glutamat und einer Aktivierung des NMDA-Rezep-tors. Magnesium beeinflusst auch den Serotonin-Rezeptor sowie die Bildung und Freisetzung von NO. Der Multiproteinkomplex V (ATP-Synthase), der in der oxidativen Phosphorylierung der mitochondrialen Atmungskette Energie in Form von ATP bildet, benötigt Magnesium zur Funktion. Da die Atpase der Atmungskette also magnesiumabhängig ist, kann ein Magnesiummangel zu einer Störung der zerebralen Energiegewinnung in den Mitochondrien führen (siehe Abb. 3.4). Aufgrund dieser theoretischen Grundlage wurden einige Sup-plementierungsstudien mit Magnesium durchgeführt, was zu einer Empfehlung als Migräneprophylaktikum durch die neurologische Gesellschaft geführt hat.

Die Effektivität der Vorbeu-gung von Migräneattacken durch die Einnahme von Magnesium ist erwiesen. Die empfohlene Ta-gesmenge liegt bei ca. 600 mg. Diese Menge kann der Köper häufig nicht auf einmal aufneh-men. Verteilen Sie diese Dosie-rung deshalb besser über den Tag. Falls Sie Durchfall bekom-men, sollten Sie die Tagesdosis reduzieren, bis Sie wieder nor-malen Stuhl haben. Eventuell kann später noch einmal ein Anlauf auf eine höhere Dosie-rung unternommen werden. Erste positive Effekte von Mag-nesium auf die Attackenhäufig-keit oder Intensität können durchaus erst nach einem hal-ben Jahr auftreten.

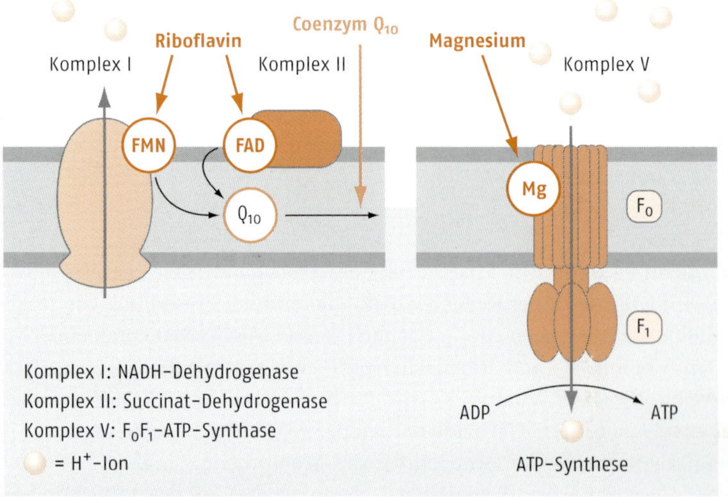

Abb. 3.4 Mikronährstoffe im mitochondrialen Energiestoffwechsel. Weber + Weber 2010

🗨 Bei Migränepatienten tritt ein Magnesiumdefizit im Gehirn auf. Da Magnesium gerade im Kopfbereich in diverse Funktionen eingreift, wirkt sich die Einnahme von ausreichenden Mengen dieses Minerals positiv auf die Kopfschmerzneigung aus.

🗨 Dabei wirkt Magnesium nicht nur positiv auf die Migräneattacken. Es ist ein wichtiger Baustein für jegliche Muskeltätigkeit und es macht auch stressresistenter.

🗨 Coenzym Q_{10} ist ein Stoff, der im Körper selbst hergestellt wird. Im Alter lässt diese Produktion nach. Bei Migränepatienten weiß man mittlerweile, dass ein Defizit an Q_{10} besteht. Da diese vitaminähnliche Substanz eine wesentliche Rolle im Energiestoffwechsel spielt, nutzt man die Einnahme als Prophylaxe um den bei der Migräne gestörten Stoffwechsel positiv zu beeinflussen.

Wirkungen von Magnesium

— Cofaktor für die Energiegewinnung mittels ATP-Synthase.
— Wirkt Gefäßspasmen entgegen.
— Beeinflusst die Serotoninrezeptoren.
— Hemmt Entzündungsmediatoren.

Auch der entspannende und vegetativ ausgleichende Effekt wirkt sich meist günstig auf die Kopfschmerzneigung aus. Im Übrigen ist Magnesium reichlich in grünen Gemüsearten, Nüssen und Hülsenfrüchten enthalten, sodass auch eine vollwertige Ernährung zumindest unterstützend Mangelerscheinungen vorbeugen kann.

Hinweis

In mehreren Studien hat sich Magnesium bei Kopfschmerz/Migräne als günstig erwiesen, jedoch nur in hoher Dosierung.

Coenzym Q_{10}: Coenzym Q_{10} oder Ubichinon ist eine vitaminähnliche Verbindung, die der Körper selbst aus Phenylalanin oder Tyrosin synthetisieren kann. Q_{10} wird vor allem bei Stoffwechselvorgängen benötigt, die einen hohen Energieverbrauch aufweisen. Der Gehalt an Q_{10} in den Körperzellen nimmt jedoch im Laufe des Alterns, aber auch bei Krebs oder nach Statineinnahme ab. Q_{10} ist wie Riboflavin für den Elektronenfluss in der mitochondrialen Atmungskette verantwortlich und spielt eine wichtige Rolle in der Energiegewinnung. Angesichts des gestörten mitochondrialen Energiestoffwechsels bei Migräne wird eine Wirksamkeit bei der Migräneprophylaxe postuliert.

Handelspräparate und Dosierungen

Die Kapseln sind mit etwas Flüssigkeit zu oder nach einer Mahlzeit einzunehmen, Granulatbeutel oder Brausetabletten werden in einem ganzen Glas Wasser gelöst. Orthoexpert Migräne Granulat kann auch in Orangensaft gelöst werden (siehe auch Tab. 3.26).

Neben-, Wechselwirkungen und Kontraindikationen

Nebenwirkungen und Wechselwirkungen

- Vitamin B_2 ruft eine unbedenkliche gelbe Färbung des Urins hervor.
- Magnesium: Durch die hohe Dosierung können breiige Stühle und Völlegefühl auftreten. Magnesiumpräparate vermindern die Aufnahme von Eisen, Fluorverbindungen und Antibiotika aus der Arzneistoffgruppe der Tetracycline. Daher sollte zwischen der Einnahme dieser Medikamente und Magnesiumpräparaten eine Pause von ein bis zwei Stunden eingehalten werden.
- Migravent®: Bei Nierenfunktionsstörung sollte Migravent nicht angewendet werden.

> Vitamin B_2 hat einen leicht bitteren Geschmack und verursacht eine harmlose Gelbfärbung des Urins. Magnesium verwertet Ihr Körper effektiver, wenn Sie die Menge in zwei Portionen zu unterschiedlichen Tageszeiten trinken.

Bewertung der Studienlage

Riboflavin: Neben zwei offenen Studien mit positivem Ausgang sind zwei randomisierte placebokontrollierte Studien mit Riboflavin publiziert. Die erste Studie von Schoenen et al. wurde mit 55 Patienten durchgeführt, die Behandlung erfolgte mit 400 mg Riboflavin über drei Monate (Schoenen, J, Jacquy, J, Lenaerts, M, 1998). Während es unter Placebo zu keiner Verbesserung der Migräneattacken kam, konnten diese unter Riboflavin statistisch signifikant um zwei Attacken gesenkt werden. Bei 59 % der Patienten wurde die Zahl der Migränetage um 50 % oder mehr reduziert. Der Anteil der Therapieresponder betrug 56 %, unter Placebo 19 %. Riboflavin wurde sehr gut vertragen. Ein Patient hatte Durchfall und ein anderer berichtete über vermehrten Harndrang.

Die zweite Studie lässt aufgrund zahlreicher Mängel keine Aussage über die Wirksamkeit von Riboflavin zu.

> Zur Migräneprophylaxe durch Mikronährstoffe liegen nur wenige Studien vor. Diese belegen aber alle eine Reduzierung der Migränetage.

Magnesium: Die wegweisende Studie (Peikert A, Wilimzig C., Kohne-Volland, 1996) wurde mit einer Dosierung von 600 mg pro Tag in Form von Magnesiumcitrat über 12 Wochen durchgeführt. Die Attackenhäufigkeit wurde um

Migräniker leiden unter einem Mangel an den Mikronährstoffen Magnesium, Vitamin B_2 und Coenzym Q_{10}. Enthalten sind sie z. B. in Nüssen, Milch- und Getreideprodukten, Eiern, Fleisch, Fisch und grünem Gemüse. Die Menge, die man durch eine ausgewogene Ernährung zu sich nimmt reicht für den erhöhten Bedarf eines Migränikerns nicht aus – ich empfehle Ihnen deshalb diese Stoffe durch eine Einnahme zu ergänzen.

Ich empfehle Ihnen Orthoexpert Migräne vorbeugend einzunehmen, um die Häufigkeit und die Stärke Ihrer Migräneattacken zu reduzieren. Lösen Sie einen Beutel am besten in einem Glas kühlen Orangensaft. In dieser Mischung schmeckt es ähnlich wie Campari-Orange, da das enthaltene Vitamin B_2 einen leicht bitteren Eigengeschmack besitzt.

Tab. 3.26 Mikronährstoffe zur Kopfschmerzprophylaxe

Handels-präparat	Wirkstoff	Dosierung Erwachsene	Dosierung Kinder
Migravent® Kps.*	Vit. B_2 200 mg, Mg 300 mg, Q_{10} 75 mg u. a. Vit., Mineralien u. Spurenelemente	Morgens und abends 1–2 Kps.	< 8 Jahre: abends 1 Kps., 8–18 Jahre: morgens und abends 1–2 Kps.
Orthoexpert® Migräne	Vit. B_2 50/200 mg, Mg 75/300 mg (als Citrat)	Morgens und abends 2–4 Kps. oder 1 Portions-beutel	< 8 Jahre: morgens und abends 1. Kps. oder abends ein halber Portionsbeutel; 8–18 Jahre: morgens und abends 2 Kps. oder ein halber Portions-beutel
Magnesium Diasporal® 300 Granulat	Mg 295,79 mg (als Citrat)	1 x 1 Beutel über den Tag verteilt	Tagesdosis alters-entsprechend reduzieren
Magnerot® N Tbl.	Mg 48,61 mg (Citrat u. Hydrogen-phosphat)	1 Woche: 3x tgl. 3 Tbl., dann 3x tgl. 1–3 Tbl.	Keine Angabe
Magnesium Diasporal® Lutschtbl.	Mg 98,6 mg (als Citrat)	3x tgl. 1 Lutschtbl.	Tagesdosis alters-entsprechend reduzieren
Magnesium Sandoz® BTA	Mg 121,5 mg (als Aspartat)	1–3x tgl. 1 Brausetbl.	Kinder ab 6 Jahre: 1 x tgl. 1

*Es gibt keine Einschränkung in Schwangerschaft und Stillzeit

41,6 % durch Magnesium gesenkt, die Reduktion durch Placebo betrug 15,8 %. Die Responderrate unter Magnesium betrug 52,8 % und unter Placebo 34,4 %. Dieses positive Ergebnis wurde mittlerweile durch weitere Studien bestätigt.

Coenzym Q$_{10}$: Bei Erwachsenen hat Coenzym Q$_{10}$ in einer placebokontrollierten Studie einen migräneprophylaktischen Effekt gezeigt. In der Studie wurden drei Monate lang täglich 3 x 100 mg Q$_{10}$ verabreicht. In Folge der Studiendauer traten 1,19 Attacken weniger auf. Für Kinder und Jugendliche liegt eine offene Studie vor, in der Kinder und Jugendliche mit Migräne, bei denen ein erniedrigter Coenzym-Q$_{10}$-Spiegel gemessen wurde, nach Substitution über weniger Migräneattacken berichteten. Gegenwärtig kann keine abschließende Wertung dieser Behandlung erfolgen. Eine routinemäßige Bestimmung von Coenzym Q$_{10}$-Spiegeln wird nicht empfohlen (http://migraeneliga.com/aktuell.htm).

4 Beratung bei der Abgabe von rezeptpflichtigen Arzneimitteln

Für die Behandlung von Migräneattacken stehen zahlreiche Analgetika, nicht-steroidale Antiphlogistika, auch in Kombination mit Antiemetika sowie diverse Serotonin-Rezeptoragonisten zur Verfügung. Immer seltener wird Ergotamin eingesetzt.

4.1 Fünf Beratungsgrundsätze

Um die korrekte Anwendung und die Compliance des Patienten sicher zu-stellen, empfehlen sich folgende Beratungsinhalte bei der Belieferung von Re-zeptverordnungen:

4.1.1 Erstverordnung oder Wiederholung

Ist das Medikament neu für Sie oder haben Sie es bisher schon eingenommen? Was ge-nau hat Ihnen der Arzt bereits zur Einnahme der Tabletten gesagt? Wogegen genau haben Sie das Arzneimittel verordnet bekom-men?

Bei der Rezeptbelieferung ist zunächst abzuklären, ob es sich um eine Erst- oder um eine Wiederholungsverordnung handelt.

Eine Erstverordnung bedarf besonders ausführlicher Angaben zur Anwen-dung:
- Wie oft soll das Medikament eingenommen werden?
- Wie ist das Arzneimittel anzuwenden?
- Wann genau soll es eingenommen werden?
- Zu welchem Zeitpunkt ist eine zweite Dosis möglich?
- Wie lange soll das Medikament angewendet werden?
- Wie zeigt sich die Wirkung?
- Wann frühestens tritt die Wirkung ein?
- Welche anderen Medikamente werden eingenommen?

Wie haben Sie das Medika-ment bisher eingenommen? Wie vertragen Sie dieses Präparat? Wann genau nehmen Sie diese Tropfen immer ein?

Bei Wiederholungsrezepten sollte gezielt der Kenntnisstand des Kunden erfragt und Informationslücken aufgedeckt werden. Es ist abzuklären, ob das Medika-ment bisher korrekt angewendet wurde. Probleme, die während der Anwen-dung aufgetreten sind, sollten besprochen und Anwendungsfehler korrigiert werden.

4.1.2 Dosierung und Anwendung

Der Apotheker sollte sich vergewissern, ob Dosierung, Anwendung, Anwendungsdauer und evtl. korrekte Lagerung bekannt sind und noch vorhandenen Informationsbedarf abklären.

4.1.3 Compliance

Für die sachgerechte Anwendung erforderliche Zusammenhänge sollten vermittelt werden, um die gewünschte Wirkung zu erzielen und den vorzeitigen Therapieabbruch zu verhindern, z. B. Therapiedauer der Migräne-Prophylaxe bzw. Wirkungseintritt. Holen Sie dazu auch immer den »Arzt ins Boot«. Beziehen Sie sich auf dessen bereits gegebene Anweisungen.

Um eine gute Compliance zu erzielen, sollte der positive Nutzen des Arzneimittels für den Kunden herausgestellt werden.

4.1.4 Wechselwirkungen

Es ist wichtig, dem Patienten Informationen zu häufigen und relevanten unerwünschten Wirkungen des verordneten Arzneimittels und daraus resultierende Handlungskonsequenzen mit auf den Weg zu geben.

4.1.5 Unterstützende Maßnahmen

Die Dosierung ist mit Anwendungshinweisen auf der Packung zu vermerken. Es empfiehlt sich weitere Informationen zu Applikationshilfen oder über weitere mögliche unterstützende Maßnahmen anzubieten – evtl. auch in Form von Broschüren oder Kopiervorlagen. (siehe Kap. 6.)

> #### Hinweis
>
> Holen Sie sich die Bestätigung des Kunden, dass alle Informationen verständlich angekommen sind und geben Sie aktiv die Chance auf Rückfragen des Patienten.

Weitere Hinweise zur Beratung des Patienten bei der Abgabe von Arzneimitteln auf Verordnung finden Sie auch in Form der BAK-Leitlinien unter www.abda. de unter der Rubrik »Die Apotheke«/Qualitätssicherung.

🗨 Und hat der Arzt Ihnen auch gesagt, dass Sie die Tropfen 20 Minuten vor dem Schmerzmittel einnehmen sollten?
Was hat Ihnen der Arzt dazu gesagt, wann Sie eine zweite Tablette davon einnehmen könnten?

🗨 Wenn Sie dieses Präparat täglich einnehmen, werden die Migräneattacken seltener und weniger heftig auftreten.

🗨 Sollten Sie Hormone einnehmen, könnte die verhütende Wirkung beeinträchtigt sein.

🗨 Ich notiere Ihnen die Dosierung direkt auf der Packung. Haben Sie Zeit, Ihre Erkrankung auszukurieren oder darf ich Ihnen noch Tipps mitgeben, wie Sie die Verspannung schneller lockern können?

🗨 Haben Sie noch Fragen? Ist noch etwas unklar?

4.2   Beratung bei der Abgabe von Triptanen

Als Wirksamkeitsnachweis für die medikamentöse Migräneattackenbehandlung gilt Kopfschmerzfreiheit oder Arbeitsfähigkeit innerhalb von zwei Stunden. Dies wird durch die Triptane in 60–80 % erreicht. Die Sicherheitslage der Triptane ist generell als ausgezeichnet zu betrachten. Weltweit liegen allein hinsichtlich Imigran® Erfahrungen an über 300 Mio. behandelten Attacken vor mit Nebenwirkungen auf 1:1 Mio. Da alle Triptane denselben Wirkungsmechanismus aufweisen, ist davon auszugehen, dass das Nebenwirkungsprofil der anderen Triptane vergleichbar gut ist.

Die Triptane weisen bei schweren, akuten Migräneattacken die beste Wirksamkeit auf. Bei Patienten mit Übelkeit oder Erbrechen kann die Gabe intranasal oder subkutan erfolgen. Entsprechend empfiehlt die DMKG daher in ihren aktuellen Therapieempfehlungen, dass heute bei einer Neueinstellung einer Migräne ein Triptan bevorzugt werden sollte. Diese Empfehlung gilt jedoch nur für Patienten, deren Attacken selten sind. Bei mehr als drei bis vier Attacken pro Monat raten die Experten zur Migräne-Prophylaxe, um einen medikamentenbedingten Kopfschmerz zu vermeiden.

Allen Triptanen gemeinsam ist ein sogenannter Wiederkehrkopfschmerz (Recurrence), was bedeutet, dass nach initial gutem Effekt der Kopfschmerz wiederkommen kann und deshalb ein Triptan erneut eingesetzt werden muss. Diese sogenannte Recurrencerate liegt bei den Triptanen zwischen 20–40 %. Die Einnahme von Triptanen bei ein und derselben Attacke kann also mehrmals notwendig sein. (Die Recurrencerate unter Ergotamintherapie liegt dagegen niedriger siehe Kap. 4.4)

4.2.1   Wirkungsweise

Die Triptane sind selektive Serotonin-Rezeptor-Agonisten. Ihre Wirkung beruht gemäß heutigem Kenntnisstand auf einer Vasokontriktion der erweiterten Gefäße der harten Hirnhaut und auf der Hemmung der neurogenen Entzündung. Darüber hinaus beeinflussen Triptane die zentrale Schmerzentstehung, indem sie die Fortleitung der Impulse über den Trigeminusnerv zum Hirnstamm und zum Cortex unterbinden.

4.2.2   Handelspräparate und Indikationen

Triptane sind indiziert bei Migräne mit oder ohne Aura. Für die Wirksamkeit bei Clusterkopfschmerz gibt es gute Anhaltspunkte, bei anderen Kopfschmerzarten sind Triptane, abgesehen von Zolmitriptan, unwirksam.

Die einzelnen Substanzen besitzen den gleichen Wirkmechanismus, unterscheiden sich aber in ihren pharmakologischen Eigenschaften und in der Ausprägung der erwünschten und unerwünschten Wirkungen. Ist ein bestimmtes Triptan bei drei konsekutiv behandelten Attacken nicht wirksam, kann dennoch ein anderes Triptan wirksam sein. Grundsätzlich sollte sich die Auswahl eines

Triptane sind bei schwerer Migräne Mittel der Wahl. Unter der Einnahme solcher Mittel kann es zu einem Wiederkehrkopfschmerz kommen. Das bedeutet, dass bei ein und derselben Attacke eine wiederholte Einnahme des Mittels notwendig ist.

Dieses Medikament verengt die Gefäße im Gehirn und lindert die Gefäßentzündungen, die bei einer Migräne auftreten. Erst an zweiter Stelle greift es auch in die Schmerzleitung ein. Triptane greifen also in die Entstehung der Migräne direkt und nicht nur in die Schmerzübertragung ein. Deshalb wirken sie auch gegen die Begleiterscheinung einer Migräne.

einzelnen Triptans auch nach der Begleitmedikation und nach der Metabolisierung richten. Dies ist besonders bei depressiven Patienten wichtig, die wegen Migräne auch ein Triptan bekommen. Rizatriptan und Sumatriptan werden vorwiegend über das MAO-A-System metabolisiert und können so in Kombination mit MAO-Hemmern und anderen serotonergen Antidepressiva zu verstärkten Wirkspiegeln und vermehrten Nebenwirkungen führen. Eletriptan, Naratriptan und Frovatriptan werden hingegen nicht in nennenswerter Weise über das MAO-System metabolisiert, sodass sie bei starker serotonerger Begleitmedikation bevorzugt werden sollten.

Zolmitriptan ist sowohl bei Migräne, Spannungs-, wie auch Clusterkopfschmerz durch kraniale Vasokonstriktion und Blockade im Bereich der perivaskulären Nervenendigungen wirksam, weist aber eine deutlich niedrigere Erfolgsquote als subkutanes Sumatriptan auf.

Frovatriptan besitzt die längste Halbwertszeit (26 Stunden versus zwei bis sechs Stunden) unter den Triptanen. Nach der Einnahme sollen die Kopfschmerz-Attacken innerhalb von 24 Stunden seltener auftreten.

4.2.3 Dosierung und Einnahmehinweise

Triptane müssen nicht zwingend zu Beginn einer Attacke eingenommen werden. Im Gegensatz zu den Ergotaminen wirken sie zu jedem Zeitpunkt innerhalb einer Attacke. Nach frühzeitiger Gabe ist die Wirkung von Triptanen allerdings effektiver. Der Wirkeintritt liegt beispielsweise bei Sumatriptan bei 30–60 Minuten nach oraler Einnahme und bei zehn Minuten nach subkutaner Applikation.

Bei Patienten mit Aura sollte ein Triptan erst nach Abklingen der Aura und mit Einsetzen der Kopfschmerzen gegeben werden.

> Am besten nehmen Sie das Triptan ein, um die Migräne abzufangen. Nehmen Sie es deshalb gleich ein, wenn Sie bemerken, dass der Migränekopfschmerz beginnt. Die Einnahme könnte aber auch noch zu einem beliebigen späteren Zeitpunkt während einer Migräneattacke erfolgen.

Hinweis

Triptane wirken umso besser, je früher sie bei einer Migräneattacke eingenommen werden.

Das Intervall zwischen einer Triptangabe und einer eventuell vorher erfolgten Ergotamineinnahme sollte bei 24 Stunden liegen.

Triptane sind für die Therapie von Patienten im Alter zwischen 18 und 65 Jahren empfohlen.

Sowohl durch den Migräneanfall als auch durch die Einnahme von Triptanen kann Müdigkeit hervorgerufen werden, d. h. die Reaktionsfähigkeit ist eingeschränkt.

> Nach der Einnahme des Triptans sollten Sie nicht Auto fahren. Sie werden von dem Präparat müde werden oder zumindest wird Ihre Reaktionsfähigkeit eingeschränkt sein und sie reagieren langsamer.

💬 Es gibt mittlerweile verschiedene Triptane, die sich durchaus in Wirkeintritt, Verträglichkeit und Wahrscheinlichkeit, dass die Attacke nach kurzem wieder aufflammt, unterscheiden.

💬 Allegro® wirkt etwas langsamer als Ihr bisheriges Triptan. Dafür wirkt es effektiver bzw. gewährt eine anhaltende Schmerzfreiheit.

💬 Sumatriptan gibt es in unterschiedlichen Anwendungsformen: zum schlucken, spritzen oder auch als Nasenspray. Haben Sie es bisher immer nur in Tablettenform angewendet?

💬 Es gibt noch andere Triptane, die schneller wirken als Naratriptan.

Tab. 4.1 Triptane

Handels-präparat	Wirkstoffe	Vorteile	Nachteile
Almogran®	Almotriptan	Gute Verträglichkeit, wenig Nebenwirkungen	Etwas weniger wirksam
Allegro®	Frovatriptan	Weniger Wiederkehrkopfschmerz, HWZ > 20 Stunden	Verzögerter Wirkungseintritt (Wirkungseintritt zwischen 2–4 Stunden)
Ascotop®	Zolmitriptan	Bei Sumatriptan-Resistenz mitunter wirksam	
Imigran®	Sumatriptan	Größte Variationsbreite in der Applikationsform und Dosis	Höchste Nebenwirkungsrate, ggf. zu kurze Wirkung, hohe Recurrence-Rate
Maxalt®	Rizatriptan	Etwas schneller und besser wirksam (10 mg) als Sumatriptan (100 mg), gute anhaltende Schmerzfreiheit	Bei Propranololgabe nur 5 mg erlaubt (Interaktion), etwas häufiger Wiederkehrkopfschmerz
Naramig®	Naratriptan	Wenig Nebenwirkungen, etwas seltener Wiederkehrkopfschmerz	Langsamer Wirkungseintritt (Wirkungseintritt zwischen 2–4 Stunden), weniger wirksam
Relpax®	Eletriptan	Etwas besser und schneller wirksam als Sumatriptan; niedrige Recurrence-Rate	Unter 80 mg-Dosis mehr Nebenwirkungen als unter 100 mg Sumatriptan

Tab. 4.2 Dosierungen von Triptanen

Wirkstoff	Dosierung	Nebenwirkungen
Naratriptan	2,5–5 mg p. o.	Müdigkeit, Parästhesien, Engegefühl der Brust
Sumatriptan	25–100 mg p. o. 6 mg s. c. 25 mg Suppositorien 10–20 mg nasal	Druck-, Wärme, Schweregefühl, »Brustschmerzen«, Kältegefühl, Lokalreaktion an der Injektionsstelle, Atemnot, allgemeines Schwächegefühl
Rizatriptan	5–10 mg p. o. bzw. lingual	
Almotriptan	12,5 mg	
Eletriptan	40 mg–80 mg	
Frovatriptan	2,5 mg	
Zolmitriptan	2,5–5 mg p. o.; intranasal appliziertes Zolmitriptan wirkt wesentlich schneller als orales	Schwindel, Benommenheit Wärmegefühl, Schwäche, Mundtrockenheit, Schweregefühl, »Brustschmerzen«, Engegefühl im Hals

Hinweis

Falls die Kopfschmerzen nach dem ersten Ansprechen auf das Arzneimittel wieder auftreten, kann eine zweite Dosis eingenommen werden. Diese sollte jedoch frühestens zwei Stunden nach der ersten Einnahme erfolgen. Triptane sollten nicht öfter als zweimal in 24 Stunden (bei Nieren- oder Lebererkrankung einmal) eingesetzt werden. Pro Migräneattacke sollten höchstens drei Dosen und diese an nicht mehr als zehn Tagen pro Monat eingesetzt werden.

Sollten Ihre Kopfschmerzen nach der ersten Einnahme dieses Medikamentes wieder auftreten, können Sie eine zweite Tablette schlucken. Allerdings darf die zweite Tablette frühestens zwei Stunden nach der ersten eingenommen werden und dann auch innerhalb von 24 h keine weitere.

Im Einzelfall kann es sinnvoll sein, bei einem hohen Triptan-Verbrauch, was gleichbedeutend mit einer hohen Attackenfrequenz ist, eine Migräneprophylaxe einzuleiten (Kap. 4.7).

4.2.4 Neben-, Wechselwirkungen und Kontraindikationen

Nebenwirkungen

🗨 Es kann sein, dass Sie am Anfang der Therapie nach der Einnahme Schmerzen oder ein Engegefühl in der Brust spüren, diese können intensiv sein. Machen Sie sich keine Sorgen und nehmen Sie das Präparat konsequent weiter. Diese Enge geht üblicherweise schnell vorüber und ist ohne Bedeutung.

— Die Einnahme von Triptanen ist häufig von Müdigkeit, Benommenheit oder einem allgemeinen Unwohlsein begleitet. Auch Übelkeit und Erbrechen können auftreten, was aber auch durch die Migräneattacke selbst ausgelöst sein kann.

— Gelegentlich kommt es zu Sehstörungen, Schwindel, Gefühl von Kribbeln oder Hitzewallungen. Spasmen der glatten Ösophagusmuskulatur führen manchmal zu einem als Enge in Brust und Hals empfundenem Gefühl. Dieses Symptom kann intensiv sein, geht aber üblicherweise schnell vorüber und bleibt bei Beachtung von Kontraindikationen ohne Folge.

Wechselwirkungen

🗨 Nehmen Sie außer diesem Präparat noch andere Medikamente ein? Ich frage, um mögliche Nebenwirkungen auszuschließen. Sie nehmen auch kein pflanzliches Mittel?

— Triptane sollten nicht gleichzeitig mit Substanzen, die den Serotoninstoffwechsel beeinflussen (Mutterkornalkaloide, MAO-Hemmer, Serotonin-Reuptake-Blocker), gegeben werden.

— Nach der Anwendung eines Triptans sollten mindestens 24 Stunden vergangen sein, bevor ein ergotaminhaltiges Präparat oder ein anderes Triptan eingenommen wird. Auch die gleichzeitige Einnahme von Johanniskraut macht Nebenwirkungen wahrscheinlicher.

Kontraindikationen

🗨 Sie nehmen keine Medikamente gegen Bluthochdruck ein? Und hatten auch bisher keine Probleme mit Herzerkrankungen?

— Aufgrund der gefäßverengenden Wirkung ist die Einnahme vor allem bei bekannten Gefäßkrankheiten kontraindiziert: Bluthochdruck, KHK, Angina pectoris, abgelaufene Herzinfarkte, Schlaganfall, TIA, arterielle Verschlusskrankheiten.

— Triptane sind außerdem kontraindiziert: bei Kindern, in Schwangerschaft und Stillzeit.

— Bei Leber- und Niereninsuffizienz gelten je nach Substanz unterschiedliche Bestimmungen.

4.2.5 Bewertung der Studienlage

Eine Studie gibt einen Überblick über die **Wirkung** und **Verträglichkeit** von Sumatriptan, Naratriptan, Zolmitriptan und Rizatriptan. Dabei weisen Sumatriptan 25 mg und Naratriptan 2,5 mg etwas weniger Nebenwirkungen auf, zeigten aber eine geringere Effektivität als Rizatriptan. Insgesamt zeigte Rizatriptan das günstigere Wirkungs-/Nebenwirkungsprofil, hauptsächlich aufgrund der besseren Wirksamkeit in Bezug auf Schmerz- und Symptomfreiheit nach zwei Stunden.

Sumatriptan ist in Studien mit **Acetylsalicylsäure** und **Ergotamin** verglichen worden. Dabei waren 100 mg Sumatriptan signifikant besser und schneller wirksam als 2 mg Ergotamintartrat in Verbindung mit 200 mg Coffein. Gemessen wurden Schmerzfreiheit nach zwei Stunden, Geschwindigkeit des Wirkeintritts, Minderung von Begleitsymptomen und zusätzlicher Einsatz von anderen Medikamenten. Triptane reduzieren im Gegensatz zu Ergotaminen auch die unangenehmen Begleitsymptome wie Übelkeit und Erbrechen. Ergotamine wirken ausgeprägter vasokonstriktorisch an den Koronarien als Sumatriptan. Vorteil bei Gabe von Ergotamintartrat war die geringere Wiederkehrkopfschmerzrate innerhalb von 24 Stunden (30 % gegen 41 %). Ansonsten waren die Triptane den Ergotaminen in allen Belangen überlegen.

> Triptane sind im Vergleich zu Ergotamintartrat effektiver gegen sämtliche Symptome einer Migräne. Das beweisen Studien. Eine Ausnahme sind Wiederkehrkopfschmerzen, die unter der Einnahme von Ergotamin seltener auftreten.

4.3 Beratung bei der Abgabe von Metamizol

4.3.1 Wirkungsweise

Metamizol wirkt analgetisch, antiphlogistisch, antipyretisch und spasmolytisch. Der Wirkmechanismus von Metamizol ist nicht geklärt. Vermutlich haben Metamizol und sein Hauptmetabolit 4-N-Methylaminoantipyrin neben den peripheren Wirkungen zusätzliche Effekte als Cyclooxygenase-Hemmstoff und Cannabinoid-Rezeptorligand im zentralen Nervensystem.

4.3.2 Handelspräparate und Indikationen

Tab. 4.3 Fertigarzneimittel mit Metamizol-Natrium

Handelspräparat	Indikation
Novalgin®, Novaminsulfon-ratiopharm®	Akute oder chronische starke Schmerzen, soweit andere therapeutische Maßnahmen nicht indiziert sind

4.3.3 Dosierung und Einnahmehinweise

Die Filmtabletten werden unzerkaut und mit einem Glas Wasser eingenommen. Es wird empfohlen, die Tropfen mit etwas Wasser (etwa ein halbes Glas) zu verdünnen. Die Zäpfchen werden möglichst nach dem Stuhlgang tief in den After eingeführt.

Tab. 4.4 Dosierungen von Metamizol-Natrium

Dosierung Erwachsene und Jugendliche ab 15 Jahre (53 kg)	Dosierung Kinder ab 10 Jahre
1–4 x 1–2 Tbl. entsprechend 500–1000 mg; 1–3 x 20–40 Tropfen entsprechend 500–1000 mg	1–4 x 500 mg/Tag, 10–12 Jahre (31–45 kg): 10–30 Tropfen entsprechend 250–750 mg

> Sie können bei Bedarf bis zu viermal am Tag gleich zwei Tabletten auf einmal einnehmen. Trinken Sie dazu möglichst ein ganzes Glas Wasser hinterher, damit sich die Tablette schnell löst und somit schnell wirken kann.

4.3.4   Neben-, Wechselwirkungen und Kontraindikationen

Nebenwirkungen

🗨 In seltenen Fällen kann No-valgin® die Blutbildung stören. Sollten Sie plötzlich Fieber, starke Halsschmerzen oder sonstige Beschwerden bekommen, setzen Sie sich bitte mit Ihrem Arzt in Verbindung.

- Allergische Reaktionen, Exanthem, Nierenfunktionsstörungen, Hypotonie und sehr selten Agranulozytose.
- Bei längerer Therapie mit Metamizol ist unbedingt eine Blutbildkontrolle erforderlich.

> #### Hinweis
>
> Die Agranulozytose äußert sich in hohem Fieber, Schüttelfrost, Hals-schmerzen, Schluckbeschwerden sowie Entzündung im Mund-, Nasen-, Rachen- und Genital- oder Analbereich. Bei Patienten, die Antibiotika erhalten, können diese Zeichen allerdings minimal sein.

Wechselwirkungen

🗨 Nehmen Sie noch andere Medikamente ein? In Kombina-tion mit Blutgerinnungshem-mern kann deren Wirkung ver-stärkt werden. Haben Sie dem Arzt gesagt, dass Sie ein blutver-dünnendes Mittel einnehmen?

- Wirkverstärkung von Antikoagulanzien.
- Hypothermie mit Chlorpromazin ist möglich.

Kontraindikation

- Patienten mit bekanntem Analgetika-Asthma-Syndrom oder Patienten, die mit Bronchospasmus oder anderen anaphylaktoiden Reaktionsformen auf Salicylate, Paracetamol oder andere nicht narkotische Analgetika reagieren.
- Störungen der Knochenmarksfunktion.
- Glucose-6-Phosphat-Dehydrogenasemangel.
- Akute intermittierende hepatische Porphyrie.
- Letztes Drittel der Schwangerschaft.

4.4   Beratung bei der Abgabe von Ergotamin

Ergotamine (Mutterkornalkaloide) werden seit vielen Jahren in der Migräne-akutbehandlung eingesetzt, obwohl ihr Effekt nur unzureichend belegt ist. Insgesamt ist der Einsatz von Ergotamin und Dihydroergotamin heute in der Therapie der akuten Migräneattacke nicht mehr generell zu empfehlen. Nach einer Empfehlung europäischer Kopfschmerzspezialisten sollten Ergotamine nur bei Patienten weiter verschrieben werden, die damit in ihrer Attackenbe-handlung zurechtkommen, keine Nebenwirkungen haben und keine Dosisstei-gerung zeigen. Es sollte ausschließlich bei sehr langen Migräneattacken oder bei solchen mit multiplem Wiederkehrkopfschmerz (»recurrences«) eingesetzt wer-den.

4.4.1 Wirkungsweise

Ergotamin ist ein natürlich vorkommendes Mutterkornalkaloid mit weitem Wirkspektrum. Es wirkt über verschiedene Rezeptoren sowohl innerhalb der Serotoninrezeptor-Familien, als auch über Dopamin- und α-adrenerge Rezeptoren. Seine Wirkung gegen Migräne kommt u. a. durch die Kontraktion der dilatierten Blutgefäße zustande. Die emetische Wirkung auf die Triggerzone des Brechreflexes wird mit einer Erregung zentraler dopaminerger Rezeptoren erklärt. Außerdem wird noch eine serotoninerge Wirkung diskutiert. Aus diesen Wirkungsmechanismen ergibt sich der Therapieerfolg von Ergotamin bei der Behandlung auch schwerer Migräne-Anfälle.

Ergotamine sind wie die Triptane Agonisten an 5-HT-Rezeptoren. Durch mangelnde Selektivität zeigt Ergotamin eine Vielzahl an unerwünschten Nebenwirkungen, wobei die periphere Vasokonstriktion besonders hervorzuheben ist (Gefahr der Hypertonie). Da die Nebenwirkungen stärker sind als bei Triptanen, wird eine Ergotamintherapie nur als Reservemedikation eingesetzt.

> Ergotamin greift nichtselektiv in die Migräneabläufe ein, woraus sich die zu beachtenden Nebenwirkungen ableiten. Es wirkt stark gefäßverengend und steigert den Blutdruck. Das muss bei Bluthochdruckpatienten beachtet werden.

4.4.2 Handelspräparate und Indikationen

Ergo-Kranit® Migräne wird angewendet zur Behandlung von Migräne-Anfällen (insbesondere sehr lange Anfälle), wenn andere Therapien nicht wirksam oder nicht indiziert sind. Das einzige in Deutschland zur Behandlung der akuten Migräneattacke zugelassene Ergotaminpräparat enthält Ergotamintartrat.

Ergotamin wird auch als prophylaktische Behandlung der ersten Wahl beim episodischen Clusterkopfschmerz eingesetzt. Es können dabei Erfolgsraten im Sinne eines Sistierens der aktiven Clusterperiode von über 70 % erwartet werden.

Tab. 4.5 Fertigarzneimittel mit Ergotamintartrat

Handelspräparat	Indikation
Ergo-Kranit® Migräne	Akute Migräne

4.4.3 Dosierung und Einnahmehinweise

Die Behandlung mit Ergo-Kranit® Migräne soll nur unter strenger ärztlicher Überwachung durchgeführt werden. Soweit vom Arzt nicht anders verordnet, beträgt die Anfangsdosis 1 Tablette (entsprechend 2 mg Ergotamintartrat).

Bei Wiederauftreten der Migräne nach 4–6 Stunden kann zusätzlich eine Tablette Ergo-Kranit® Migräne eingenommen werden. Als Höchstdosis pro Anfall oder Tag sollten zwei Tabletten (entspr. 4 mg Ergotamintartrat) nicht überschritten werden. Die wöchentliche Höchstdosis beträgt drei Tabletten (entspr. 6 mg Ergotamintartrat). Die gehäufte Einnahme von Ergotamintartrat kann zu einem Kopfschmerz bei Medikamentenübergebrauch führen, der in

> Wie lange nehmen Sie Ergo-Kranit® schon ein? Wie gut vertragen Sie es? Wissen Sie, dass Sie frühestens nach vier Stunden die Einnahme wiederholen können?

Tab. 4.6 Dosierung von Ergotamintartat

Dosierung	Tagesdosis
>16 Jahre: 1 x 1 Tbl., entspricht 2 mg	2 Tbl. Im Abstand von mindestens 4 Stunden

Es kann sein, dass Ihre Reaktionsfähigkeit durch das Ergo-Kranit® beeinflusst wird. Vielleicht fühlen Sie sich benommen oder können auf plötzliche Ereignisse nicht mehr schnell genug reagieren. Fahren Sie deshalb nach der Einnahme möglichst nicht Auto und verzichten Sie auf Alkohol, das würde die Verkehrstüchtigkeit noch weiter verschlechtern!

Damit das Ergo-Kranit® schnell wirkt, zerkauen Sie die Tablette oder lösen sie in einem halben Glas Wasser auf. Nehmen Sie das Arzneimittel gleich bei den ersten Anzeichen einer aufkommenden Migräne. Hat Ihnen Ihr Arzt bereits MCP Tropfen verordnet? Diese sollten Sie zuerst trinken und 20 Minuten später das Schmerzmittel einnehmen.

Sollten nach der Einnahme Durchblutungsstörungen, Taubheitsgefühle oder Muskelschmerzen auftreten, halten Sie bitte Rücksprache mit Ihrem Arzt.

seiner Charakteristik kaum von einem Migränekopfschmerz zu differenzieren ist. Nach der Anwendung oder dem Absetzen des Arzneimittels bei Daueranwendung (missbräuchliche Anwendung) kann es unter anderem zu Übelkeit, Kopfschmerzen, Verwirrtheit und Benommenheit kommen, wodurch das Reaktionsvermögen beeinträchtigt wird. Über die Sicherheit und Wirksamkeit bei Kindern unter 16 Jahren und bei Patienten über 65 Jahren liegen keine ausreichenden Erfahrungen vor.

Ergo-Kranit® Migräne wird im Anfall zur Erreichung einer raschen Wirkung zerkaut und vor dem Schlucken im Mund belassen. Es ist auch möglich, die Tablette zum Auflösen in einem halben Glas Wasser zerfallen zu lassen und nach gutem Umrühren zu trinken. Das Arzneimittel sollte so früh wie möglich mit den ersten Anzeichen eines Migräneanfalls eingenommen werden. Die gleichzeitige Einnahme von Metoclopramid verbessert die Aufnahme in den Körper und beschleunigt den Wirkeintritt.

Die Anwendung als Prophylaktikum sollte auf vier Wochen beschränkt werden (Dosierung siehe Kap. 2.3.3). Treten Clusterattacken ausschließlich nachts auf, kann die Gabe eines Suppositoriums mit 2 mg Ergotamin (Idealerweise zwei Stunden vor der Attacke zugeführt) zur Nacht als Prophylaxe ausreichend sein.

4.4.4 Neben-, Wechselwirkungen und Kontraindikationen

Nebenwirkungen
- Häufig: Übelkeit, Erbrechen und Durchfall.
- Gelegentlich: Muskelschwäche, Muskelschmerzen und Parästhesien (Kribbeln, Taubheit) in den Extremitäten, Kältegefühl, Benommenheit, Verwirrtheit, Kopfschmerzen und Krämpfe, insbesondere bei Behandlungsbeginn.
- Selten: Herzschmerzen sowie kurzfristige Beschleunigung oder Verlangsamung des Herzschlages. Insbesondere bei Patienten mit einer bestehenden Angina pectoris können durch Ergotamin Angina-pectoris-Anfälle ausgelöst werden.

Wechselwirkungen

Ergotamin darf nicht zusammen oder in engem zeitlichem Zusammenhang mit folgenden Medikamenten eingenommen werden:

- Makrolide und Tetracycline, Betablocker, Triptane sowie HIV-Proteinase-Inhibitoren (z. B. Ritonavir): unerwünschte Verstärkung der gefäßverengenden Wirkung durch Ergotamin.
- Die gleichzeitige Anwendung von Nicotin kann Durchblutungsstörungen verstärken.

💬 Nach der Einnahme von Ergotamin darf frühestens nach 24 h ein Triptan angewendet werden. Ergotamin wirkt gefäßverengend. Diese Wirkung kann durch Nicotin verstärkt werden und zu Durchblutungsstörungen führen. Deshalb ist es empfehlenswert, in diesem Fall möglichst nicht mehr zu Rauchen.

Kontraindikationen

- Schwangerschaft: Wegen der gefäßverengenden und anregenden Wirkungen des Wirkstoffs Ergotamin auf die Gebärmuttermuskulatur besteht die Gefahr der Auslösung von Fehlgeburten in der gesamten Schwangerschaft.
- Stillzeit: Der Wirkstoff Ergotamin kann bei der Mutter zu einer Hemmung der Milchbildung führen. Ergotamin geht in die Muttermilch über und kann beim gestillten Säugling zu ernsthaften Schädigungen führen.
- Ergotamin darf außerdem nicht angewendet werden bei: Kindern unter 16 Jahren, Patienten mit multiplen vaskulären Risikofaktoren, schlecht eingestellter Hypertonie, koronarer Herzerkrankung, Angina pectoris, Myokardinfarkt in der Vorgeschichte, M. Raynaud, peripherer arterieller Verschlusskrankheit, TIA oder Schlaganfall, schwerer Leber oder Niereninsuffizienz.

💬 Aufgrund seiner gefäßverengenden Wirkung soll Ergotamin nicht bei Patienten mit vaskulären Risiken (z. B. nach Schlaganfall oder Infarkt) eingesetzt werden.

4.4.5 Bewertung der Studienlage

Es gibt nur sehr wenige prospektive Studien zum Einsatz der Mutterkornalkaloide bei Migräne. In allen Studien, in denen Triptane mit Mutterkornalkaloiden verglichen wurden, waren Triptane signifikant besser wirksam. In epidemiologischen Studien ist das Risiko vaskulärer Ereignisse bei der Einnahme von Mutterkornalkaloiden erhöht. Das ist bei den Triptanen nicht der Fall.

4.5 Beratung bei der Abgabe von Flupirtin

4.5.1 Wirkungsweise

Flupirtin gehört zur Gruppe der nichtopioiden Schmerzmittel. Außer seinem mittelstarken analgetischen Effekt hat es auch eine zentral muskelrelaxierende Komponente. Der Wirkungsmechanismus ist nur teilweise bekannt. Es hemmt die Weiterleitung des Schmerzes im Rückenmark und bewirkt, dass die Schmerzen im Gehirn als nicht so stark wahrgenommen werden. Dies geschieht, indem Flupirtin eine spezielle Gruppe von Kaliumkanälen öffnet, die bei der Verarbeitung von Schmerzreizen eine wichtige Rolle spielen. Gleichzeitig stabilisiert der Wirkstoff die Ruhelage von Nervenzellen, die an der Verarbeitung von Schmerzreizen im Zentralnervensystem beteiligt sind, und wirkt damit der Chronifizierung des Schmerzes entgegen.

4.5.2 Handelspräparate und Indikationen

Flupirtin wird angewendet bei akuten und chronischen Schmerzen:
- Schmerzhafte Muskelverspannungen der Halte- und Bewegungsmuskulatur.
- Spannungskopfschmerzen.
- Tumorschmerzen.
- Dysmenorrhö.
- Schmerzen nach traumatologischen/orthopädischen Operationen und Verletzungen.

Tab. 4.7 Fertigarzneimittel mit Flupirtinmaleat

Handelspräparat	Indikation
Katadolon® Kps. 100 mg, Katadolon® Kinderzäpfchen 75 mg, Katadolon® Zäpfchen 150 mg, Trancopal® dolo 100 mg, Trancopal® dolo Suppositorien	Spannungskopfschmerz, Muskelverspannung u. a.

4.5.3 Dosierung und Einnahmehinweise

Die Hartkapseln sind unzerkaut mit ausreichend Flüssigkeit (vorzugsweise Wasser) einzunehmen. Sofern möglich, sollte die Einnahme mit aufrechtem Oberkörper erfolgen. In Ausnahmefällen kann die Hartkapsel geöffnet und nur deren Inhalt eingenommen werden. Wegen des sehr bitteren Geschmacks empfiehlt sich bei oraler Verabreichung des Hartkapselinhaltes die Geschmacksneutralisation mit geeigneten Speisen (z. B. Banane).

Tab. 4.8 Dosierungen von Flupirtinmaleat

Dosis Erwachsene	Dosis Kinder
3–4 x 100 mg bis 3 x 200 mg, Tagesdosis: 600 mg	> 6 Jahre: 3–4 x 75 mg in möglichst gleichen Zeitabständen, Tagesdosis: 300 mg Flupirtinmaleat; bei Patienten im Kindesalter mit deutlich eingeschränkter Nierenfunktion oder vermindertem Bluteiweißspiegel sollte eine Tagesdosis von 150 mg Flupirtinmaleat nicht überschritten werden.

Katadolon® wirkt nicht nur gegen die Schmerzen, es ist auch Muskel entspannend.

Am einfachsten schlucken Sie die Hartkapseln indem Sie beim Schlucken mit dem Kopf zum Boden schauen. So kann die Kapsel gut in den Rachen schwimmen.

4.5.4 Neben-, Wechselwirkungen und Kontraindikationen

Nebenwirkungen

- Gelegentlich: Müdigkeit, Schwindel, gastrointestinale Störungen (Übelkeit, Obstipation, Diarrhö).
- Selten: Mundtrockenheit, Schwitzen, Hautreaktionen, Sehstörungen, Anstieg der Leberwerte.
- Da Flupirtin überwiegend über die Leber metabolisiert wird, sind bei längerer Anwendung regelmäßige Kontrollen der Leberenzymwerte (Transaminasen) durchzuführen.

> Da das Präparat müde macht, beginnen Sie mit der Einnahme am besten heute Abend. Und trinken Sie bitte keinen Alkohol, solange Sie Katadolon® einnehmen.

Wechselwirkungen

- Die Wirkung von Alkohol, Sedativa, Muskelrelaxanzien und gerinnungshemmenden Verbindungen kann durch die gleichzeitige Gabe von Flupirtin verstärkt werden.

Kontraindikationen

- Cholestase, hepatische Enzephalopathie, Myasthenia gravis.

4.6 Beratung bei der Abgabe von Antiemetika

4.6.1 Wirkungsweise

Metoclopramid und Domperidon zählen zur Wirkstoffgruppe der Prokinetika und Dopaminantagonisten. Diese Arzneimittel blockieren Rezeptoren für den körpereigenen Botenstoff Dopamin direkt im Magen-Darm-Trakt. Ein Überschuss an Dopamin kann unter anderem Erbrechen auslösen. MCP und Domperidon wirken somit antiemetisch und werden bei Migränepatienten eingesetzt, da diese während ihrer Migräneattacke häufig auch unter gastrointestinalen Symptomen leiden.

Neben ihrer antiemetischen Wirkung fördern MCP und Domperidon die Peristaltik. Auch dieser Effekt wird bei der Migränetherapie genutzt, da die Magenbewegung zu Beginn einer Migräneattacke häufig zum Erliegen kommt. Auf diesem Weg beschleunigen die beiden Wirkstoffe auch die Medikamentenresorption nachfolgend eingenommener Analgetika oder Triptane. Peroral angewendetes Metoclopramid besitzt außerdem eine schwache analgetische Wirkung bei Migräne. Bei intravenöser Gabe ist diese Wirkung stärker ausgeprägt.

MCP besitzt durch die Bindung an Dopamin- und Serotoninrezeptoren eine direkte, signifikante Effektivität in der Migränekupierung. Von Domperidon werden im Gehirn befindliche Rezeptoren für Dopamin oder für den körpereigenen Botenstoff Serotonin nicht beeinflusst, da dieses Arzneimittel nicht durch die sogenannte Blut-Hirn-Schranke ins Gehirn eindringen kann. Möglicherweise spielt aber eine Blockade an Dopaminrezeptoren in der Area postrema (eine Gehirnregion, die außerhalb der Blut-Hirn-Schranke liegt) eine Rolle

> Domperidon durchdringt im Gegensatz zu Metoclopramid die Blut-Hirn-Schranke nicht. Es kann daher auch nicht im Gehirn direkt in die Migräneattacke eingreifen. Andererseits führt es deshalb auch zu weniger Nebenwirkungen als Metoclopramid.

bei der Wirkung. Gerade weil Domperidon die Blut-Hirnschranke nicht durchdringt, sind hier die Nebenwirkungen geringer als beim Metoclopramid.

4.6.2 Handelspräparate und Indikationen

Wogegen genau hat Ihnen der Arzt die Tropfen verordnet? Sollen Sie das Arzneimittel in Verbindung mit einem Schmerzmittel einnehmen oder benötigen Sie es gegen Magenbeschwerden?

Indikationen: Motilitätsstörungen des oberen Magen-Darm-Trakts. Übelkeit, Brechreiz und Erbrechen (bei Migräne, Leber- und Nierenerkrankungen, Schädel- und Hirnverletzungen, Arzneimittelunverträglichkeit).

Nicht rezeptpflichtige Ausweichpräparate bei Migräneübelkeit – auch für die Anwendung bei Kindern- sind Dimenhydrinat (Bsp. Vomex® oder Vomacur®) und Diphenhydramin (Bsp. Emesan®). Dimenhydrinat ist dem Diphenhydramin vorzuziehen, da es eine 1,5-fach stärkere antiemetische Wirkung besitzt.

Für die Anwendung von Dimenhydrinat bzw. Diphenhydramin bei Migräne liegen bisher keine Studien vor. Laut Aussage von Prof. Dr. Reinhart Jarisch (Universität Wien) gilt ein Zusammenhang zwischen Migräne und erhöhten Histaminkonzentrationen allerdings als gesichert. Folglich kann mittels Senkung dieser Histaminkonzentration durch ein Antihistaminikum einer Migräne entgegnet werden. Dies erklärt auch die Erfahrungsberichte von Patienten, dass mit der Einnahme von Vomex® A, bei sich anbahnender Migräne mit Übelkeit, effektiv einem Migräneanfall entgegen gesteuert werden kann.

Tab. 4.9 Fertigarzneimittel gegen Übelkeit

Handelspräparat	Wirkstoff
Paspertin®, Gastrosil®, MCP-ratiopharm® 10 mg Tabletten, MCP-ratiopharm® 10 mg Suppositorien, MCP STADA® Tropfen	Metoclopramid
Motilium®, Domperidon Hexal® 10 mg Tabletten, Domperidon-ratiopharm® 10 mg Filmtabletten	Domperidon

4.6.3 Dosierung und Einnahmehinweise

Die optimale Wirkung Ihres Schmerzmittels nutzen Sie, wenn das MCP 20 Minuten vor den Schmerztabletten angewendet wird.

Zur optimalen Wirkunterstützung für die Schmerztherapie sollte ein Antiemetikum 20–30 Minuten vor der Analgetikaeinnahme angewendet werden.

Tab. 4.10 Dosierungen von Antiemetika

Wirkstoff	Dosis Erwachsene	Dosis Kinder
Metoclopramid	3–4 x 10 mg	> 14 Jahre: 2–3 x 5–10 mg
Domperidon	3–4 x 10–20 mg	> 12 Jahre: bei > 35 kg/KG, 3–4 x 10–20 mg

Warnhinweise: Diese Arzneimittel können auch bei bestimmungsgemäßem Gebrauch das Reaktionsvermögen so weit verändern, dass die Fähigkeit zur aktiven Teilnahme am Straßenverkehr oder zum Bedienen von Maschinen beeinträchtigt wird. Dies gilt in verstärktem Maße im Zusammenwirken mit Alkohol und sedierenden Arzneimitteln.

4.6.4 Neben-, Wechselwirkungen und Kontraindikationen

Metoclopramid
Nebenwirkungen
- Gelegentlich: Durchfall, Müdigkeit, Angst, Schwindel, Ruhelosigkeit.
- Sehr selten: dyskinetisches Syndrom (unwillkürliche Bewegungsabläufe), Parkinsonismus, Unruhezustände.
- Bei längerer Behandlung mit Metoclopramid besteht ein erhöhtes Risiko für das Auftreten von Bewegungsstörungen.

> 🔊 Die Tropfen können müde machen, es kann aber auch genau das Gegenteil auftreten, dass Sie eher unruhig werden.

Kontraindikationen
- Kinder unter 14 Jahre, Hyperkinesen, Darmverschluss, Epilepsie Schwangerschaft, Prolaktinom.

Domperidon
Nebenwirkungen
- Ähnlich wie bei Metoclopramid, aber seltener und geringer ausgeprägt.
- Selten: gastrointestinale Störungen, Erhöhung des Prolaktinspiegels, Ausbleiben der Regelblutung.
- Sehr selten: Bewegungsstörungen, Herzrhythmusstörungen, Durchfall, Juckreiz.

Kontraindikationen
- Kinder unter zwölf Jahre.
- Prolaktinom, Schwangerschaft und Stillzeit.
- Gleichzeitige Einnahme von CYP3A4-Hemmern wie: Azole zur Behandlung von Pilzinfektionen (z. B Ketoconazol, Fluconazol, Voriconazol).
- Arzneimittel zur Behandlung von HIV-Infektionen (z. B. Ritonavir).
- Makrolid-Antibiotika (z. B. Erythromycin, Clarithromycin).

Wechselwirkungen
Metoclopramid kann die Resorption bzw. Wirksamkeit von anderen Stoffen verändern:
- Digoxin und Cimetidin: vermindern.
- Levodopa, Paracetamol, verschiedenen Antibiotika (belegt für Tetracyclin, Pivampicillin), Lithium und Alkohol: beschleunigen bzw. erhöhen.
- Succinylcholin: Wirkung verlängern.

> 🔊 Müssen Sie ein Herzmittel einnehmen? Hat der Arzt mit Ihnen die Dosierung für die Zukunft abgeklärt?

💬 Welche anderen Arzneimittel nehmen Sie außerdem ein? Nehmen Sie ein Medikament zur Beruhigung oder ein Antidepressivum, Haloperidol oder Chlorpromazin ein? Ich frage, weil solche Arzneimittel die Wirkung von Metoclopramid stark beeinflussen.

Die gleichzeitige Einnahme folgender Substanzen, kann die Wirkung von MCP beeinflusse:

— Anticholinergika können die Wirkung von Metoclopramid vermindern.
— Neuroleptika (wie z. B. Phenothiazine, Thioxanthenderivate, Butyrophenone): verstärken extrapyramidale Störungen (z. B. Krampferscheinungen im Kopf-, Hals-, Schulterbereich).
— Serotonin-Wiederaufnahmehemmer fördern das Auftreten extrapyramidaler Symptome.

4.6.5 Bewertung der Studienlage

Die Überlegenheit einer fixen Kombination von Antiemetika mit Migränemitteln wurde bisher in großen randomisierten Studien nicht belegt.

4.7 Medikamentöse Prophylaxe mit Rp-Arzneimitteln

4.7.1 Beratung bei der Abgabe von Betablockern

Nur einige Betablocker haben sich bei der **Migräneprophylaxe** als wirksam erwiesen. Die tägliche Einnahme eines solchen Betablockers über einen Zeitraum von 6–9 Monaten kann die Attackenfrequenz, die Dauer und die Intensität der Kopfschmerzattacken durchaus um mindestens 50 % lindern. (DMKG)

Wirkungsweise

Betablocker setzen normalerweise als Gegenspieler des Botenstoffs Adrenalin unter anderem die Herzfrequenz herab. Der genaue Wirkungsmechanismus als Migräneprophylaktikum ist nicht bekannt, der Angriff an periphere β-Rezeptoren scheint nicht entscheidend zu sein.

Handelspräparate und Dosierungen

💬 Welche Dosierung hat Ihnen der Arzt als Prophylaxe empfohlen? Dieses Medikament wird langsam aufdosiert, deshalb beginnen Sie die Einnahme mit einer Tablette.

Tab. 4.11 Betablocker zur Migräneprophylaxe

Wirkstoff	Handelspräparat	Dosierung	Einnahmehinweis
Meto-prolol	Beloc Zok® Metohexal® 50, 100 Tabl. Metodura® 50, 100 Tabl.	50–200 mg/Tag, Initialdosis: 50 mg	Abends einschleichend
Propra-nolol	Dociton® Propra-ratiopharm® 10, 40, 80 Filmtbl.	40–240 mg/Tag, Initialdosis: 40 mg	
Bisoprolol	Concor® Bisoprolol Stada® 5, 10 mg Filmtbl.	5–10 mg/Tag	

Neben-, Wechselwirkungen und Kontraindikationen

Nebenwirkungen

— Häufig: Müdigkeit, arterielle Hypotonie.
— Gelegentlich: Schlafstörungen, Schwindel.
— Selten: Hypoglykämie, Bronchospasmus, Magen-Darmbeschwerden, erektile Dysfunktion.

Wechselwirkungen

— Andere Antihypertonika: die blutdrucksenkende Wirkung wird verstärkt.
— Antiarrhythmika: verstärkte Wirkung.
— Noradrenalin, Adrenalin oder andere sympathomimetisch wirkende Substanzen: beträchtlicher Blutdruckanstieg ist möglich.

Kontraindikationen

— Herzrhythmusstörungen, AV-Block, Bradykardie, Asthma bronchiale, Sick-Sinus-Syndrom, Depression, Diabetes mellitus mit stark schwankenden Blutzuckerwerten, orthostatische Dysregulation, Einnahme von MAO-Hemmern.

4.7.2 Beratung bei der Abgabe von Flunarizin

Flunarizin ist in Fallserien bei jüngeren Patienten als besonders wirksam in der **Prophylaxe** von Migräneauren bzw. bei Sonderformen der Migräne beschrieben worden und wird daher als Expertenkonsens für diese Formen (Basilaristyp oder Migräneäquivalente) empfohlen (DMKG).

Wirkungsweise

Flunarizin zählt zur Substanzgruppe der Calciumantagonisten. Es unterbindet den Einstrom von Calcium in die Zellen und vermindert so beispielsweise die Spannung der Gefäßmuskeln. Die Gefäßwandmuskulatur erschlafft, woraufhin sich die Gefäße erweitern. Vermutlich durch diesen Mechanismus können die durch eine Gefäßverengung verursachten Schmerzen der Migräne verbessert werden – dieser Wirkmechanismus bedarf allerdings noch weiterer Untersuchung.

Handelspräparate und Dosierungen

Tab. 4.12 Fertigarzneimittel mit Flunarizin

Handelspräparat	Dosierung	Einnahmehinweis
Natil® N	5–10 mg/ Tag	Abends

💬 Hat Ihnen der Arzt gesagt, dass Sie Metoprolol zunächst am Abend einnehmen sollen? Diese Tabletten können in den ersten Tagen müde machen. Wundern Sie sich nicht und machen Sie sich keine Sorgen, der Körper gewöhnt sich schnell daran und innerhalb von zwei Wochen verschwindet die Müdigkeit wieder.

💬 Flunarizin wird bei speziellen Migräneformen als Prophylaktikum eingesetzt. Ich kann es Ihnen gerne über die Internationale Apotheke aus dem Ausland bestellen.

Neben-, Wechselwirkungen und Kontraindikationen
Nebenwirkungen

🗨 Sollten Sie unter der Ein-nahme Muskel- oder Handzit-tern, evtl. auch Bewegungsdrang bekommen, halten Sie bitte Rücksprache mit Ihrem Arzt.

- Häufig: Müdigkeit, Gewichtszunahme.
- Gelegentlich: Gastrointestinale Beschwerden, Depression.
- Selten: Hyperkinesien, Tremor, Parkinsonoid.

Wechselwirkungen

- Verstärkte Sedierung bei Alkohol, Tranquilizern.

Kontraindikationen

- Fokale Dystonie.
- Depression.
- Morbus Parkinson in der Familie.
- Adipositas.
- Schwangerschaft/Stillzeit.

🗨 Was Sie im Schmerzforum gelesen haben ist richtig. Bei Natil und Natil N handelt es sich um zwei unterschiedliche Arz-neistoffe. Wenn Sie gute Erfah-rung mit dem bisherigen In-haltsstoff gemacht haben, wäre es auch möglich diesen aus dem Ausland zu beziehen.

Anmerkung: Natil® (Cyclandelat) wurde in Deutschland aufgrund beendeter Zulassung vom Markt genommen und ist nur noch über die internationale Apotheke zu beziehen.

4.7.3   Beratung bei der Abgabe von Valproinsäure

Valproinsäure zählt zu den Mitteln der ersten Wahl bei der **Migräneprophylaxe** und wird als zweite Wahl auch in der Prophylaxe bei Spannungskopfschmerzen eingesetzt.

Wirkungsweise

Valproinsäure gehört zur Substanzklasse der Antiepileptika. Dieser Wirkstoff blockiert spannungsabhängige Natriumkanäle und unterdrückt dadurch die Entstehung von repetitiven Entladungen.

Handelspräparate und Dosierungen

🗨 Dieser Wirkstoff wird bei Migräne als erste Wahl zur Pro-phylaxe angewendet.

Tab. 4.13 Fertigarzneimittel mit Valproinsäure

Handelspräparat®	Dosierung	Einnahmehinweis
Ergenyl® chrono, Orfiril®, Valproat-neuraxpharm®	600–1800 mg	Seltene, aber teilweise tödlich verlaufende Leberfunktions-störungen

Neben-, Wechselwirkungen und Kontraindikationen
Nebenwirkungen
- Häufig: Müdigkeit, Schwindel, Tremor, Unruhe, gastrointestinale Beschwerden.
- Gelegentlich: Hautausschlag, Haarausfall, Gewichtszunahme.
- Selten: Leberfunktionsstörungen.

Wechselwirkungen
- Valproinsäure erhöht die Konzentration von Phenobarbital im Plasma. Auch Codein oder Benzodiazepine wie Lorazepam werden bei gleichzeitiger Gabe in ihrem Abbau beeinflusst und wirken verstärkt.
- Die Wirkstoffe Cimetidin, Erythromycin, Fluoxetin und Felbamat erhöhen hingegen bei gleichzeitiger Gabe die Wirkung der Valproinsäure.
- Bei der Kombination von Valproinsäure mit Antikoagulanzien oder Acetylsalicylsäure besteht eine erhöhte Blutungsgefahr.

Kontraindikationen
Leberfunktionsstörungen, Pankreaserkrankungen, Schwangerschaft (Neuralrohrdefekt), Alkoholmissbrauch, polyzystische Ovarien.

4.7.4 Beratung bei der Abgabe von Topiramat
Wird eingesetzt zur **Prophylaxe** von Migräne-Kopfschmerzen bei Erwachsenen, wenn eine Therapie mit Betablockern nicht indiziert ist, nicht erfolgreich war oder nicht vertragen wurde. In der Akutbehandlung von Migränekopfschmerzen ist Topiramat nicht untersucht.

Wirkungsweise
Es zählt zur Klasse der Antiepileptika.
- Vermindert die Häufigkeit, mit der Nervenzellen Reize weiterleiten können.
- Hemmt die erregende Wirkung des Botenstoffes Glutaminsäure.
- Erhöht deutlich die hemmende Aktivität des Neurotransmitters Gamma-Aminobuttersäure (GABA) im Gehirn.

Auf diese Weise schützt Topiramat den Cortex vor Übererregbarkeit und bremst die Schmerzkaskade durch Stabilisierung des trigeminovaskulären Systems.

Handelspräparate und Dosierungen
Die Wirkung von Topiramat setzt rasch ein; eine Besserung der Migräne kann bereits nach einem Monat festgestellt werden. Die Therapie sollte mit niedrigen Dosierungen (25 mg) begonnen und langsam in Abständen von einer Woche auf die übliche Dosis von 100 mg pro Tag erhöht werden.

Die Hartkapseln können als Ganzes geschluckt oder verabreicht werden, indem die Kapsel vorsichtig geöffnet und der gesamte Inhalt auf eine kleine

🗨 Als Nebenwirkung dieses Arzneimittels können Müdigkeit oder aber auch das Gegenteil nämlich Unruhe auftreten. Auch Schwindel ist möglich. Beginnen Sie daher mit der Einnahme des Präparates am besten am Wochenende, wenn Sie zuhause sind, um zu sehen, wie Ihr Körper auf die Einnahme reagiert.

🗨 Dieses Medikament ist für die Leber nicht gut verträglich, Sie hatten aber ja bisher noch nie eine Lebererkrankung? Verzichten Sie während der Migräneprophylaxe aber besser auf Alkohol.

🗨 Es ist wichtig, dass Sie das Medikament konsequent einnehmen. Mit einer ersten Wirkung der Prophylaxe können Sie evtl. schon in einem Monat rechnen.

Tab. 4.14 Fertigarzneimittel mit Topiramat

Handelspräparat	Dosierung	Einnahmehinweis
Topamax® Migräne	1. Woche: 1 x 25 mg abends ab der 2. Woche: 2 x 25 mg (schrittweise Aufdosierung bis 200 mg möglich)	Unzerkaut und mit ausreichend Flüssigkeit, unabhängig oder mit der Mahlzeit

💬 Da die Tabletten anfangs müde machen, nehmen Sie Topamax zunächst eine Woche lang immer mit dem Abendessen ein. Steigern Sie die Einnahme ab nächster Woche auf eine Tablette morgens und eine abends.

Menge (Teelöffel) von weicher Nahrung gestreut wird. Diese Arzneimittel-/Nahrungsmischung ist sofort zu schlucken und nicht zu kauen. Sie darf nicht für zukünftige Anwendungen aufbewahrt werden.

Neben-, Wechselwirkungen und Kontraindikationen
Nebenwirkungen

— Häufig: Parästhesien, Müdigkeit, Gewichtsabnahme, kognitive Störungen (Konzentrationsstörungen, Sprach-/Sprechstörungen), Diarrhö, Übelkeit, Doppelbilder und andere Sehstörungen, trockene Augen.
— Gelegentlich: Geschmacksveränderungen, Psychosen.
— Selten: Engwinkelglaukom.
— Häufige Begleitwirkungen sind vorübergehende Parästhesien an den Extremitäten und Müdigkeit. Die Parästhesien treten häufig in der Eindosierungsphase oder bei einer Dosiserhöhung auf. Eine langsame Eindosierung kann das Auftreten dieser Nebenwirkung verringern. Die Ausprägung der Parästhesien lässt sich durch eine orale Kaliumsubstitution, etwa durch vermehrten Verzehr von Bananen, getrocknete Aprikosen oder Nüssen, vermindern.
— In klinischen Studien traten suizidbezogene Ereignisse (Suizidgedanken, Suizidversuche und Suizide) bei mit Topiramat behandelten Patienten mit einer Häufigkeit von 0,5 % (46 von 8652 behandelten Patienten) und einer nahezu 3-mal höheren Inzidenz als bei den mit Placebo behandelten Patienten (0,2 %; 8 von 4045 behandelten Patienten) auf. (Fachinformation Topamax Migräne®). Patienten und deren Betreuern sollte deshalb geraten werden medizinische Hilfe einzuholen, wenn Anzeichen für Suizidgedanken oder suizidales Verhalten auftreten.
— Aufgrund einer hemmenden Wirkung auf die renale Carboanhydrase kann es unter der Behandlung mit Topiramat zu einer Übersäuerung des Blutes kommen.

💬 Wenn Sie die Einnahme beginnen, kann es vorübergehend zu Parästhesien kommen. Sollten Sie Ameisenlaufen, Pelzigkeit, Prickeln oder ähnliche Erscheinungen haben, setzen Sie das Medikament nicht ab. Mit einer kaliumreichen Ernährung können Sie Parästhesien positiv beeinflussen. Viel Kalium ist zum Beispiel in Bananen oder getrockneten Aprikosen enthalten.

💬 In seltenen Fällen kann die Einnahme zu depressiver Stimmung oder sogar zu suizidalen Gedanken führen. Sollten Sie solche Anzeichen bekommen, wenden Sie sich bitte umgehend an Ihren Arzt.

Warnhinweise: Das Medikament beeinträchtigt die Wirksamkeit oraler Kontrazeptiva. Topiramat fördert die Bildung von Nierensteinen (Flankenschmerzen). Dieses Risiko ist bei gleichzeitiger Einnahme von Acetazolamid, Triamteren oder größeren Mengen an Vitamin C noch erhöht (auf ausreichende

Flüssigkeitszufuhr achten!) Das Reaktionsvermögen kann beeinträchtigt sein. Vorsicht beim Autofahren und beim Bedienen von Maschinen!

Hinweis

Während der Therapie mit Topiramat sollte auf ausreichende Flüssigkeitszufuhr geachtet und bei der Einnahme von Kontrazeptiva zusätzliche verhütende Maßnahmen angewendet werden.

Wechselwirkungen

Die gleichzeitige Einnahme von Topamax verändert bei folgenden Wirkstoffen die Wirkung:

- Digoxin: der Digoxinspiegel sinkt.
- Ethinylestradiol: die verhütende Wirkung ist eingeschränkt.
- Antidiabetika: die Wirksamkeit wird gesteigert oder verringert (Blutzuckerkontrolle!).
- Pioglitazon: wird in seiner Blutkonzentration und Wirkung verringert.
- Bei der gleichzeitigen Einnahme von Topiramat und Johanniskraut besteht die Gefahr von reduzierten Plasmaspiegeln und folglich einer verringerten Wirksamkeit.
- Topiramat beschleunigt oder verzögert den Abbau der Wirkstoffe Amitriptylin, Haloperidol und Propranolol.

Aber auch die Wirkung von Topamax kann sich durch die Einnahme anderer Substanzen verändern:

- Phenytoin und Carbamazepin vermindern die Blutkonzentration und damit die Wirkung. Gleichzeitig steigt die Wirksamkeit des Phenytoins.
- Hydrochlorothiazid: erhöht die Plasmaspiegel von Topiramat um ca. 30 %, sodass eine Dosiserniedrigung ratsam sein kann. Weiterhin ergaben sich Hinweise, dass Hydrochlorothiazid die Kaliumspiegel in Kombination mit Topiramat stärker senkt.
- Metformin: vermindert die Wirksamkeit von Topiramat.
- Alkohol: verstärkt die Müdigkeit durch Topiramat.
- Risperidon: verstärkt die Nebenwirkung von Topiramat.
- Propranolol und Diltiazem erhöhen den Plasmaspiegel von Topiramat.
- Topiramat hemmt das Enzym Carboanhydrase, das die Schweißabsonderung regelt. Wird der Wirkstoff zusammen mit weiteren, die Carboanhydrase hemmenden Substanzen eingenommen (beispielsweise den Antiepileptika Zonisamid oder Sultiam), kann es leicht zu einer Überhitzung des Körpers kommen.

💬 Sollten Sie ein Mittel zur Verhütung einnehmen, kann es sein, dass dessen verhütende Wirkung durch die gleichzeitige Einnahme des Topiramats nicht mehr gewährleistet ist. Bei Durchbruchblutungen setzen Sie sich bitte mit Ihrem Arzt in Verbindung.

💬 Welche Medikamente nehmen Sie außer dem Topiramat noch ein? Nehmen Sie Johanniskraut? Ich frage, weil einige Medikamente die Wirksamkeit von Topiramat beeinflussen und die gesamte Prophylaxe dadurch erfolglos werden könnte.

💬 Verzichten Sie während der Einnahme von Topiramat möglichst auf Alkohol, dieser verstärkt den müdemachenden Effekt des Arzneimittels. Auch andere Nebenwirkungen treten dadurch häufiger auf.

Kontraindikationen

💬 Zur Verhütung sollte ein Kombinationspräparat mit über 50 µg Ethinylestradiol eingesetzt werden. Hat Ihr Arzt mit Ihnen darüber gesprochen?

— Niereninsuffizienz, Nierensteine, Engwinkelglaukom.
— Prophylaxe von Migräne-Kopfschmerzen in der Schwangerschaft oder bei Frauen im gebärfähigen Alter, die keine wirksame Verhütungsmethode anwenden.
— Topiramat geht in erheblichem Maße in die Muttermilch über. Wenn Topiramat angewendet werden muss, sollte deshalb nicht gestillt werden.

Bewertung der Studienlage

Die Wirksamkeit von Topiramat ist in drei placebokontrollierten Studien über jeweils sechs Monate bei mehr als 1500 Migräne-Patienten nachgewiesen worden. In Studien konnte die Attackenhäufigkeit mittels einer durchschnittlichen Dosis von 100 mg bei jedem zweiten Migränepatient mindestens halbiert werden. Bei jedem vierten Patient konnte die Attackenhäufigkeit um mindestens 75 % verbessert werden, einige Patienten wurden sogar attackenfrei. (Brandes JL et al. JAMA, 2004; Diener HC et al. J Neurol, 2004; Diener HC et al. Cephalagia, 2004; Silberstein S et al., 2004).

4.7.5 Beratung bei der Abgabe von Antidepressiva

Einige Antidepressiva werden als **Prophylaktika** beim Spannungskopfschmerz eingesetzt. Die meisten positiven Erfahrungen liegen für Amitryptilin vor. Amitryptilin ist Mittel der ersten Wahl in der Prophylaxe des chronischen Spannungskopfschmerzes und Mittel zweiter Wahl in der Migräneprophylaxe.

Wirkungsweise

💬 Dieses Antidepressivum greift in die Schmerzverarbeitung des Körpers ein, sodass Sie nicht mehr so schmerzempfindlich reagieren und Ihre Kopfschmerzen seltener auftreten. Einen Effekt werden Sie dabei frühestens in ein paar Wochen spüren. Es ist deshalb wichtig, dass Sie das Medikament dennoch regelmäßig einnehmen.

Antidepressiva wirken depressionslösend, stimmungsaufhellend, sowie psychomotorisch aktivierend oder dämpfend. Sie greifen in den Neurotransmitter-Stoffwechsel sowie in die Neurotransmitter-Rezeptor-Wechselwirkung ein.
Amitryptilin beispielsweise:
— Wirkt direkt auf Übertägersubstanzen wie Noradrenalin und Serotonin, die auch in der Schmerzverarbeitung eine Rolle spielen.
— Beeinflusst die erhöhte Schmerzempfindlichkeit im Gehirn.
— Bessert depressive Symptome und Angst, die bei der Mehrzahl chronisch schmerzkranker Patienten zu beobachten sind.
Mirtazapin hemmt vorwiegend die Wiederaufnahme von Noradrenalin.

Handelspräparate und Dosierungen

Tab. 4.15 Antidepressiva zur Kopfschmerzprophylaxe

Wirkstoff	Handelspräparat	Dosierung	Einnahmehinweis
Amitryptilin	Saroten®, Amineurin®, Amitryptilin-neuraxpharm®	50–150 mg	Therapieeffekt beim Spannungskopf-schmerz frühestens 14 Tage nach Therapiebeginn
Mirtazapin	Remergil®, Mirtazapin Stada®	15–45 mg	
Clomipramin	Anafranil®	50–150 mg	
Doxepin	Aponal®, Doneurin®, Doxepin-neurax®, Doxepin-ratiopharm®	20–150 mg	
Imipramin	Tofranil®, Imipramin neurax®	50–150 mg	

💬 Dieses Medikament kann zu oder unabhängig von den Mahlzeiten, unzerkaut und mit ausreichend Flüssigkeit einge-nommen werden. Wenn Sie die Amitryptilintropfen unverdünnt einnehmen, kann es vorüberge-hend zu einem Taubheitsgefühl an Zunge und Mundschleimhaut kommen.

Neben-, Wechselwirkungen und Kontraindikationen

Nebenwirkungen

- Häufig: Mundtrockenheit, Müdigkeit, Schwindel, Schwitzen.
- Gelegentlich: Gewichtszunahme, Blasenstörung, innere Unruhe, Impotentia coeundi, Tachykardie, Verwirrtheitszustände.
- Bei Mirtazapin: darüber hinaus Agranulozytose.

Wechselwirkungen

- Die Wirkung von Alkohol, Sympathomimetika oder Anticholinergika wird durch die gleichzeitige Gabe verstärkt, die Effekte von Antisympathotonika (z. B. Moxonidin, Clonidin) werden dagegen druch tricyclische Antidepres-siva abgeschwächt.

Kontraindikationen

- Engwinkelglaukom.
- Prostatahyperplasie.
- Herzrhythmusstörungen.

💬 Was hat Ihnen der Arzt zur Anwendung bereits gesagt? Be-ginnen Sie mit der Einnahme möglichst gleich heute Abend. Da es sein kann, dass Sie durch die Einnahme schwindelig oder auch müde werden. Eine weitere ty-pische Nebenwirkung kann auch Mundtrockenheit sein. Wenn diese Nebenerscheinungen sehr heftig sind oder sich nicht mit der Dauer der Einnahme bessern, zögern Sie nicht, Ihren Arzt an-zusprechen

4.7.6   Beratung bei der Abgabe von Gabapentin

Gabapentin ist Mittel der zweiten Wahl bei der **Migräneprophylaxe**.

Wirkungsweise

Gabapentin zählt zur Substanzklasse der Antiepileptika. Sein genauer Wirkmechanismus ist unbekannt. Diskutiert werden die Hemmung der glutamatergen Erregungsübertragung sowie die Blockade zentraler Calciumkanäle.

Handelspräparate und Dosierungen

💬 Nehmen Sie gelegentlich ein Medikament gegen Sodbrennen ein? Diese Substanzen können die Aufnahme des Gabapentins in den Körper beeinflussen. Nehmen Sie daher im Zweifelsfall das Neurontin® frühestens zwei Stunden nach dem Magenmittel ein.

Tab. 4.16 Fertigarzneimittel mit Gabapentin

Handelspräparat	Dosierung	Einnahmehinweis
Neurontin® 100, 300, 400 Kps. Neurontin® 600, 800 Film-tabl.	Bis 2400 mg, Initialdosis: 3 × 100 mg/Tag	Einschleichend dosieren, Neurontin® frühestens zwei Stunden nach der Einnahme eines Antazidums einnehmen

💬 Durch die Einnahme von Neurontin® kann es sein, dass Sie schwindelig oder auch müde werden.

Neben-, Wechselwirkungen und Kontraindikationen

Nebenwirkungen

- Häufig: Müdigkeit, Schwindel, Gewichtszunahme.
- Gelegentlich: Ataxie, gastrointestinale Störungen.

Wechselwirkungen

- Bei gleichzeitiger Einnahme von Magnesium- oder Aluminiumhaltigen Antazida: kann die Aufnahme von Gabapentin aus dem Magen verringert sein.
- Gabapentin kann Schwindel, Benommenheit und Müdigkeit hervorrufen.

💬 Setzen Sie sich sofort mit Ihrem Arzt in Verbindung...bei andauernden Bauchschmerzen, Übelkeit und Erbrechen, da es sich hierbei um die Symptome einer akuten Entzündung der Bauchspeicheldrüse handeln kann. Dann sollte die Therapie geändert werden.

Kontraindikationen

- Akute Pankreatitis.

4.7.7   Beratung bei der Abgabe von Venlafaxin

Venlafaxin wird als Mittel der zweiten Wahl bei der **Migräneprophylaxe** eingesetzt.

Wirkungsweise

Venlafaxin ist ein Antidepressivum, das die Wiederaufnahme von Serotonin und Noradrenalin hemmt.

Handelspräparate und Dosierungen

Tab. 4.17 Fertigarzneimittel mit Venlafaxin

Handelspräparat	Dosierung	Einnahmehinweis
Trevilor®	75–150 mg in ein bis zwei Einzeldosen pro Tag	Mit einer Mahlzeit tgl. zur gleichen Zeit einnehmen. Ausschleichend absetzen. Nicht mit Saft einnehmen (erhöhter Blutspiegel!)

Neben-, Wechselwirkungen und Kontraindikationen

Nebenwirkungen

- Häufig: Müdigkeit, Konzentrationsstörungen.
- Selten: Impotenz, arterielle Hypertonie.

Wechselwirkungen

Die gleichzeitige Einnahme von Venlafaxin verändert bei folgenden Wirkstoffen die Wirkung:

- Haloperidol, Clozapin und Risperidon: die Blutspiegel werden erhöht. Damit steigt das Risiko für das Auftreten von Nebenwirkungen.
- Lithium, Triptanen und anderen selektiven Serotonin-Wiederaufnahme-hemmern: Hitzewallungen und Herzmuskelstörungen möglich.
- Bei gleichzeitiger Behandlung mit Antikoagulanzien: das Blutungsrisiko ist erhöht (engmaschige Kontrolle der Blutwerte).

Aber auch die Wirkung von Venlafaxin kann sich durch die Einnahme anderer Substanzen verändern:

- Antidepressiva von Typ der MAO-Hemmer: schwerwiegende Nebenwirkungen. Daher muss nach Absetzen einer Therapie mit MAO-Hemmern mindestens 14 Tage Abstand zum Beginn der Einnahme des Wirkstoffs eingehalten werden.
- Cimetidin: hemmt den Abbau des Wirkstoffs. Daher kann es vor allem bei Älteren und Patienten mit Leberfunktionsstörungen zur Wirkungsverstärkung und Wirkungsverlängerung kommen.

Kontraindikationen

- Schwere arterielle Hypertonie.

4.7.8 Beratung bei der Abgabe von Lamotrigin

Lamotrigin wird zur **Prophylaxe** von Migräneauren eingesetzt. Lamotrigin ist in der Reduktion der Häufigkeit von Migräneattacken nicht wirksam, kann aber die Aura der Migräneattacken beeinflussen.

Am Anfang der Therapie werden Sie wahrscheinlich merken, dass Sie sich nicht so gut konzentrieren können oder sogar schneller müde werden.

Weiß der Arzt, der Ihnen Trevilor verordnet hat, welche Medikamente Sie täglich einnehmen? Nehmen Sie noch ein Arzneimittel von einem Facharzt, das noch nicht bei der Anwendung dieser Tabletten berücksichtigt ist?

Wirkungsweise

Lamotrigin ist ein Antiepileptikum. Lamotrigin verhindert die Freisetzung des Neurotransmitters Glutamat, dem hauptsächlichen Nervenbotenstoff erregender Impulse. Somit wirkt Lamotrigin hemmend auf die Reizweiterleitung.

Handelspräparate und Dosierungen

Tab. 4.18 Fertigarzneimittel mit Lamotrigin

Handelspräparat	Dosierung	Einnahmehinweis
Lamictal® 25,50,100, 200 mg Tabl.	25–200 mg/ Tag, Initialdosierung: 1 x 25 mg , Erhöhung nach 14 Tagen um 50 mg	Einschleichend

Neben-, Wechselwirkungen und Kontraindikationen
Nebenwirkungen

- Es können Schwindel, Schläfrigkeit, gastrointestinale Beschwerden und selten auch schwerwiegende allergische Reaktionen auftreten.

Wechselwirkungen

- Carbamazepin, Phenobarbital, Phenytoin beschleunigen den Abbau von Lamotrigin.

Kontraindikationen

- Kinder unter zwölf Jahren.
- Leber- oder Niereninsuffizienz.

4.7.9 Beratung bei der Abgabe von Methylprednisolon

Methylprednisolon wird zur kurzzeitigen **Prophylaxe** bei Clusterkopfschmerz eingesetzt. Bei Patienten mit chronischem Clusterkopfschmerz ist die Gabe von Methylprednisolon nicht angezeigt, da die Wirkung hier nur solange anhält, wie die Gabe erfolgt und bei Langzeiteinnahme die typischen Nebenwirkungen der Corticoide, wie ein Cushing-Syndrom mit Diabetes mellitus, Osteoporose und Magen-Darm-Ulzera auftreten.

Wirkungsweise

Methylprednisolon ist ein nichtfluoriertes Glucocorticoid zur systemischen Therapie. In höheren als den zur Substitution erforderlichen Dosen wirkt Methylprednisolon rasch antiphlogistisch (antiexsudativ und antiproliferativ) und verzögert immunsuppressiv. Es hemmt hierbei die Chemotaxis und Aktivität von Zellen des Immunsystems sowie die Freisetzung und Wirkung von

💬 Haben Sie die Tabletten bisher schon eingenommen oder sind diese neu für Sie? Wogegen haben Sie das Medikament verordnet bekommen? Welche Dosierung hat Ihnen der Arzt notiert? Wissen Sie bereits, dass die Dosierung erst in zwei Wochen gesteigert wird? Wenn Sie mit der Einnahme beginnen, kann es sein, dass Sie müde oder auch schwindelig sind. Hat Ihnen der Arzt gesagt, dass Sie die Einnahme am besten heute Abend beginnen?

Mediatoren der Entzündungs- und Immunreaktionen, z. B. von lysosomalen Enzymen, Prostaglandinen und Leukotrienen.

Handelspräparate und Dosierungen

Tab. 4.19 Fertigarzneimittel mit Methylprednisolon

Handels-präparat	Dosierung	Einnahmehinweis
Urbason®	Initial morgens 50–100 mg über 5 Tage, dann alle 3–4 Tage um 10 mg reduzieren. Schwellendosis 10–20 mg/d	Zu oder nach dem Essen, vornehmlich nach dem Frühstück, unzerkaut mit ausreichend Flüssigkeit einnehmen.

> Hat Ihnen der Arzt einen Einnahmeplan mitgegeben? Setzen Sie das Medikament nie eigenmächtig ab. Die Dosis wird stufenweise reduziert, um Nebenwirkungen zu vermeiden.

Hinweis

— Die Langzeit-Anwendung des Medikaments erfordert regelmäßige ärztliche Kontrollen (auch augenärztlich).
— Das Medikament erhöht die Calcium-Ausscheidung und damit das Osteoporose-Risiko.
— Eine länger dauernde Behandlung sollte langsam beendet werden, um Muskel- und Gelenkschmerzen zu vermeiden.
— Diabetiker benötigen während der Behandlung mit dem Medikament eventuell mehr Insulin oder orale Antidiabetika.
— Während der Behandlung mit dem Medikament ist bei Patienten mit Bluthochdruck eine regelmäßige Blutdruckkontrolle erforderlich.
— Die Behandlung mit dem Medikament erhöht die Infektanfälligkeit und kann andererseits die Anzeichen einer bestehenden oder sich entwickelnden Infektion verschleiern.
— Das Medikament führt zu einer erhöhten Kaliumausscheidung, weshalb auf eine ausreichende Kaliumzufuhr und regelmäßige ärztliche Kontrollen des Blutkaliumgehalts zu achten ist.

> Bei einer längeren Anwendung von Prednisolon sind einige Dinge zu beachten. Wie lange sollen Sie das Medikament voraussichtlich einnehmen? Was hat Ihnen der Arzt bereits zu der Einnahme gesagt?

Neben-, Wechselwirkungen und Kontraindikationen
Nebenwirkungen

— Vollmondgesicht, Fettsucht.
— Seltene Nebenwirkungen: Überempfindlichkeitsreaktionen wie Hautausschlag.
— Nebenwirkungen ohne Häufigkeitsangabe: Hautveränderungen, Gewebeschwund, punktförmige Hauteinblutungen, blaue Flecke, Akne, Wundhei-

💬 Dieses Präparat hat ein höheres Nebenwirkungspotential. Auf lange Sicht ist die Prophylaxe wichtig, um die Clusterattacken und die damit verbundene häufige Einnahme von Akutarzneimitteln zu reduzieren.

💬 In Kombination mit Ihrem Arzneimittel kann es zu Nebenwirkungen oder Wechselwirkungen kommen. Bei einer Neuverordnung eines Arzneimittels informieren Sie bitte den Arzt, dass Sie Methylprednisolon einnehmen.

💬 Es könnte sein, dass die Einnahme dieser Tabletten die Wirksamkeit Ihrer Zuckertabletten beeinflusst. Sie sollten daher während der Prophylaxe ihren Blutzuckerspiegel regelmäßig kontrollieren. Möchten Sie selbst das ASS anwenden? Ich frage, da die Anwendung von Salicylsäure während Ihrer Prophylaxe mit Methylprednisolon nicht empfehlenswert ist.

lungsverzögerung, Entzündungszeichen um den Mund, Muskelschwund, Osteoporose, Knochengewebezerstörung, grüner Star, Katarakt, Depressionen, Gereiztheit, Hochstimmung, Appetitsteigerung, Antriebssteigerung, Gehirnscheingeschwulst, Epilepsie (Verstärkung einer bestehenden Erkrankung), Magen- und Zwölffingerdarmgeschwür, Magen-Darm-Blutungen, Bauchspeicheldrüsenentzündung, Veränderung der Blutzuckerwerte, Wassereinlagerung, Serumkaliumerniedrigung, Herzrhythmusstörungen, Zyklusstörungen und -beschwerden, Amenorrhö, Behaarungszunahme, Impotenz, Bluthochdruck, Arteriosklerose, Thrombosen, Gefäßentzündungen, Blutbildveränderungen

Wechselwirkungen

Methylprednisolon wird in seiner Wirkung abgeschwächt, wenn es gemeinsam mit folgenden Wirkstoffen angewendet wird:
- Rifampicin.
- Phenytoin und Primidon aus der Gruppe der Antiepileptika, Schlafmittel aus der Gruppe der Barbiturate.

Dagegen wird die Wirkung von Methylprednisolon verstärkt, wenn es zusammen mit Wirkstoffen zur Schwangerschaftsverhütung oder Ketoconazol eingesetzt wird.

Methylprednisolon verstärkt die Wirkung und damit auch die Nebenwirkungen zahlreicher Wirkstoffe, wenn es mit diesen kombiniert wird:
- Digoxin.
- Schleifendiuretika und Abführmittel (vermehrte Ausscheidung von Kalium beeinflusst die Herztätigkeit).
- Nichtsteroidale Antirheumatika wie Indometacin, Paracetamol, Ibuprofen (vermehrte Magen-Darm-Blutungen).
- ACE-Hemmer (Blutbildveränderung).
- Mittel gegen Malaria wie Chloroquin, Hydroxychloroquinsulfat und Mefloquin (Risiko für Erkrankungen der Muskeln und des Herzens steigt).
- Impfstoffe mit lebenden Erregern, wie sie gegen Kinderlähmung, Masern oder Röteln eingesetzt werden.
- Muscarinrezeptor-Antagonisten.
- Ciclosporin aus der Gruppe der Immunologika.

Dagegen werden folgende Wirkstoffe durch Methylprednisolon in ihrer Wirkung abgeschwächt:
- Orale Antidiabetika.
- Orale Antikoagulanzien, die die Blutgerinnung verzögern.
- Somatropin (Wachstumshormon) und Protirelin (aus der Gruppe der Hypothalamushormone).
- Salicylate.
- Isoniazid.
- Cholinesterase-Hemmstoffe.

— Praziquantel.
— Impfstoffe mit abgetöteten Erregern wie Hepatitis-Impfungen.
— Muskelrelaxanzien können durch Methylprednisolon in ihrer Wirkung sowohl abgeschwächt als auch verstärkt werden.

Kontraindikationen

— Für die kurzfristige Anwendung bei vitaler Indikation oder bei Substitutionstherapie gibt es sonst keine Kontraindikationen.

4.7.10 Beratung bei der Abgabe von Verapamil

Verapamil wird als **Prophylaktikum** bei Clusterkopfschmerz eingesetzt. Als Migräne-Prophylaktikum ist es nicht wirksam.

Aufgrund der guten Verträglichkeit und problemlosen Kombinierbarkeit mit einer Akuttherapie mit Sauerstoff oder mit Sumatriptan wird Verapamil vielfach als Substanz der 1. Wahl als Prophylaktikum bei Clusterkopfschmerz angesehen. Verapamil kann mit gutem Erfolg beim episodischen Clusterkopfschmerz eingesetzt werden, eignet sich aber insbesondere auch zur Dauertherapie beim chronischen Clusterkopfschmerz. Oft stellt sich aber unter Verapamil kein komplettes Sistieren der aktiven Clusterkopfschmerzphase ein. In einer offenen Studie konnte bei 69 % der Patienten eine Verbesserung von mehr als 75 % der Clusterkopfschmerzparameter beobachtet werden.

> Dass Verapamil als Prophylaktikum bei Clusterkopfschmerz wirksam ist, wurde anhand einer Studie belegt. Auch wenn Sie jetzt vorübergehend noch ein weiteres Medikament einnehmen, können Sie auf diese Weise die Heftigkeit und die Häufigkeit der Schmerzattacken positiv beeinflussen. Verapamil ist in der Regel sehr gut verträglich.

Wirkungsweise

Verapamil gehört zur Gruppe der Calciumantagonisten und hemmt somit den Einstrom von Calcium in die Zelle. Durch die Abnahme der intrazellulären Konzentration an freien Calciumionen in unterschiedlich starkem Maße, kommt es zu einer Erniedrigung des Gefäßmuskeltonus an der glatten Gefäßmuskulatur und infolgedessen zu einer Vasodilatation.

Handelspräparate und Dosierungen

Tab. 4.20 Fertigarzneimittel mit Verapamil

Handelspräparat	Dosierung	Einnahmehinweis
Isoptin® 80, 120 Filmtabl., Veramex® 40, 80, 120 Drg, Verahexal® 40, 80,120 Filmtabl.	80–480 mg/d	Wirkeintritt frühestens nach 2 Wochen; grapefruithaltige Speisen oder Getränke meiden, kann den Verapamil-spiegel im Blut erhöhen

> Trinken Sie zur Einnahme möglichst nur Wasser. Fruchtsäfte wie Grapefruitsaft verändern die Aufnahme des Wirkstoffs. Dadurch wird die Wirkung beeinflusst.

Die Dosierung beginnt mit 3 x 80 mg/Tag. In Abhängigkeit vom Therapieerfolg kann bis auf Dosierungen von 360 mg/Tag erhöht werden. Im Einzelfall können von erfahrenen Spezialisten nach echokardiographischen Kontrollen auch höhere Dosierungen eingesetzt werden. Ein EKG vor Therapiebeginn und regelmäßige Blutdruckkontrollen sollen immer veranlasst werden.

Neben-, Wechselwirkungen und Kontraindikationen
Nebenwirkungen
- Schwellung der Beine.
- Langsamer Herzschlag.
- Schneller Herzschlag.
- Allergische Reaktionen.
- Gesichtsrötung (Flush) und allgemeines Wärmegefühl.
- Obstipation.
- Calciumantagonisten zeichnen sich durch eine relativ gute subjektive Verträglichkeit, auch bei älteren Patienten, aus. Kohlenhydrat- sowie Lipid- oder Elektrolytstoffwechsel und Nierenfunktion werden nicht in klinisch relevantem Ausmaß beeinträchtigt.

Wechselwirkungen
- Calciumantagonisten dürfen nicht oder nur unter äußerster Vorsicht gleichzeitig mit Betablockern verabreicht werden, da es zu einer lebensgefährlichen Verlangsamung des Herzschlags kommen kann (Bradykardie, AV-Block).
- Die blutdrucksenkende Wirkung anderer Medikamente wird verstärkt.
- Calciumkanalblocker werden durch das Leberenzym CYP 3A4 abgebaut. Dadurch ist evtl. der Wirkspiegel anderer Medikamente, die über das gleiche Enzym verstoffwechselt werden, beeinflusst bar.

Kontraindikationen
- Hypotonie.
- Fortgeschrittene Herzinsuffizienz.
- Instabile Angina pectoris und akuter Herzinfarkt.
- Schwangerschaft.
- AV-Block.

4.7.11   Beratung bei der Abgabe von Lithium
Lithium ist Mittel der zweiten Wahl zur **Prophylaxe** bei Clusterkopfschmerz.

Wirkungsweise
Die Wirkungsweise von Lithium in der Therapie des Clusterkopfschmerzes ist nicht geklärt. In Vergleichsstudien zwischen Lithium und Verapamil zeigte sich, dass beide Substanzen weitgehend ähnliche Wirksamkeitsraten aufweisen. Verapamil ist jedoch dem Lithium hinsichtlich der Nebenwirkungen überlegen. Die

Nehmen Sie noch andere Medikamente ein? Die Wirkung von blutdrucksenkenden Mitteln wird durch Verapamil verstärkt. Sollte Ihr Blutdruck stark abfallen– sie sich zum Beispiel sehr schlapp oder müde fühlen, halten Sie bitte Rücksprache mit Ihrem Arzt.

Sowohl Lithium als auch Verapamil werden als Prophylaktika gegen Clusterkopfschmerz eingesetzt. Verapamil ist dabei das besser verträgliche Medikament.

klinische Wirkung von Lithium wurde in einer Reihe offener, unkontrollierter Studien gezeigt. Ein Erfolg sollte nach ein bis zwei Wochen sichtbar sein. Es können Verbesserungsraten bei bis zu 70 % der behandelten Patienten erwartet werden. Es wird angenommen, dass beim chronischen Clusterkopfschmerz eine bessere Wirksamkeit als beim episodischen Clusterkopfschmerz erzielt werden kann. Dabei ist von Interesse, dass nach einer Lithiumbehandlung eine chronische Verlaufsform wieder in eine episodische Verlaufsform mit freien Intervallen zurückgeführt werden kann. Oft folgt der Lithiumbehandlung eine lange schmerzfreie Zeit.

Handelspräparate und Dosierungen

Tab. 4.21 Fertigarzneimittel mit Lithiumacetat

Handelspräparat	Dosierung	Einnahmehinweis
Quilonum® Tbl. Hypnorex® ret.	600–1500 mg/d nach Serumspiegel	Ausreichende Flüssigkeitsaufnahme

Es wird ein langsames Ausschleichen aus der Therapie empfohlen. Bei zu raschem Absetzen kann es zu Reizbarkeit, Ängstlichkeit, labiler Gemütslage und innerer Unruhe kommen. Lithium besitzt eine geringe therapeutische Breite, daher sollte der Serumspiegel während der Therapie kontrolliert werden.

Setzen Sie diese Tabletten bitte nicht ohne Ihren Arzt ab. Es kann sonst zu heftigen Nebenwirkungen kommen.

Neben-, Wechselwirkungen und Kontraindikationen
Nebenwirkungen
- Übelkeit, Polyurie, Tremor, Schwäche, Diarrhö, Krämpfe, Hypothyroidismus.

Wechselwirkungen
Die gleichzeitige Einnahme folgender Substanzen, kann die Wirkung von Lithium beeinflussen bzw. den Lithium-Spiegel erhöhen:
- Diuretika (Thiazide, kaliumsparende-, Schleifendiuretika): durch Verminderung der renalen Lithium-Clearance. Thiazide zeigen einen paradoxen antidiuretischen Effekt, der möglicherweise zur Wasserretention und Lithiumintoxikation führt.
- Antiepileptika (z. B. Phenytoin, Carbamazepin): Methyldopa, trizyklische Antidepressiva: Erhöhung des Lithium-Serumspiegels, Gefahr von Neurotoxizität.
- Neuroleptika (z. B. Haloperidol, Thioridazin, Fluphenazin, Chlorpromazin, Clozapin): Gehäuftes Auftreten von unerwünschten Wirkungen.

Sollten Sie bei der Einnahme irgendwelche Nebenwirkungen bekomme z. B. Krämpfe oder Zittern, melden Sie sich bei Ihrem Arzt. Achten Sie darauf, dass Sie die besprochene Dosierung konsequent einhalten. Die regelmäßige Einnahme ist für die Wirkung entscheidend. Sie wissen ja, dass Ihr Arzt auch immer den Blutspiegel kontrolliert.

💬 Während der Kopfschmerz-prophylaxe mit Lithium sollten Sie möglichst kein Diclofenac einnehmen, da es sonst zu starken Nebenwirkungen kommen kann. Ist ihr Arzt über alle Medikamente informiert? Wenden Sie während dieser Prophylaxe keine weiteren Arzneimittel in Eigenmedikation an!

— Tetracycline: Sowohl Erhöhung als auch Erniedrigung des Lithium-Serumspiegels wurden beschrieben.
— Calciumantagonisten (z. B. Diltiazem, Verapamil): Erhöhung der Lithiumtoxizität. Der Lithiumspiegel sollte deshalb im unteren therapeutischen Bereich liegen.
— Metronidazol, nichtsteroidale Antirheumatika (z. B. Diclofenac, Indometacin), ACE-Hemmer (z. B. Captopril, Enalapril), Steroide: Erhöhung der Lithium-Serumkonzentration kann zur Lithiumtoxizität führen.

Andererseits können andere Wirkstoffe den Lithium-Spiegel auch senken:
— Osmotisch wirkende Diuretika, Carboanhydrase- Inhibitoren einschließlich Azetazolamid: Erniedrigung des Lithium-Serumspiegels.
— Kaliumjodid: Verstärkung eines möglichen strumigenen Effekts des Lithiums.
— Harnstoff, Xanthinpräparate (z. B. coffeinhaltige Getränke, theophyllinhaltige Antiasthmatika; durchblutungsfördernde Mittel wie Pentoxifyllin, Xantinolnicotinat) und alkalisierende Substanzen (z. B. $NaHCO_3$): Erniedrigung des Lithium-Serumspiegels durch erhöhte Lithiumausscheidung.
— Die Alkoholverträglichkeit wird durch Lithium abgeschwächt!

💬 Trinken Sie häufig Kaffee oder Cola? Eine große Menge davon kann die Ausscheidung des Lithiums aus dem Körper beschleunigen und könnte somit die optimale Wirkung verhindern. Reduzieren Sie die Coffeinmenge deshalb am besten während der Prophylaxedauer.

Kontraindikationen

— Hypernatriämie.
— Niereninsuffizienz, akutes Nierenversagen.
— Herinsuffizienz, Herzinfarkt.

4.7.12 Beratung bei der Abgabe von Methysergid

Methysergid wird eingesetzt als Alternativmedikament zur **Clusterprophylaxe** und ist auch bei der **Migräneprophylaxe** ein Reservemittel.

Wirkungsweise

Methysergid ist ein 5-HAT-Rezeptorantagonist. Daher theoretisch auch für die Migräneprophylaxe einsetzbar. Aufgrund seiner unerwünschten Wirkungen ist diese Substanz allerdings nur Mittel der dritten Wahl.

Handelspräparate und Dosierungen

Tab. 4.22 Fertigarzneimittel mit Methysergid

Handelspräparat	Dosierung	Einnahmehinweis
Deseril®	0,5–2 mg/d	Einschleichen über sechs Tage beginnen

💬 Deseril wird zunächst in geringen Mengen eingenommen und nach und nach erhöht. Welche Dosierungen hat Ihnen der Arzt gesagt?

Deseril® ist nur noch über die internationale Apotheke erhältlich.

Neben-, Wechselwirkungen und Kontraindikationen

Nebenwirkungen

- Brechreiz, Schwindel, pektanginöse Beschwerden, Parästhesien und vereinzelt Halluzinationen.
- Bei längerer Anwendung auch kardiale oder pleuropulmonale Fibrosen.

Wechselwirkungen

- Methysergid verstärkt die Wirkung von Tolbutamid.
- Bei gleichzeitiger Anwendung mit Propranolol kann es zu schweren peripheren Durchblutungsstörungen kommen.

Kontraindikationen

- Gefäßerkrankungen.
- Lungenerkrankungen.
- Schwere Nierenfunkionsstörung.

4.7.13 Beratung bei der Abgabe von Tizanidin

Tizanidin gilt als Mittel der zweiten Wahl bei der **Prophylaxe** des Spannungskopfschmerzes.

Wirkungsweise

Tizanidin zählt zu den zentralen Muskelrelaxanzien und verringert den Muskeltonus durch Angriff an zentralen Synapsen. Daher ist es bei schmerzhaften Verspannungen indiziert.

💬 Der Arzt hat Ihnen ein muskelentspannendes Medikament verordnet. Hat er Ihnen die Einnahme erklärt? Beginnen Sie mit der Einnahme abends, da der Wirkstoff müde macht.

Handelspräparate und Dosierungen

Tab. 4.23 Fertigarzneimittel mit Tizanidin

Handelspräparat	Dosierung	Einnahmehinweis
Sirdalud®	2–4 mg/d	Sedierende Wirkung

Neben-, Wechselwirkungen und Kontraindikationen

Nebenwirkungen

- Häufig: Schläfrigkeit, Müdigkeit, Schwindel, Mundtrockenheit, geringfügiger Blutdruckabfall.
- Selten: Übelkeit, Magen-Darm-Störungen (z. B. Appetitlosigkeit, Erbrechen), vorübergehender Anstieg bestimmter Leberenzyme (Transaminasen, SGPT oder SGOT).
- Bei gleichzeitigem Genuss von Alkohol ist eine Verstärkung der zentral dämpfenden Wirkung möglich.

💬 Wenn Ihnen ohne ersichtlichen Grund übel wird, wenn Sie unter der Behandlung an Appetitlosigkeit oder Müdigkeit leiden, wenden Sie sich bitte an Ihren Arzt. Er wird dann Ihre Leber untersuchen und entscheiden, ob Sie Tizanidin weiterhin einnehmen sollen.

Wechselwirkungen

— Bei gleichzeitiger Anwendung von Tizanidin und folgenden Medikamenten kann es zu einer höheren Konzentration von Tizanidin kommen: Antiarrhythmika (Amiodaron, Mexiletin, Propafenon), Cimetidin, Fluorochinolone (z. B. Enoxacin, Perfloxacin, Norfloxacin), Rofecoxib, orale Kontrazeptiva, Ticlopidin.

— Bei gleichzeitiger Anwendung von Tizanidin und blutdrucksenkenden Mitteln einschließlich harntreibender Mittel (Diuretika) kann es zu stärkerem Blutdruckabfall und zu einer Verlangsamung des Herzschlags (Bradykardie) kommen.

— Bei gleichzeitiger Anwendung anderer zentral wirksamer Medikamente (z. B. Schlafmittel, teils auch Schmerzmittel, Narkosemittel oder auch Mittel gegen Allergien), kann es zur gegenseitigen Verstärkung der Wirkungen kommen.

🗨 Solange Sie Tizanidin einnehmen, dürfen Sie kein Schlafmittel verwenden. Weil sich diese Medikamente gegenseitig in Ihrer Wirkung verstärken.

Kontraindikationen

— Deutlich eingeschränkte Leberfunktion.

— Einnahme von Fluvoxamin.

Besondere Vorsicht bei der Einnahme ist erforderlich:

— Bei Herz-Kreislauf-Schwäche oder einer unzureichenden Durchblutung des Herzmuskels (Koronarinsuffizienz).

— Gesteigerte Ermüdbarkeit der Sprach-, Kau- und Schluckmuskulatur sowie des Lidhebers (Myasthenia gravis).

— Epilepsie.

4.7.14 Beratung bei der Abgabe von Sulpirid

Sulpirid gilt als Mittel der zweiten Wahl bei der **Prophylaxe** des Spannungskopfschmerzes.

Wirkungsweise

Sulpirid zählt zur Substanzklasse der Neuroleptika. Es besitzt sowohl neuroleptische als auch antidepressice Eigenschaften. Es wirkt nicht sedierend, sondern antriebssteigernd und stimmungsaufhellend. Es wird oral nur unvollständig und langsam resorbiert.

Handelspräparate und Dosierungen

🗨 Wenden Sie gelegentlich ein Magenmittel an? Zwischen der Einnahme der beiden Mittel sollten dann mindestens zwei Stunden Abstand liegen.

Tab. 4.24 Fertigarzneimittel mit Sulpirid

Handelspräparat	Dosierung	Einnahmehinweis
Dogmatil®, Meresa®, Sulpirid-neuraxpharm®, Sulpirid Stada®	150–1200 mg/d	Nicht gleichzeitig mit aluminiumhaltigen Antazida einnehmen

Nebenwirkungen

- Amenorrhö, Akkomodationsstörungen, allergische Reaktionen, Schlaflosigkeit, Schwindel.
- Bei hohen Dosierungen auch Dyskinesien und extrapyrimidal-motorische Störungen.

Wechselwirkungen

- Aluminiumhaltige Antazida und Sucralfat reduzieren die Resorption von Sulpirid.

Kontraindikationen

- Epilepsie, agitierte Patienten.

4.7.15 Beratung bei der Abgabe von Indometacin

Indometacin wird zur **Prophylaxe** bei idiopathischen stechenden Kopfschmerzen eingesetzt. Bei hoher Attackenfrequenz und starker Intensität der Schmerzen mit Beeinträchtigung der Lebensqualität ist die Gabe von Indometacin indiziert.

Wirkungsweise

Indometacin zählt zur Gruppe der nichtsteroidalen Antirheumatika, hemmt die Produktion von Prostaglandinen und lindert so die Schmerz- und Entzündungsreaktionen. Es wirkt entzündungshemmend, abschwellend und schmerzstillend.

Handelspräparate und Dosierungen

Tab. 4.25 Fertigarzneimittel mit Indometacin

Handelspräparat®	Dosierung	Einnahmehinweis
Indomet-ratiopharm® 25, 50 Kps. od. 75 Ret; Indometacin AL® 25, 50 BTA	25–150 mg/d initiale Dosierung: 2–3 x 25–50 mg	Nach einer Mahlzeit einnehmen

Bei über 65% aller Betroffenen führt diese Behandlung zu einer befriedigenden Unterdrückung. Während der Anwendung von Indometacin wird ein Magenschutz empfohlen.

💬 Nehmen Sie ein Medikament für den Magen ein? In welcher Dosierung sollen Sie das Sulpirid anwenden? Versuchen Sie während der Sulpirideinnahme ohne Magenmedikamente auszukommen, da Supirid sonst nicht vollständig wirkt.

💬 Hat Ihnen der Arzt auch ein Magenmittel verordnet? Wenn Sie das Indomet immer nach einer Mahlzeit einnehmen, werden Sie es gut vertragen.

Neben-, Wechselwirkungen und Kontraindikationen
Nebenwirkungen

Indometacin besitzt eine relativ hohe Nebenwirkungsrate in der Langzeitanwendung. Auftreten können beispielsweise: gastrontestinale Ulzerationen, Niereninsuffizienz, Hypertonie, Haarausfall, Depressionen.

💬 Wenn Sie das Indomet über einen längeren Zeitraum einnehmen, ist das Auftreten von Nebenwirkungen wahrscheinlicher. Sollten Sie irgendwelche Beschwerden bekommen, zögern Sie nicht mit Ihrem Arzt Rücksprache zu halten.

Wechselwirkungen

Erhöhte Nephrotoxizität von Ciclosporin.

Kontraindikationen

- Magengeschwür.
- Morbus Parkinson.
- Schwere Leber- oder Nieranfunktionsstörung.
- Akute Blutungen.

5 Nichtmedikamentöse Therapiemaßnahmen

Bei der Behandlung von Kopfschmerzen kann nur die Anwendung verschiedener Therapieformen den Leidenden wirklich helfen.

Für folgende nichtmedikamentöse Behandlungsformen ist die prophylaktische Wirkung wissenschaftlich belegt:

– Ausdauersportarten: besonders Jogging, auch Schwimmen, Fahrradfahren.
– Verhaltenstherapie: multimodale Therapieansätze (Verbindung von kognitiven Techniken, Stress- und Reizverarbeitungstraining, Schmerzbewältigungstechniken und Techniken der progressiven Muskelrelaxation).
– Progressive Muskelrelaxation.
– Vasokonstriktionstraining (spezifische Biofeedbacktherapie).

Zusätzliche Informationen: www.evidence.de Leitlinie Kopfschmerzen und Migräne.

> 🗩 Die effektivste Therapie gegen wiederkehrende Kopfschmerzen ist nicht die alleinige medikamentöse Behandlung. Wesentlich bessere Erfolge zeigen sich durch unterstützende Maßnahmen. Darf ich Ihnen kurz einige Tipps dazu geben?

5.1 Akupunktur

»Akupunktur hilft« könnte man die folgenden Aussagen zusammenfassen:

– Es müssen nicht immer Tabletten sein: Akupunktur (siehe Abb. 5.1) hilft gegen chronische Kopfschmerzen ebenso gut wie herkömmliche Medikamente. Das ist das Ergebnis einer Gesamtanalyse der internationalen Cochrane Collaboration.

> 🗩 Akupunktur kann eine unterstützende Maßnahme sein und wird auch von Experten empfohlen.

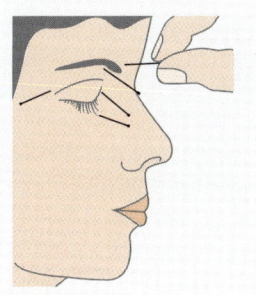

Abb. 5.1 Akupunktur im Kopfbereich

- Forschern zufolge steht die traditionelle chinesische Heilmethode bei Kopfschmerz Medikamenten in nichts nach.
- Wissenschaftler werteten über 30 Studien aus, bei denen Daten von insgesamt 6700 Kopfschmerz-Patienten verglichen worden sind. »Akupunktur lindert Kopfschmerzen, reduziert die Anzahl der Kopfschmerztage und beugt Kopfschmerzen vor«, sagte die Düsseldorfer Fachärztin für Innere Medizin, Gabriele Böwing. Die Akupunktur-Expertin hat mit ihrer Studie und der Untersuchung von rund 1200 Patienten zu dem internationalen Gesamtprojekt beigetragen.
- Mittlerweile liegen zahlreiche Studien zur Wirksamkeit der Akupunktur bei Migräne vor. Alle Studien sind methodisch in dem einen oder anderen Punkt zu diskutieren. Letztlich zeigen aber alle eine Wirksamkeit sowohl der Akupunktur nach klassischen Gesichtspunkten als auch der sogenannten »minimalen« oder Scheinakupunktur gegenüber den Kontrollpatienten, die auf eine Akupunkturbehandlung warteten. In der Studie, die Akupunktur mit medikamentösen Interventionen verglich, kam es zu einer vergleichbaren Effektstärke bei besserer Akzeptanz der Akupunktur. Die primäre Einstellung der Patienten zu dem Verfahren beeinflusst die Wirksamkeit. Der Einsatz der Akupunktur in der Migräneprophylaxe wird als Expertenkonsens empfohlen. (www.dmkg.de).

Es liegen bisher keine aussagefähigen Studien zur Wirksamkeit von Akupunktur bei Kindermigräne vor. Ein positiver Effekt ist aber durchaus wahrscheinlich. Es ist sicher einen Versuch wert.

- Für das Kindesalter liegen bislang nur unzureichend aussagefähige Studien zur Akupunktur vor. Eine kleine randomisierte, placebokontrollierte Studie zur Nadel-Akupunktur sowie eine aktuelle randomisierte, placebokontrollierte Studie zur Softlasertherapie an Akupunkturpunkten legen allerdings eine Wirksamkeit der Akupunktur bei Kindern nahe. In Analogie zu Studien bei Erwachsenen kann keine abschließende Empfehlung für Akupunktur bei kindlicher Migräne gegeben werden, eine Wirksamkeit ist jedoch möglich (www. dmkg.de).

5.2   Entspannung

Gerade bei Kopfschmerzen, die durch Verspannungen ausgelöst werden, ist Entspannung als Ursachenbekämpfung noch wichtiger als Medikamente. Dabei muss jeder für sich entscheiden, ob er lieber aktiv durch Sport abschaltet oder gezielt Entspannungstechniken anwendet. Wichtig dabei ist allerdings die feste Einplanung in den Alltag und die Regelmäßigkeit.

Da Verspannungen der Muskulatur Auslöser für Kopfschmerzen sein können, ist das bewusste Entspannen für Patienten sehr hilfreich. Auch seelische und geistige Anspannungen, die sich im Körper durch Muskelverspannungen ausdrücken, können mit Hilfe der Entspannungsverfahren erspürt und gezielt gelockert werden. Bewährt haben sich Yoga, autogenes Training, Biofeedback und progressive Muskelentspannung nach Jacobson. Auch leichte Streichmassagen lockern verspannte Nacken- und Schultermuskeln. Werden die Kopfschmerzen durch eine Fehlhaltung ausgelöst, können auch Krankengymnastik und Manualtherapie helfen, eine schonende Haltung zu erlernen.

5.2.1   Progressive Muskelentspannung nach Jacobson

Das Grundprinzip dieses Verfahrens besteht darin, bestimmte Muskeln für sieben bis zehn Sekunden anzuspannen und danach für 20 bis 30 Sekunden bewusst zu entspannen. Während der Übung wird stets ruhig weitergeatmet und die Konzentration ganz bewusst auf die Muskeln gerichtet. Dadurch erreicht man eine messbar niedrigere Grundspannung. Handzettel mit entsprechenden Entspannungsübungen sind z. B. über die Firma Thomae zu beziehen.

5.2.2   Biofeedback

Biofeedback ist ein international etabliertes Verfahren der Verhaltensmedizin, welches es möglich macht, die Rückmeldung (Feedback) normalerweise unbewusst ablaufender psycho-physiologischer Prozesse so aufzubereiten, dass der Patient seine Körpervorgänge erkennen und somit willentlich beeinflussen kann. Diese Methode ist eine attraktive Alternative bzw. Ergänzung zu den traditionellen medikamentösen Behandlungsformen.

Der Patient wird zunächst über Sensoren am Kopf mit einem Computer verkabelt. In der Elektro-Myographie (EMG Biofeedback) geht es darum, dass durch Elektroden, entweder in der Nähe der Fasern (intramuskulär) oder auf der Haut, das elektrische Signal von Nervenfasern gemessen wird.

Dem Patienten werden eigene Körpersignale z. B. durch Computereinsatz zurückgemeldet, sodass die Person lernen kann, diese Körperfunktionen willentlich zu beeinflussen. Körperliche Folgen von Stress z. B. Muskelverspannungen, Herzbeschwerden oder Veränderungen in der Durchblutung laufen in der Regel ab, ohne dass die Betroffenen diese körperlichen Veränderungen bewusst wahrnehmen. Diese Veränderungen lassen sich jedoch mit technischen Hilfsmitteln registrieren, sodass die Intensität entweder über Töne oder visuell über den Computerbildschirm zurückgemeldet werden kann.

Ziel der Biofeedback-Behandlung ist die Wahrnehmung und Beeinflussung solcher körperlicher Prozesse. Mit Biofeedback trainiert der Migräne-Patient seine Willenskraft. Mit Hilfe der Sensoren, die am Kopf angebracht werden, und der Umsetzung der empfangenen Daten auf einem Computerbildschirm, kann der Arzt z. B. den Durchmesser der Blutgefäße sichtbar und sogar hörbar machen – zum Beispiel über die Darstellung eines sich verengenden Kreises auf dem Monitor. Oder durch an- oder abschwellende Töne. Sobald Funktionen wahrnehmbar geworden sind, kann man sie auch beeinflussen.

Der Sensor am Kopf des Patienten registriert die Durchblutung der Schläfenarterie. Je mehr Blut fließt – je größer also der Durchmesser des Gefäßes ist – desto größer ist auch der Kreis auf dem Bildschirm (und desto schlimmer die Schmerzattacke). Die Anweisung des Arztes lautet dann beispielsweise: »Konzentrieren Sie sich auf den Kreis! Verkleinern Sie ihn!« Tatsächlich schrumpft der Kreis langsam: Und die Schläfenarterie lässt weniger Blut hindurch. Diese Form der Selbst-Beeinflussung zu lernen, ist jedoch harte Arbeit. 15 Sitzungen

Bei der Biofeedbackmethode werden zunächst durch Elektroden bestimmte Nervensignale gemessen. Der Patient lernt, die entscheidenden Körpersignale bewusst wahrzunehmen und trainiert, die Reaktion gezielt zu beeinflussen. Dieses Verfahren bedarf harter Arbeit, wird aber in seiner Wirksamkeit durch Studien als sehr effektiv belegt.

Die Biofeedback-Methode ist eine Möglichkeit dem Schmerzempfinden bzw. körperlichen Vorgängen bei Migräneanfällen willentlich entgegenzusteuern.

beim Psychologen sind im Schnitt nötig. Wenn Biofeedback im Rahmen einer genehmigten Verhaltenstherapie angewandt wird, übernimmt die Krankenkasse die Kosten.

Bewertung der Studienlage: Bei zwei Drittel der Migränepatienten erreicht man mit Biofeedback eine den Arzneien gleichwertige Schmerzlinderung bei einem akuten Anfall (laut Jörg Heuser, Deutsche Biofeedback-Gesellschaft).

Dass Biofeedback Migräne-Patienten helfen kann, zeigt auch eine Metastudie der Universität Marburg. Sie wertete 55 verschiedene Untersuchungen mit mehr als 2000 Teilnehmern aus. Die Probanden litten durchschnittlich seit mehr als 16 Jahren unter Migräne, 84 Prozent von ihnen waren Frauen. Die Auswertung ergab, dass sich die Häufigkeit und Dauer der Migräneanfälle mithilfe von Biofeedback reduzieren ließen. Biofeedback-Verfahren können, den bisherigen Studien zufolge die Migräne-Häufigkeit durchschnittlich um 35 bis 45 Prozent reduzieren. Weitere Informationen finden Sie unter www.dgbfb.de (Deutsche Gesellschaft für Biofeedback e. V.), Biofeedback Anwender bzw. Anlaufstellen sind über Postleitzahlsuche bzw. über www.meditech.de ermittelbar.

5.2.3   Fantasiereise der DMKG

Sogenannte Fantasiereisen sind eine bewährte Form der Entspannung. Ein Beispiel ist ein Spaziergang durch den Wald. Die Angaben in eckigen Klammern sollen als Anhaltspunkt für die Dauer der einzelnen Übung stehen. Besonders effektiv werden die Instruktionen, wenn sie vom Partner oder der Partnerin vorgelesen werden. »Dosierung« dieses inneren Spaziergangs: Je nach Möglichkeit mehrmals täglich.

— Setzen Sie sich bequem in einen Stuhl mit Rückenlehne.
— Öffnen Sie den Gürtel, und wenn nötig die Schnürsenkel der Schuhe.
— Schließen Sie die Augen.
— Stellen Sie sich vor, Sie würden im Wald spazieren gehen, es riecht nach frischem Tannengrün. Wegen der hohen Bäume ist es schattig. Es ist angenehm warm. Sie hören die Vögel zwitschern, irgendwo klopft ein Specht. Sie spüren den weichen, moosigen Untergrund unter Ihren Füßen (60 Sekunden).
— Konzentrieren Sie sich nur auf den Spaziergang im Wald. Versuchen Sie, für die nächsten Minuten keine anderen Gedanken zuzulassen. Wenn sich Gedanken aufdrängen, dann legen Sie diese beiseite und gehen nicht darauf ein (60 Sekunden).
— Spannen Sie nun beide Hände zur Faust an; machen Sie dies bitte nur so stark, bis Sie einen Unterschied zur Entspannung bemerken. Lassen Sie dann wieder los und achten Sie auf den Unterschied zwischen Anspannung und Entspannung (10 Sekunden).

🗨 Eine Fantasiereise ist eine Entspannungsübung, bei der Sie sich gedanklich beispielsweise auf einen Spaziergang begeben und dabei gezielt einzelne Muskeln an- und gleich darauf wieder entspannen.

🗨 Eine Fantasiereise können Sie zu jeder Tageszeit in Ihren Alltag integrieren. Sie benötigen lediglich einen ruhigen Ort und einige Minuten Zeit. Möchten Sie eine Beispielanleitung für diese Art der Entspannung mitnehmen?

- Spannen Sie nun kurz Ihre beiden Oberarmmuskeln an und lassen Sie diese nach wenigen Augenblicken wieder los. Achten Sie auch hier auf den Unterschied zwischen Anspannung und Entspannung (10 Sekunden).
- Bleiben Sie bei der Vorstellung des Waldspaziergangs. Gehen Sie in Gedanken noch weiter und beobachten Sie mit Ihrem inneren Auge weitere Einzelheiten auf dem Weg. Versuchen Sie, neben Geräuschen auch den Waldgeruch und die angenehme Temperatur wahrzunehmen (60 Sekunden).
- Spannen Sie erneut sowohl beide Fäuste als auch beide Oberarmmuskeln leicht an und lassen Sie sie nach wenigen Augenblicken wieder los. Auch hier beachten Sie den Unterschied zwischen Anspannung und Entspannung (10 Sekunden).
- Gehen Sie in Gedanken noch weiter durch den Wald. Versuchen Sie, sich dies mit allen Sinnen vorzustellen. Lassen Sie dabei die Augen geschlossen (80 Sekunden).
- Kommen Sie jetzt wieder ganz langsam zurück, indem Sie zunächst tief durchatmen, sich dann strecken und danach die Augen langsam öffnen (10 Sekunden).

Ein Download ist unter www.dmkg.de möglich. Die Firma Ratiopharm hat eine CD-Rom auf den Markt gebracht mit dem Titel: »Autogenes Training für Kinder« – Übungen gegen Kopfschmerzen und auch eine entsprechende CD für Erwachsene.

5.3   Ausdauertraining

Bei Kopfschmerzen sind besonders solche Sportarten empfehlenswert, die an der frischen Luft ausgeübt werden. Ausdauersportarten wie Walking, Radfahren, Schwimmen oder Jogging sind bestens als Prophylaxe geeignet. Für die Effektivität des Trainings ist Regelmäßigkeit wichtig. Mindestens dreimal in der Woche sollte für 30 Minuten trainiert, der Körper dabei aber auch nicht überlastet werden. Eine gute Kontrolle erfolgt über die Pulsfrequenz.

Besonders empfehlenswerte Sportarten für Kopfschmerzpatienten sind Ausdauersportarten, die man im Freien ausübt: Walking, Radfahren, Schwimmen oder Jogging zum Beispiel.

5.4   Ausgeglichene Lebensführung und Selbstsicherheit

Übermäßige oder andauernde Belastungen gelten als die häufigsten und bedeutsamsten Auslöser der Migräne. Jedoch kommt es selten während einer Belastung, sondern erst wenn der Stress nachlässt, also in der Erholungsphase, zur Attacke. Hierunter fällt auch die Migräne am Wochenende. Stress sollte deshalb am besten vermieden oder zumindest bewältigt werden. Doch gelassen

Dass eine Migräne gerade bei nachlassender Anspannung auftritt ist nicht selten. Deshalb ist es wichtig, den Alltagsstress zu durchbrechen. Sagen Sie häufiger nein.

Bauen Sie sich kleine Erholungsinseln in den Tagesablauf ein. Schrauben Sie die eigenen Anforderungen herunter.

zu bleiben trotz Stress ist häufig erst durch eine Änderung vertrauter Verhaltens- und Denkweisen zu erreichen: akzeptieren, dass niemand perfekt ist, das Üben von nein sagen, ein kleineres Tagespensum, Hilfe annehmen, das Leben genießen.

Es gilt als erwiesen, dass Migränepatienten von einem geregelten und nicht zu voll gepackten Tagesablauf profitieren. Auch Selbstsicherheit führt zu innerer Gelassenheit und Ruhe. Verhaltenstherapeuten bieten Einzel- oder Gruppensitzungen zum Umgang mit Stress, Problemen des Alltags oder anderen Problemen an.

5.5 Bewährte Hausmittel

Es gibt auch gegen Kopfschmerzen Hausmittel, die sich bei dem ein oder anderen bewährt haben. So kann ein starker Kaffee oder Espresso manchmal schon ausreichen, um Kopfschmerzen abzufangen.

Schwarzer Kaffee mit Zitronensaft: Wenn sich Kopfschmerzen ankündigen, greifen manche Menschen zu einem starken Espresso mit einem Schuss Zitrone. Das Coffein erweitert die Blutgefäße im Gehirn und kann so gegen beginnende Migräne helfen. Außerdem blockiert es die Freisetzung von Prostaglandinen, die an der Schmerzweiterleitung beteiligt sind. Der Zitronensaft soll die körpereigene Schmerzhemmung unterstützen. Dieses Hausmittel ist allerdings nur gegen schwache Kopfschmerzen wirksam.

Wer einen empfindlichen Magen hat, verzichtet besser auf den Zitronen-Kaffee!

Es gibt Migränebrillen, die wie Kühlkissen wirken, aber gezielt für die Anwendung am Kopf geeignet sind.

Kühlkissen: Kälte wird ganz allgemein zur Linderung von entzündlichen oder akuten Schmerzen eingesetzt. Die Kälte erzeugt eine Vasokonstriktion und wird bei Kopfschmerzen oder Migräne in Form von Migränebrillen (siehe Kap. 6.2) eingesetzt.

Ansteigende Fußbäder: Kalte Füße verschlechtern reflektorisch die Kopfdurchblutung. Ansteigende Fußbäder nach Hauffe oder sogenannte Schiele-Bäder können bei dieser Ursache nützen. Zu diesem Zweck füllt man körperwarmes Wasser in eine Plastikwanne und stellt die Füße hinein. Durch langsames Zugießen von heißem Wasser steigen Wasserspiegel und Temperatur (zwischen 35 und 45 °C) an. Hierdurch wird nicht nur die Durchblutung im Beinbereich nachhaltig angeregt, sondern über die Reflexverbindungen von Fußsohlen zu den inneren Organen auch der gesamte Organismus.

Hydrotherapie (Wasseranwendung): Kaltwarme Fußbäder, gezielte Reize an den Füßen wirken regulierend auf die Muskulatur und die Blutgefäße des Kopfes. Vollbäder hingegen lindern Kopfschmerzen, die durch Verspannungen im Schulter- und Nackenbereich verursacht werden. Dazu 10–20 Minuten bis zu den Ohrläppchen in 36–38 °C warmes Wasser eintauchen. Unterstützend wirken durchblutungsfördernde Badezusätze wie Fichtennadel oder Rosmarin.

Ausreichend trinken: Das Gehirn reagiert empfindlich auf Flüssigkeitsverluste. Die tägliche Trinkmenge sollte beim Erwachsenen zwischen eineinhalb und zwei Litern liegen. Der Körper benötigt hauptsächlich Wasser. Getränke wie Kaffee, Tee und Alkohol steigern allerdings die Wasserverluste und wirken hier eher kontraproduktiv.

Jeden Tag ein Apfel: Immer wieder wird davon berichtet, dass Äpfel gegen Kopfschmerz oder sogar gegen Migräneschmerzen wirken. Die Empfehlungen reichen dabei von einem Apfel im Bedarfsfall (evtl. mit Wiederholung nach einer Stunde) über Angaben von 1,5 kg Äpfel pro Tag für die Dauer von drei Tagen, bis hin zu einer Apfeldiät, bei der eine Woche lang lediglich Äpfel, Fleisch und Salat auf dem Speiseplan stehen. Als Erklärungen für die Wirksamkeit des Apfels finden sich: die Schale enthält Salicylate, der Apfel liefert Flüssigkeit oder auch die Vermutung, dass das Kauen des Apfels schlicht zur Entspannung der Kaumuskulatur führt. Auch die Bestandteile Vitamin E und Magnesium sollen eine Schlüsselrolle spielen. Dazu sei noch anzumerken, dass in Erdbeeren das Vierfache und in Trauben bereits das Dreifache an Salicylaten zu finden ist. Über die Anwendung dieser Obstsorten finden sich keinerlei Angaben bei Migräne. Ein wissenschaftlicher Beleg in Sachen Apfelwirkung steht bisher aus.

In den Sommermonaten leiden viele unter Kopfschmerzen, weil sie zu wenig trinken. Auch bei Flüssigkeitsverlust durch Schwitzen nach körperlicher Anstrengung tritt Kopfschmerz auf.

One apple a day keeps the doctor away!

6 Pharmazeutische Dienstleistungen

> Wenn Sie möchten, gebe ich Ihnen gerne eine Broschüre mit, dann können Sie zuhause in Ruhe nachlesen, was Sie noch unterstützend gegen die Kopfschmerzen tun können.

> Selbsthilfegruppen sind eine gute Quelle für Alltagstipps im Umgang mit Ihrer Krankheit. Haben Sie schon eine Adresse oder möchten Sie, dass Ich Ihnen eine notiere?

Eine exzellente Beratung in der Apotheke endet nicht mit einem perfekten Verkaufsgespräch, sondern zeichnet sich durch eine Rundumversorgung des Patienten aus. Halten Sie daher Informationsmaterial, Adressen und Hilfsmittel zum Thema griffbereit. Eine Mutter mit schreiendem Kind im Kinderwagen nimmt sich die Information in Broschürenform gerne mit nach Hause. Ein chronisch Kranker ist Ihnen für Adressen einer Selbsthilfegruppe sicher dankbar. Bieten Sie dem Kunden »ein bisschen mehr« und machen Sie sich bewusst: Arzneimittel sind nur ein Aspekt der Problemlösung. Fragen Sie sich, was Sie dem Kunden noch Gutes tun können. Gibt es Zusatzempfehlungen? Kann der Patient Informationen vielleicht später effektiver aufnehmen. Ist er gerade abgelenkt oder hat es eilig?

Übrigens: ein guter Abschlusstipp bei der Verabschiedung ist weit erinnerungswürdiger als die Frage »Möchten Sie eine Tüte?«

> Wie kann ich Ihnen noch weiterhelfen? Benötigen Sie Informationen zu Prophylaxemaßnahmen, Alternativmethoden, Hilfsmittel oder Broschüren?

Hinweis

Eine gute Beratung bietet mehr als reine Produktinformationen.
Folgende Fragen sind Anhaltspunkte für ein Beratungsplus:
— Welches Basiswissen benötigt der Kunde zu seiner Erkrankung?
— Welche Zusatzempfehlung kann ich dem Kunden geben?
— Wo kann der Patient weiterführende Informationen erhalten?
— Welche Tipps gibt es zum Thema?

6.1 Give aways und Zusatzinfos

6.1.1 Kopfschmerztagebuch

> Wenn Sie eine Zeit lang Tagebuch führen, lernen Sie Ihre persönlichen Auslöser für die Schmerzen besser kennen und können dann bewusster damit umgehen.

Der Sinn eines solchen Tagebuchs ist, Zusammenhänge zu identifizieren, als Hilfestellung für den Arzt und den Patienten. Es sollte über einen längeren Zeitraum (vier Wochen, am besten mehrere Monate) geführt werden (siehe Abb. 6.1, Abb. 6.2).

Der Migränepatient notiert darin tägliche Gewohnheiten: was gegessen wurde, ob die Mahlzeiten regelmäßig eingehalten wurden, wie lange die

Migränekalender

Monat 1:

Präparat zur Vorbeugung

Dosierung:

Änderung der Dosierung am: auf:

Gesamt:

(bitte alle Werte addieren)

	1	2	3	4	5	6	7	8	9	10	11	12	13	14	15	16	17	18	19	20	21	22	23	24	25	26	27	28	29	30	31
Dauer in Stunden																																
Schmerzinensität leicht = 1, mittel = 2, stark = 3																																
Begleitsymptome Übelkeit/Erbrechen																																
Lichtempfindlichkeit																																
Sehstörung																																
Auslöser Stress																																
Menstruation																																
Wetter																																
Individuelle Auslöser																																
Ausfallzeit: Arbeit, Schule, Haushalt in Stunden																																
Einnahme Akutmedikament Name Medikament																																

Monat 1
Anzahl der Attacken gesamt (bitte eintragen)

Monat 1
Durchschnitt Schmerzintensität

Schmerzintensität gesamt
Anzahl der Attacken gesamt
=

(Ergebnis bitte auf eine Nachkommastelle runden)

Abb. 6.1 Kopfschmerztagebuch.
www.petasites.eu

Schmerzattacke angedauert hat, welche Aktivitäten an diesem Tag stattgefunden haben und ob es psychische Belastungen gab. Ganz wichtig sind die Angaben zur empfundenen Schmerzintensität und die möglichst genaue Beschreibung der Schmerzsymptomatik.

Kinder bzw. Jugendliche und Eltern sollten diese Angaben über einen Zeitraum von vier bis sechs Wochen dokumentieren

Kopfschmerzkalender und Kopfschmerztagebücher findet man zum Downloaden beispielsweise auf www.clusterkopf.de, www.forum-schmerz.de, oder können auf dem Postweg bei diversen Pharmafirmen (z. B. gsk, Krewel-Meuselbach, Thomae, msd…), bezogen werden (siehe Abb. 6.1 und Abb. 6.2).

6.1.2 Selbsttest: Kopfschmerz oder Migräne?

Erstellen Sie für Ihren Kopfschmerzkunden einen Fragebogen, anhand dessen er seine Symptome grob klassifizieren kann: Sind die Kopfschmerzen wirklich Migräne?

Wenn mindestens zwei Fragen aus Test A und mindestens eine der Fragen aus Test B mit »ja« beantwortet werden, sollte der Arzt aufgesucht werden, um mit ihm eine eventuelle Migränediagnose abzuklären.

Test A:
- Konzentriert sich der Schmerz auf einer Seite des Kopfes?
- Ist der Schmerz klopfend oder hämmernd?
- Beeinträchtigt der Schmerz Ihre normale Aktivität?
- Verschlimmert sich der Schmerz durch Aktivität?

Test B:
- Leiden Sie während einer Attacke unter Übelkeit, oder haben Sie das Gefühl, sich übergeben zu müssen?
- Sind Sie während einer Attacke überempfindlich gegen Licht oder Geräusche?

Wir haben einen Test zusammengestellt

Anhand dieser Fragen können Sie eine erste Selbstabschätzung durchführen, ob Sie an Spannungskopfschmerzen leiden oder vielleicht doch eher an Migräne.

Darf ich Ihnen einen Testbogen mitgeben?

Hinweis

Linderung verschaffen Sie sich bei akuter Migräne durch:
- Rückzug in einen ruhigen, abgedunkelten Raum.
- Kalte Umschläge oder eine Kältekompresse auf die Stirn.
- Einreiben der Stirn und Schläfen mit Euminz® (Pfefferminzöl).
- Sanfte Massage oder Akupressur der schmerzhaften Stellen im Bereich der Nasenwurzel, um die Augen und an den Schläfen.

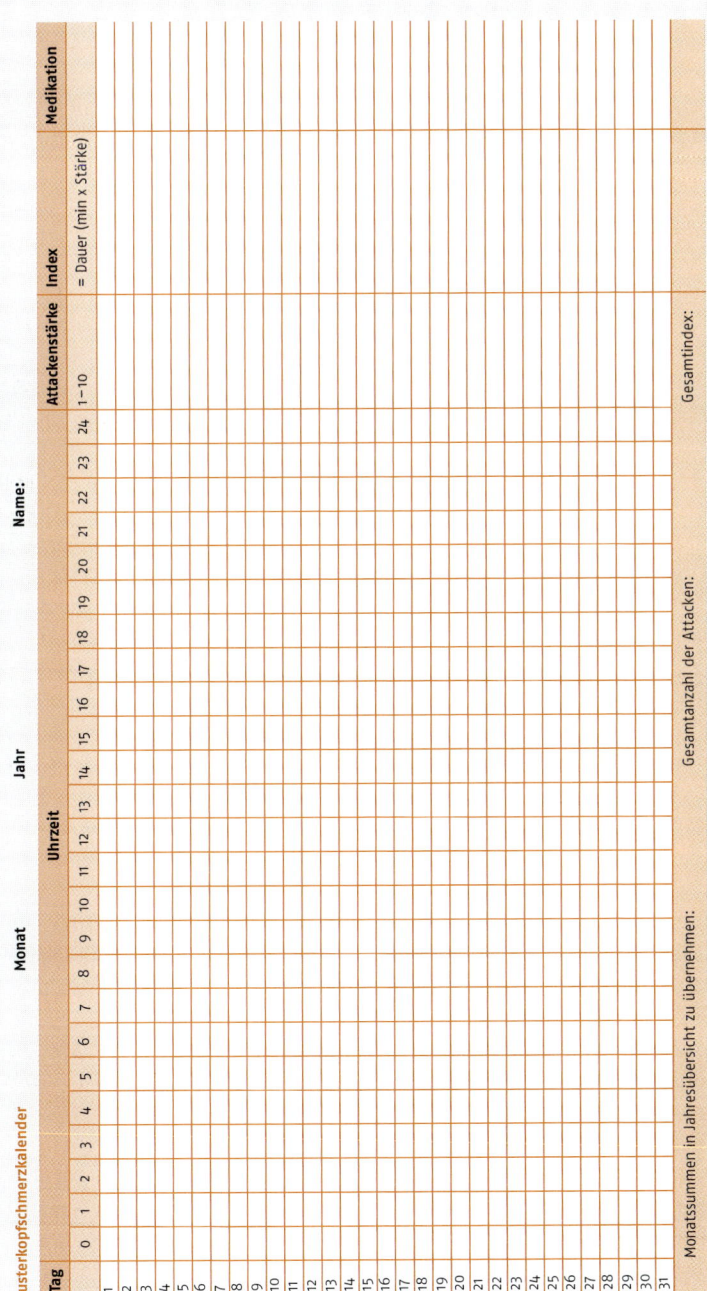

Abb. 6.2 Clusterkopfschmerz-Kalender der CSG.
www.clusterkopf.de

💬 Wir haben einige Tipps für Migränepatienten zusammengestellt. Möchten Sie diesen Handzettel mitnehmen?

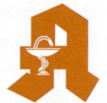

10 goldene Regeln für den Kopfschmerzpatienten

1	Erkennen und meiden Sie die Auslöser Ihrer Kopfschmerzen.
2	Achten Sie auf einen gleichmäßigen Schlaf-/Wachrhythmus – auch am Wochenende
3	Vermeiden Sie zuviel Fett, Süßigkeiten, Alkohol und Nikotin. Achten Sie auf regelmäßige Essenszeiten.
4	Eignen Sie sich eine besonders ausgeglichene Lebensführung an (geplanter Tagesablauf mit regelmäßigen Pausen) und gönnen Sie sich etwas Angenehmes.
5	Treiben Sie regelmäßig Ausdauersport (Schwimmen, Wandern, Radfahren).
6	Vermeiden Sie Stress-Situationen, starke Anspannungen und alles, was Sie aus der Ruhe bringt.
7	Lernen Sie eine Entspannungsmethode.
8	Lassen Sie sich nicht unter Druck setzen und lernen Sie „Nein" zu sagen.
9	Beachten Sie die Einnahmehinweise für Ihre Medikamente und nehmen Sie diese regelmäßig ein.
10	Haben Sie Geduld. Gute Behandlungserfolge benötigen Zeit!

Abb. 6.3 Vorschlag für einen Handzettel mit Migränetipps

6.1.3 Kundenhandzettel: Zehn goldene Tipps bei Migräne

Erstellen Sie einen apothekeneigenen Handzettel mit dem Apothekenlogo. Inhalt können die Migränetipps der Abb. 6.3 sein.

Ein apothekenindividuell gestalteter Handzettel ist ein Service und gleichzeitig ein Werbeportal. Dieser Service impliziert beim Kunden: »Die wissen Bescheid« und »Hier wird mir geholfen.«

6.1.4 Kunden- und Informationsbroschüren

💬 Wenn Sie möchten, gebe ich Ihnen ein Informationsblatt mit. Darin finden Sie weitere Tipps, was Sie noch unterstützend gegen Ihre Kopfschmerzen tun können. Sie finden Anlaufstellen für Selbsthilfegruppen. Zuhause können Sie noch mal in Ruhe nachlesen, was ich Ihnen gerade empfohlen habe.

Kunden- und Informationsbroschüren können meist kostenfrei direkt über die Homepage von Pharmafirmen oder Selbsthilfegruppen angefordert werden und sind ein Service für die Apothekenkunden. Nach einem ausführlichen Beratungsgespräch gibt eine Broschüre dem Kunden die Chance, zuhause noch einmal in Ruhe das Besprochene nachzulesen oder zu vertiefen. Die Abgabe eines solchen Heftes kann auch bei »eiligen Kunden« ein Beratungsansatz sein. Bezugsquellen siehe Kap. 8.2

6.1.5   Erkrankungsausweis

Ein Ausweis in Scheckkartenformat »Ich bin Clusterkopfschmerz Patient« ist erhältlich über die Selbsthilfegruppe Clusterkopfschmerz (CSG e.V): www.clusterkopf.de (siehe Download)

6.1.6   »Das Glas Wasser«

Nicht zu vergessen ist der Vorortservice beim akuten Kopfschmerz. Im Verkaufsgespräch erfahren Sie, ob das Medikament zur sofortigen Einnahme benötigt wird. Bieten Sie im entsprechenden Fall ein Glas Wasser zur Anwendung gleich in der Apotheke an – ein alsbald kopfschmerzfreier Patient ist ein zufriedener Kunde, der sich positiv an Ihre Rundumversorgung erinnert. Und: zufriedene Kunden sind wiederkehrende Kunden!

🗨 Möchten Sie gleich hier eine Tablette einnehmen?

6.2   Geräte und Hilfsmittel

6.2.1   Tensgerät

TENS steht für Transkutane Elektrische Nervenstimulation.

Die Wirkungsweise eines TENS-Gerätes (siehe Abb. 6.4) besteht darin, leichte elektrische Impulse durch die Haut zu den darunter liegenden Nervenfasern zu leiten.

Dies geschieht über Elektroden, die an bestimmten Stellen des Körpers platziert werden (siehe Abb. 6.5).

🗨 Ein Tensgerät gibt leichte elektrische Impulse durch die Haut an die darunter liegenden Nervenfasern ab. Es wird zur Muskelentspannung eingesetzt und kann ganz unkompliziert vom Patienten selbst am Körper angebracht und auch neben der Arbeit oder in der Freizeit getragen werden.

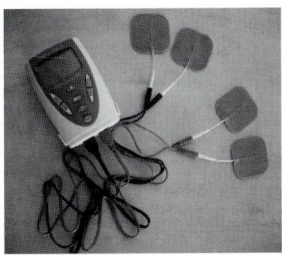

Abb. 6.4 Tensgerät

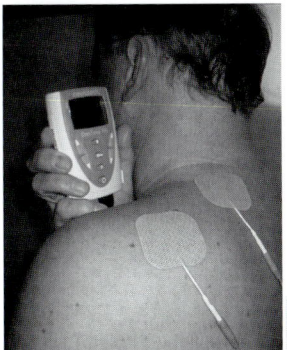

Abb. 6.5 Anwendung eines Tensgerätes

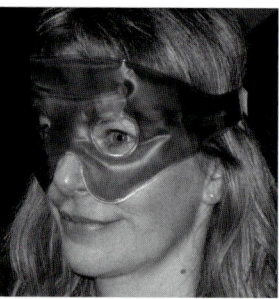

Abb. 6.6 Migränebrille

Diese wissenschaftlich begründete und klinisch bestätigte Methode zur Schmerzlinderung basiert auf der Behandlung der schmerzenden Stellen mit niedrigfrequentem Reizstrom. Dabei werden Elektrodenpads auf die Haut geheftet, die elektrische Impulse zu den Nervenbahnen unter der Haut senden.

Lange wurde diese Methode, die neben Muskelverspannungen eben auch Migräne lindern kann, nur im klinischen Umfeld angewandt. Mit den TENS-Geräten kann nun jeder zeitlich und räumlich völlig unabhängig die entspannende Wirkung des verträglichen Reizstroms genießen. Der Vorteil der TENS liegt also auch in der Unabhängigkeit vom Therapeuten.

TENS kann auch bei kindlichen Kopfschmerzen eingesetzt werden, wobei die Wirksamkeit für den Kopfschmerz vom Spannungstyp wahrscheinlich höher liegt als für die Migräne. Bei diesem Verfahren stimuliert das Kind selbst (ab dem 6. Lebensjahr) ein- bis zweimal täglich für 30 bis 40 Minuten mit selbstklebenden Elektroden im Nackenbereich über das Taschengerät. Eine Reduktion von mindestens 50 % der Anfälle konnte beim Kopfschmerz vom Spannungstyp nach ein bis drei Monaten für ca. 80 % der Kinder in einer offenen Studie beobachtet werden. DMKG. Kontraindiziert ist das Tensgerät bei Herzschrittmacherpatienten.

6.2.2 Kühlbrille

> Es gibt Migränebrillen, die wie Kühlkissen wirken, aber gezielt für die Anwendung am Kopf geeignet sind.

Dabei handelt es sich um ein Kühlkissen in Brillenform (siehe Abb. 6.6), welches im Kühlschrank für mindestens zwei Stunden gekühlt wird. Es kühlt den Kopf und die Schläfen. Das Auflegen einer solchen Brille verengt die Gefäße im Kopf und schafft so Linderung gegen Kopfschmerzen oder bei Migräne. Zu beziehen sind solche Migränebrillen z. B. bei der Firma Wepa, Weidemeyer oder Sporto Med.

6.2.3 Igelball

> Mit einem Igelball können Sie bei sich selbst die Muskulatur lockern.

Ein Igelball ist ein physiotherapeutisches Instrument, das vor allem der Haut- und Rückenmassage dient. Durch diese Art der Massage soll vor allem auch eine lokale Steigerung der Durchblutung gewährleistet werden. Igelbälle sind eine preiswerte Alternative, wenn man kurzfristig oder von Therapeuten unabhängig gegen Muskelverspannungen im Rücken oder Nackenbereich vorgehen will.

Der Igelball lässt sich aber auch gezielt anwenden, um Reflexzonen an den Händen und Füßen zu stimulieren und eine Entspannung für Körper und Seele herbeizuführen.

Igelbälle werden in verschiedenen Größen hergestellt. Diese Größen sind an den Farben ablesbar. Es handelt sich dabei in der Regel um etwa faustgroße, mit Luft gefüllte Gummibälle, an denen in alle Richtungen Gumminoppen abstehen.

Anwendung: Man verwendet einen Igelball indem man ihn auf den Boden legt, sich selbst darauf legt und mit dem Rücken darüber rollt. Man kann ihn auch zwischen Rücken und Wand einklemmen und mit dem Rücken dagegen drücken, hin und her rollen und damit die verspannten Stellen massieren. Eine zweite Person kann den Massageball auch an individuell für Sie unzugänglichen Stellen durch in unterschiedlicher Druckstärke erfolgtes Rollen mit der Hand anwenden.

6.2.4 Rollgeräte zur Massage

Die Funktion entspricht der eines Igelballs. Die Form des Gerätes (mit einem längeren Griff) macht die Anwendung durch den Patienten selbst auch im Nackenbereich möglich.

6.3 Allerletzte Hilfe

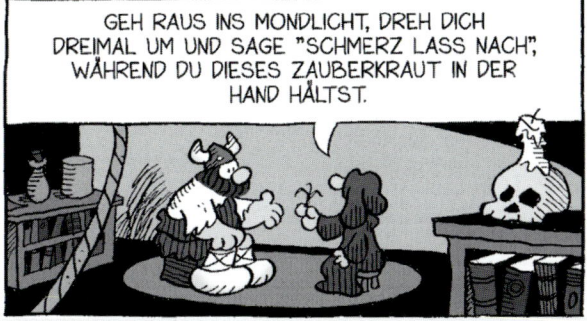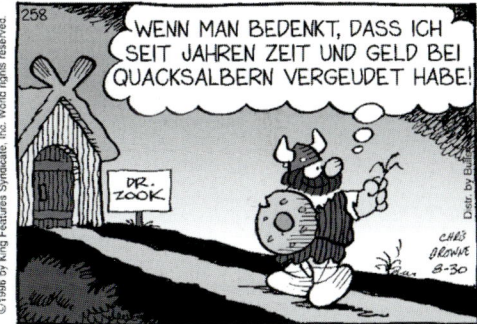

Abb. 6.7 Zauberkraut gegen Schmerzen

7 Der Kopfschmerzkunde im HV

Die nachfolgenden Kundengespräche zeigen typische Situationen aus dem Apothekenalltag. Diese Beispiele sollen Ihnen als Anregung dienen, wie Informationen patientengerecht umgesetzt und Aussagen des Kunden kritisch hinterfragt werden könnten.

7.1 »Ich brauche etwas gegen Kopfschmerzen«

Ein älterer Mann betritt die Apotheke.

Kunde: Guten Tag, ich hätte gerne Kopfschmerztabletten.

PTA: Schönen guten Tag. Sollen die Tabletten für Sie selbst sein?

Kunde: Nein, für meine Lebensgefährtin.

PTA: Hat Ihre Lebensgefährtin nur ausnahmsweise Kopfschmerzen oder ist das häufiger der Fall?

Kunde: Sie hat mich gerade angerufen und gebeten, ihr Schmerztabletten aus der Apotheke mitzubringen. Ich weiß nicht, ob sie die gleich braucht, aber sie hat schon öfter mal Kopfschmerzen.

PTA: Welches Medikament nimmt Ihre Lebensgefährtin denn bisher immer bei Kopfschmerzen ein?

Kunde: Irgendetwas mit I. So eine hellblaue Schachtel.

PTA: Heißen die Tabletten vielleicht Ibuprofen?

Kunde: Ja, ich glaube so heißen sie. Zeigen Sie mir einfach die Packung. 20 Stück sind immer drin.

PTA: Hat Ihre Lebensgefährtin irgendeine Grunderkrankung und nimmt deshalb bestimmte Medikamente regelmäßig ein?

Kunde: Oh, Sie können ja in ihrem Computer nachsehen, sie muss ganz viel einnehmen. Die Medikamente holt sie immer in dieser Apotheke.

PTA: Wie ist denn der Name Ihrer Lebensgefährtin?

Kunde: Erna Müller – sie hat eine Kundenkarte.

PTA: Ja, ich sehe gerade Frau Müller nimmt verschiedene Medikamente ein und hat auch schon Ibuprofen bei uns geholt. Wenn sie häufiger Kopfschmerzen hat, was könnten denn die Ursachen für die Schmerzen sein? Hat sie darüber schon einmal mit ihrem Hausarzt gesprochen?

⟩ Grundsätzlich ist abzuklären:
Für wen ist das Arzneimittel bestimmt (Alter, schwanger)?

⟩ Treten die Kopfschmerzen ausnahmsweise oder häufiger auf?

⟩ Hat der Kunde schon etwas eingenommen?

⟩ Liegen Grunderkrankungen vor?

⟩ Ist der Auslöser bekannt?

Kunde: Schon. Er meint, von den Arzneimitteln kommt es nicht. Und sie soll einfach ein Schmerzmittel einnehmen, wenn sie Beschwerden hat. Es ist ja nicht regelmäßig und die Kopfschmerzen sind auch nicht so stark. Wahrscheinlich kommen die Schmerzen von ihrer Wirbelsäule, da klemmt immer wieder ein Nerv ein. Deshalb salben wir schon ständig. Es zwickt einfach immer irgendwo wenn man älter wird.

PTA: Ja verschobene Wirbel können natürlich auch Kopfschmerzen auslösen, das ist schon möglich. Empfindungsstörungen oder Sehstörungen hat Frau Müller aber keine?

> ◗ Handelt es sich um sekundäre Kopfschmerzen?

Kunde: Nein. Nein. Und bei der Augenarztkontrolle waren wir erst vor kurzem.

PTA: Ok. Mir geht es nur darum, dass man bestimmte Ursachen ausschließt. Ibuprofen kann sie mit Ihren Dauermedikamenten durchaus kombinieren, da spricht nichts dagegen. Und wenn sie damit gut zurecht gekommen ist, kann sie bei diesem Medikament bleiben. (PTA holt eine blaue Packung Ibuprofen und notiert die Dosierung und Einnahmemodalitäten)

Kunde: Ja genauso eine Packung haben wir bisher immer bekommen.

PTA: Dann kennt sich Frau Müller ja schon damit aus und weiß, dass sie Ibuprofen am verträglichsten nach einer Mahlzeit mit einem Glas Wasser einnimmt. Wichtig ist allerdings eines: Frau Müller sollte die Kopfschmerztabletten erst eine halbe Stunde später als ihre blutverdünnenden Tabletten schlucken. Sonst wirkt das blutverdünnende Mittel nicht richtig. Von den Kopfschmerztabletten könnte sie bis zu dreimal am Tag eine Tablette nehmen, wenn Sie starke Schmerzen hat. Ich habe die Dosierung gleich direkt auf der Packung notiert.

> ◗ Information: Wie wird das Medikament richtig angewendet?

Kunde: Das ist sehr nett von Ihnen. Sie wissen ja, wenn man soviel einnehmen muss, dann kann man sich das kaum alles merken.

PTA: Kann ich sonst noch etwas für Sie tun?

Kunde: Nein. Was bekommen Sie? (Kunde bezahlt) Auf Wiedersehen und vielen Dank für Ihre Mühe!

> ◗ Besteht noch Erklärungsbedarf? Sind noch Fragen offen?

PTA: Ja gerne. Auf Wiedersehen!

7.2 »Einmal Aspirin bitte!«

Ein Mann mittleren Alters betritt die Apotheke und verlangt: Einmal Aspirin plus C® bitte!

> ◗ Für wen ist das Arzneimittel bestimmt?

PTA: Guten Morgen. Ja, gerne. (Holt zwei Packungsgrößen des Medikaments) Soll das Aspirin® für Sie selbst sein?

Kunde: Ja.

PTA: Wogegen möchten Sie es denn einnehmen?

Kunde: Ich habe gelegentlich Kopfschmerzen. Und da hilft es mir ganz gut.

PTA: Haben Sie Aspirin schon öfter eingenommen?

Kunde: Ich brauche es eher selten. Die 10er Packung reicht mir.

> ◗ Ist das gewünschte Medikament für die Anwendung geeignet? Welche Galenik ist die optimale für den Kunden?

❏ Sprechen Grunderkrankungen gegen die Anwendung des gewünschten Präparats?

❏ Wird das Medikament bisher richtig dosiert und angewendet?

❏ Wird sofort Linderung benötigt?

❏ Wichtiger Tipp!

PTA: Nehmen Sie denn sonst noch irgendwelche Medikamente regelmäßig ein? Gegen Asthma, für den Magen oder etwas zur Blutverdünnung vielleicht?

Kunde: Nein ich bin ganz fit und habe nur gelegentlich mal Kopfschmerzen.

PTA: Dann wissen Sie ja schon: am besten lösen Sie eine Tablette in einem ganzen Glas Wasser auf.

Kunde: Ich weiß, danke.

PTA: Möchten Sie gleich hier eine Tablette einnehmen?

Kunde: Nein danke, ich möchte die Tabletten nur auf Vorrat zuhause haben.

PTA: Kann ich sonst noch etwas für Sie tun?

Kunde: Was habe ich zu zahlen? (zahlt)

PTA: Und lagern Sie die Tabletten nicht in Bad oder Küche, gerade diese Brausetabletten gehen in Feuchtigkeit schnell kaputt und werden braun.

Kunde: Gut, dass Sie das sagen – das habe ich noch nicht gewusst. Auf Wiedersehen!

PTA: Auf Wiedersehen!

7.3   Der Kunde mit akuten Schmerzen

❏ Dieser Kunde signalisiert: Ich brauche sofort Hilfe!

❏ Auch wenn der Leidensdruck des Kunden groß ist, klären Sie dennoch ohne Umschweife die nötigsten Informationen ab!

Kundin: Ich brauche dringend etwas gegen meine Kopfschmerzen. Ich glaube, mir springt gleich der Kopf. Und haben Sie etwas zu Trinken für mich? – Ich nehme es gleich ein.

PTA: Guten Tag. Ja gern. Wie lange haben Sie die Schmerzen schon?

Kundin: Seit heute Mittag.

PTA: Ist Ihnen auch schlecht oder schwindelig dabei?

Kundin: Nein. Ich brauche nur ganz schnell etwas gegen die Schmerzen!

PTA: Ja man sieht Ihnen an, dass die Schmerzen ganz heftig sind. Mir geht es nur darum, Sie mit dem optimalen Mittel zu versorgen. Haben Sie damit öfter Probleme? Oder kennen Sie die Ursache für Ihren Kopfschmerz?

Kundin: Ach ich habe immer kurz bevor ich meine Tage bekomme Kopfschmerzen. Nur so heftig wie heute ist es sonst nicht. Ich löse sonst immer Aspirin Migräne® auf. Das hilft mir recht schnell. Oder haben Sie etwas Besseres?

PTA: Welche Arzneimittel nehmen Sie denn regelmäßig ein?

Kundin: Nur ein Hormonpräparat.

PTA: Und wie gut vertragen Sie das Aspirin® vom Magen her?

Kundin: Mit dem Magen habe ich nie Probleme.

PTA: Dann gebe ich Ihnen wieder Aspirin Migräne® mit, da Sie das Produkt ja gut vertragen und es gut wirkt. Ich hole auch gleich ein Glas Wasser für Sie (kommt mit der Packung und einem Glas zurück). Bitte schön. Lösen Sie ruhig als erstes die Tabletten auf. Vielleicht können Sie demnächst noch eine Tasse Kaffee trinken. Das Coffein unterstützt die Wirkung und nimmt den Druck vom Kopf. (Kundin packt ein Sachet aus)

PTA: Ich empfehle Ihnen, auf alle Fälle auch mit Ihrer Frauenärztin über die Kopfschmerzen zu sprechen. Manchmal hilft auch ein Wechsel des Hormonpräparates oder vielleicht gibt es sogar eine Lösung ganz ohne Hormone. Die Hormonschwankungen könnten nämlich durchaus ein Auslöser für die Kopfschmerzen sein.

◖) Gibt es eine Verbesserungsmöglichkeit der bisherigen Therapie?

Kundin: Das werde ich beim nächsten Besuch mit meiner Ärztin auf alle Fälle besprechen. Was bekommen Sie von mir?

(PTA nennt den Preis)

Kundin: Vielen Dank für Ihre Hilfe! Auf Wiedersehen.

PTA: Auf Wiedersehen und gute Besserung. Und sollten Ihre Schmerzen nicht besser werden, gehen Sie bitte zum Arzt.

7.4 Der Migränepatient

Ein Mann mittleren Alters betritt die Apotheke und verlangt etwas gegen Kopfschmerzen.

PTA: Guten Morgen! Gerne, soll es für Sie selber sein?

Kunde: Ja, ich habe immer wieder Migräne und spüre, es bahnt sich gerade an. Maxalt® bekomme ich ja sicher nicht ohne Rezept!? Aber mein Arzt ist gerade im Urlaub und für einen Besuch beim Vertretungsarzt habe ich im Moment keine Zeit. Ibuprofen und so was hilft mir meistens nicht, auch wenn ich es gleich nehme. Es ist schon eine echte Migräne. Was kann ich sonst gerade tun?

◖) Wurde Migräne bereits diagnostiziert oder spricht nur der Patient von seinen Kopfschmerzen als Migräne? Hier der Hinweis: Maxalt® wurde verordnet, die Diagnose ist abgeklärt.

PTA: Es gibt mittlerweile ein Triptan, das Sie ohne Rezept bekommen. Triptane nennt man die Wirkstoffklasse, die auch in Maxalt® enthalten ist.

Kunde: Super! Gekauft! Nehme ich das genauso ein wie Maxalt®?

PTA: Ja genau (holt eine Packung Formigran® und beschriftet diese mit der Dosierung). Nehmen Sie die Tabletten am besten gleich, wenn Sie merken, dass die Migräne in Verzug ist und trinken Sie ein ganzes Glas Wasser hinterher. Im Vergleich zu Maxalt, wirkt das Formigran nicht ganz so schnell. Sollte der Kopfschmerz während der Attacke nach Linderung wieder auftreten, könnten Sie frühestens vier Stunden nach der ersten Einnahme, also später als bei Maxalt®, eine zweite Tablette schlucken. Innerhalb von 24 Stunden sollen es aber nur zwei Tabletten sein!

PTA: Was tun Sie bisher außer Maxalt® gegen Ihre Migräne?

Kunde: Nichts. Wieso? Was könnte ich denn tun?

◖) Ist die bisherige Therapie erfolgreich? Wie kann die Therapie ergänzt oder optimiert werden?

PTA: Es gibt verschiedene Möglichkeiten. Einen kleinen Moment, ich hole Ihnen ein paar Unterlagen. Wissen Sie wodurch Ihre Migräneanfälle immer ausgelöst werden? Haben Sie vielleicht schon einmal ein Kopfschmerztagebuch geführt?

Kunde: Nein. Was ist das?

PTA: Ich bringe Ihnen gleich eines mit (holt eine Kundenbroschüre, ein Kopfschmerztagebuch und einen Handzettel zur progressiven Muskelentspannung). So sieht es das Kopfschmerztagebuch aus. Darin notieren Sie verschiedene

Angaben, wann immer Sie Kopfschmerzen haben. Neben der empfundenen Schmerzintensität und der Beschreibung der Schmerzsymptomatik, ist es wichtig, weitere Angaben zum Tag aufzuschreiben, z. B. was Sie gegessen haben, was Sie an diesem Tag gemacht haben, ob es psychische Belastungen gab. Der Sinn eines solchen Tagebuches ist es, Zusammenhänge zu identifizieren. So lassen sich zukünftig Auslöser für die Migräneattacken eventuell reduzieren. Wenn man einmal weiß, welche Umstände Auslöser sind, kann man das ein oder andere meiden oder ändern. Außerdem habe ich Ihnen noch eine Broschüre mit Informationen rund um das Thema Migräne mitgebracht. Hier finden Sie weitere Tipps und Infos zur Krankheit, zu den Medikamenten und Angaben, welche Alternativen zur medikamentösen Therapie noch bestehen z. B. die progressive Muskelentspannung. Ich lege Ihnen diesbezüglich ein Informationsblatt dazu. Es gibt auch Medikamente, die man prophylaktisch einnehmen kann, die erwiesenermaßen die Anfallshäufigkeit bzw. Intensität beeinflussen. Was kann ich im Moment noch für Sie tun?

Kunde: Ich denke, für den Moment bin ich super versorgt. Besten Dank! Ich werde gleich heute Abend einen Blick in die Unterlagen werfen. Da hatte ich ja richtig Glück, dass mir die Tabletten ausgegangen sind. Jetzt bin ich wirklich ein Stück besser informiert. Was habe ich zu zahlen?

PTA: (kassiert) Dann gute Besserung und fragen Sie gerne jederzeit bei uns nach. Auf Wiedersehen!

▶ Ein zufriedener Kunde ist ein wiederkehrender Kunde

7.5　Der alte Hase in Sachen Migräne

▶ Ist die korrekte Anwendung bekannt? Gibt es Wechselwirkungen? Sind Nebenwirkungen aufgetreten? Welche Zusatzinformationen gibt es? Gibt es Zusatzempfehlungen?

Eine Frau, mittleren Alters, reicht ein Rezept über ein Triptan.

Kundin: Das hätte ich gerne.

PTA: Guten Tag! Danke!
(holt das verordnete Arzneimittel)
Kennen Sie das Medikament schon oder ist es etwas Neues für Sie?

Kundin: Die nehme ich schon seit 20 Jahren. Ich kenne mich aus, Sie brauchen mir nichts zu sagen.

PTA: Nehmen Sie denn noch weitere Medikamente außer dem verordneten ein?

Kundin: Nein. Sonst nehme ich keine Tabletten und ich will auch keine weiter. Ich gehe zum Yoga und alles andere bringt eh nichts.

PTA: Was haben Sie denn schon probiert?

Kundin: Ach ich hatte schon Betablocker, war bei der Akupunktur, habe Tagebuch geführt, so ein Pflanzenmittel hatte ich auch schon. Ich kenne alles… ich habe schon so viel versucht… ein paar Auslöser kenne ich, aber diese Tabletten sind die einzigen, die mir helfen.

PTA: Haben Sie auch schon eine Prophylaxe mit Magnesium versucht?

Kundin: Nein. Aber das bringt doch sowieso nichts.

PTA: Es gibt ein neues Präparat, das ausschließlich Vitamine und Mineralien speziell gegen Migräne enthält. Ich hatte schon positive Rückmeldungen dazu. Klar nehmen Sie damit ein weiteres Medikament ein, aber ein absolut verträgliches ohne Nebenwirkung. Kunden haben mir schon bestätigt, dass sie durch die Einnahme (zeigt die Packung) weniger Anfälle oder zumindest nicht mehr so heftige Anfälle hatten. Und die Menge an Triptan kann auf diese Weise reduziert werden.

Kundin: Vitamine nehme ich doch jeden Tag zu mir. Ich ernähre mich ausschließlich gesund mit viel Obst und Gemüse.

PTA: Dieses Präparat (zeigt die Packung und öffnet einen Flyer dazu) enthält gezielt genau die Stoffe, die einem Migränepatienten im Gehirn fehlen. Klar können Sie einen Teil der Vitamine durch gesunde Ernährung aufnehmen, die benötigte Dosierung erreichen Sie auf diese Weise allerdings nicht.

Kundin: Geben Sie mir mal den Flyer mit, ich sehe es mir zuhause an.

PTA: Ja gerne. Melden Sie sich, wenn ich noch etwas für Sie tun kann.

(Kundin bedankt sich, zahlt und geht).

7.6 Der Stresspatient

Kunde: Ich brauche etwas gegen Kopfschmerzen.

Apothekerin: Soll das Medikament für Sie selber sein?

Kunde: Ja ich brauche ein Präparat, das ich auch unterwegs einnehmen kann. Mein Freund hat mir Formigran® empfohlen. Das soll recht schnell wirken.

▶ Ist das gewünschte Präparat in diesem Fall geeignet?

Apothekerin: Haben Sie denn noch weitere Beschwerden außer den Kopfschmerzen?

Kunde: Mir ist öfter übel, besser gesagt, so sauer im Magen. Aber das ist nicht so schlimm, dagegen nehme ich nichts. Das ist ein typisches Stressleiden wegen der ständigen Termine. Aber sonst brauche ich keine Arzneimittel. Nur etwas gegen Kopfschmerzen.

Apothekerin: Ja ich verstehe. Wie fühlt sich der Kopfschmerz denn an? Eher pulsierend oder drückend? Wo genau am Kopf schmerzt es?

▶ Es gilt, die Selbstdiagnose zu hinterfragen.

Kunde: Es pocht eigentlich immer so an der linken Schläfe. Manchmal sehe ich dann auch nicht so scharf.

Apothekerin: Und wie häufig treten die Beschwerden auf?

Kunde: Jetzt gerade häufiger. Das Formigran® soll doch gut sein.

Apothekerin: Formigran® ist ein spezielles Mittel gegen Migräne. Hat Ihr Arzt denn schon einmal Migräne bei Ihnen diagnostiziert?

▶ Wird die Selbstmedikationsgrenze überschritten?

Kunde: Nein, beim Arzt war ich noch nicht deswegen. Das habe ich ja erst seit ich diesen Job habe.

Apothekerin: Da diese Kopfschmerzen häufiger auftreten, sollten Sie durchaus die Ursache von einem Arzt abklären lassen. Auch um zu erfahren, ob es sich tatsächlich um Migräne handelt. Ich gebe Ihnen heute deshalb kein Migränemittel sondern ein Kopfschmerzmittel mit, das Sie auch ohne Wasser gut

▶ Dosierungs- und Anwendungshinweise zum abgegebenen Arzneimittel.

unterwegs einnehmen können. Sie sollten es allerdings nicht häufiger als zehnmal pro Monat einnehmen. An einem Tag könnten Sie maximal drei Tabletten einnehmen, indem Sie sie einfach auf die Zunge legen – sie zerfallen dann sofort. Sollten Sie länger als drei Tage hintereinander Kopfschmerzen haben, wenden Sie sich bitte an Ihren Arzt. Was kann ich noch für Sie tun?

Kunde: Danke nichts mehr.

Welche Hilfe kann dem Kunden noch geboten werden?

PTA: Was unternehmen Sie gegen Ihren übersäuerten Magen?

Kunde: Ich denke das Magenproblem bekomme ich ohne Medikamente in den Griff. Ich versuche gerade abends zum Sport zu gehen und mehr Zeit für das Essen einzuplanen.

Apothekerin: Das ist mit Sicherheit ein guter Weg. Sport ist optimal als Ausgleich zum Job. Ihre Kopfschmerzen treten dann sicherlich auch seltener auf. Wenn Sie möchten, gebe ich Ihnen eine Magnesiumprobe mit. Dieses Präparat können Sie auch ganz ohne Wasser zwischendurch lutschen. Magnesium ist ein Baustein für sämtliche Muskelfunktionen. Es unterstützt den Körper gerade bei Dauerbelastung und Kopfschmerz.

Bieten Sie ihrem Kunden ein bisschen mehr!

Kunde: Vielen Dank (zahlt und verlässt die Apotheke)!

7.7 Der Missbrauchs-Kunde: »zweimal Thomapyrin bitte...«

PTA: Guten Tag, was kann ich für Sie tun?

Kunde: Guten Tag, zwei Schachteln Thomapyrin® bitte.

PTA: Ja, gerne. Sollen die Thomapyrin für Sie selber sein?

Kunde: Ja.

PTA: Dann haben Sie sicher häufig Kopfschmerzen?

Kunde: Ja, gibt es denn eigentlich keine Hunderterpackung?

Das reicht mir zwei Monate signalisiert: die selbst gekauften Medikamente helfen nicht mehr und werden überdosiert.

PTA: Nein es gibt keine Großpackung, da Thomapyrin® nur gelegentlich angewendet werden sollte. Wie häufig nehmen Sie denn Thomapyrin® ein?

Kunde: Die zwei Packungen reichen gerade mal zwei Monate, deshalb muss ich ja ständig in die Apotheke gehen.

PTA: Haben Sie denn eine Idee, welche Ursachen Ihre Kopfschmerzen haben könnten? Haben Sie darüber schon einmal mit einem Arzt gesprochen?

Kunde: Nein, die Tabletten helfen mir ja sehr schnell. Da brauch ich doch kein anderes Mittel. Sie brauchen mir auch gar kein anderes Mittel zu empfehlen, ich bleibe dabei. Das nehme ich jetzt schon bestimmt zwei Jahre.

Ein Kunde mit Kopfschmerz durch Schmerzmittelüberdosierung ist generell an einen Arzt zu verweisen!

PTA: Ja, Thomapyrin® hilft sehr schnell gegen Kopfschmerzen, allerdings ist dieses Medikament nicht für den täglichen Gebrauch geeignet. Auch ein Schmerzmittel kann Nebenwirkungen hervorrufen und dieses schädigt auf lange Sicht insbesondere die Niere. Außerdem kann gerade die häufige Schmerzmitteleinnahme durchaus Kopfschmerz auslösen. Es ist daher besonders wichtig, dass Sie Ihre Schmerzen bei einem Arzt abklären lassen. Er wird mit Ihnen eine auf Dauer geeignete Therapie festlegen.

Kunde: Das war mir nicht bewusst, dass ich das Medikament nicht so oft einnehmen kann. Ich dachte, Kopfschmerzen sind harmlos. Dann nehme ich besser erst einmal eine Packung Thomapyrin® mit.

PTA: Gehen Sie am besten baldmöglichst zum Arzt, das ist auf alle Fälle wichtig. Wenn Sie möchten, gebe ich Ihnen eine Kopfschmerzbroschüre mit? Dann können Sie sich vielleicht schon vor dem Arzttermin zum Thema informieren.

Kunde: Ja, gerne.

(Kunde zahlt und bedankt sich für die Information).

> Geben Sie nur eine Packung des Schmerzmittels mit, verbunden mit dem Verweis an einen Arzt!

7.8   Kinder und Kopfschmerzen

Eine Mutter mit zwei Kindern betritt die Apotheke.

Mutter: Guten Tag, ich hätte gerne etwas gegen Kopfschmerzen für mein Kind.

Apotheker: Guten Tag. Für welches Kind soll es denn sein?

Kundin: Für meine Große, die Hanna. Sie klagt in letzter Zeit häufiger über Kopfschmerzen, wenn Sie von der Schule kommt.

Apotheker: Hanna, wie alt bist du denn?

Hanna: Ich bin zehn Jahre alt.

Apotheker: Und wie oft hast du Kopfschmerzen? Jeden Tag?

Hanna: Nein, nur manchmal.

Kundin: In den vergangenen zwei Wochen bestimmt dreimal.

Apotheker: Was ist das denn für ein Schmerz, wo genau tut es dir weh?

Hanna: Der ganze Kopf tut weh.

Apotheker: Ist dir dann auch schlecht oder hast du noch andere Beschwerden dabei?

Hanna: Nein mir dröhnt nur der Kopf.

Apotheker: Was hast du denn bisher gemacht, wenn du Schmerzen hattest?

Kundin: Ich habe ihr etwas zu Trinken gegeben und sie hat sich eine Weile auf die Couch gelegt und gedöst. Danach war es in der Regel besser. Aber ich dachte, wenn das jetzt immer wieder kommt, kann ich ihr nicht vielleicht schon vorbeugend etwas geben?

Apotheker: Trinken und Ruhe sind auf alle Fälle gut. Manchmal bekommt man schon durch Flüssigkeitsmangel Kopfschmerzen. Angeschlagen hast du dir den Kopf aber nicht vor kurzem oder?

Hanna: Nein.

Apotheker: Auch Kinder bekommen Kopfschmerzen von Anspannung oder Anstrengung. Das könnte bei Hanna durchaus auch die Ursache sein, zumal sie immer gerade nach der Schule auftreten. Da die Beschwerden bei Hanna doch öfter auftreten, sollten Sie besser Rücksprache mit dem Kinderarzt halten. Es geht einfach darum, die Ursachen genau abzuklären und Erkrankungen auszuschließen. Wie sieht denn die Freizeitgestaltung bei Hanna aus?

> Chronische, an Intensität oder Häufigkeit zunehmende Kopfschmerzen erfordern so schnell als möglich weitere Untersuchungen. Um herauszufinden, ob die Kopfschmerzen durch eine organische Erkrankung hervorgerufen werden, muss der Arzt evtl. klinische Untersuchungen vornehmen. Alarmsignale: Bei folgenden Beschwerden sollte ein Arzt aufgesucht werden: plötzliche, heftige Kopfschmerzen; über längeren Zeitraum stetig stärkere Beschwerden, Begleitsymptome (Übelkeit, Fieber, Sehstörungen). Kinder unter sechs Jahre sind grundsätzlich an einen Arzt zu verweisen. Die maximale Anwendungsdauer für die Selbstmedikation ist zehnmal pro Monat.

> Oft ist im Kindes- und Jugendalter eine Kopfschmerzerkrankung ein Zeichen gestörter Reifungsprozesse als auch Ausdruck von Überforderung in Schule, Familie oder persönlichem Umfeld, sodass eine ausführliche psychosoziale Anamnese mit den entsprechenden Belastungsfaktoren durch einen Arzt zu erheben ist.

Kundin: Sie sitzt gerade häufig am PC, für die Schule aber auch weil sie ein neues Spiel bekommen hat. Terminstress durch Kurse hat sie nicht. Ihr bleibt schon genug Freizeit.

Apotheker: Vielleicht können Sie die Bildschirmzeiten dennoch ein wenig reduzieren, da dies für die Augen und für den Kopf ziemlich anstrengend ist. Bewegung an der Luft oder sportlicher Ausgleich sind auf alle Fälle bei wiederholten Kopfschmerzattacken empfehlenswert. Übrigens können auch größere Mengen an Cola Auslöser für Kopfschmerzen sein.

Kundin: Aha. Dann steigen wir wohl besser wieder um auf Sprudel. Bringen denn so Brausevitamine was?

Apotheker: Klar können Sie Ihrer Tochter Brausevitamine auflösen. Vorbeugend gegen die Kopfschmerzen ist speziell Magnesium absolut empfehlenswert. Das wird sogar erfolgreich in der Migräneprophylaxe eingesetzt. Es macht auch stressresistenter. Ihrer Tochter können Sie 400 mg pro Tag geben. Allerdings sollte sie es nicht auf einmal sondern über den Tag verteilt in dieser Menge zu sich nehmen.

Kundin: Dann muss ich mal sehen, wie viel Magnesium in den Tabletten ist, die ich zuhause habe. Welches Schmerzmittel kann ich Hanna denn geben, wenn es trotz Ruhe nicht besser wird?

Apotheker: Ich gebe Ihnen Euminz® mit. Das ist ein spezielles Pfefferminzölpräparat gegen Kopfschmerzen, das sie ihr auf die Schläfen auftupfen können. Es kühlt und wirkt somit gegen Schmerz und Verspannung. (Greift hinter sich ins Regal und reicht der Kundin eine Packung Nurofen®). Wenn es ganz heftig ist, könnten Sie Hanna eine Nurofen® Schmelztablette geben, diese enthält den Schmerzstoff Ibuprofen. Der Vorteil dieser Schmelztablette ist, dass man sie nicht schlucken muss. Sie zerfällt auf der Zunge.

Kundin: Das nehme ich beides gleich mit.

Apotheker: Hanna möchtest du dir diese CD mitnehmen? Darauf ist eine Anleitung für eine entspannende Fantasiereise.

Hanna: Kann ich ja mal reinhören.

Kundin: Ja dann sind wir ja bestens versorgt. Was bekommen Sie? (Die Kundin zahlt und verlässt mit ihrer Tochter die Apotheke.)

7.9   Der ältere Mensch mit Kopfschmerzen

Kunde: Guten Abend. Ich brauche etwas gegen Kopfschmerzen.

PTA: Guten Abend. Soll das Medikament für Sie selbst sein?

Kunde: Ja.

PTA: Welche Medikamente nehmen Sie denn ein?

Kunde: Gegen Kopfschmerzen noch nichts. Sonst nur meine Blutdrucktabletten.

PTA: Wurden Sie darauf neu eingestellt oder haben Sie die schon länger?

Kunde: Das nehme ich schon lange.

⊂⊃ Grunderkrankungen abklären – zwecks: Wechselwirkungen, Dosierungsanpassung, Ausschließen von Medikamenten als Auslöser für die Kopfschmerzen.

PTA: Müssen Sie auch etwas zur Blutverdünnung einnehmen?

Kunde: Nein.

PTA: Wie oft haben Sie denn Kopfschmerzen?

Ist Selbstmedikation möglich?

Kunde: Ach hin und wieder.

PTA: Und was haben Sie bisher dagegen unternommen?

Kunde: Ich habe schon Aspirin oder Paracetamol eingenommen. Ist egal.

PTA: Und hat Ihnen das geholfen?

Kunde: Ja ja.

PTA: Haben Sie mit Ihrem Arzt schon darüber gesprochen?

Kunde: Ach was, ist doch nur so ein Druck auf dem Kopf.

PTA: Wenn Ihnen das Paracetamol geholfen hat, dann gebe ich Ihnen dieses auch wieder mit. Das können Sie mit Ihren anderen Arzneimitteln kombinieren. Sie sollten es nur nicht so häufig einnehmen. Maximal drei Tage hintereinander. Wenn Sie sehr heftige Schmerzen haben, können sie gleich zwei Tabletten auf einmal schlucken. Und wenn Sie reglmäßig oder sehr starke Schmerzen haben, dann wenden Sie sich auf alle Fälle an Ihren Arzt.

Kunde: Ist in Ordnung.

7.10 Der Spannungsschmerz-Kunde

Ein Mann mittleren Alters betritt die Apotheke.

PTA: Guten Morgen!

Kunde: Guten Morgen, ich bekomme bitte einmal Euminz® Minzöl.

PTA: Ja, gerne. (Sie holt das Medikament und behält es in der Hand.) Wogegen möchten Sie es denn anwenden?

Ist das gewünschte Präparat das Richtige?

Kunde: Ich nehme es gelegentlich gegen Kopfschmerzen. Ich arbeite viel am Computer und dann bekomme ich immer wieder Spannungskopfschmerzen.

PTA: Und sind Sie mit der Wirksamkeit zufrieden? Hilft Ihnen das Öl gegen Ihre Beschwerden?

Gibt es Effektiveres?

Kunde: Wenn ich das Minzöl gleich frühzeitig bei Aufkommen der Schmerzen auf die Schläfen auftupfe, kann ich richtige Schmerzen abfangen. Ich brauche selten ein Schmerzmittel.

Ist die Anwendung korrekt?

PTA: Welches Schmerzmittel nehmen Sie denn im Zweifelsfall ein?

Kunde: Mir reicht im Normalfall eine Paracetamoltablette. Aber so eine Packung hält bei mir ewig, ich nehme vielleicht alle zwei Monate einmal eine Tablette ein.

PTA: Dann sind Sie ja schon recht gut versorgt. Was Sie darüber hinaus vorbeugend gegen die Spannungskopfschmerzen tun können wissen Sie schon? Durch gezielte isometrische Übungen, und in regelmäßigen Abständen ganz gezielt den Blick in die Ferne schweifen lassen, können Sie die Erholung der Augen fördern.

Was kann die Zusatzempfehlung sein?

Kunde: Ja, ich versuche schon immer wieder aufzustehen und kurze Pausen zu machen… aber Sie wissen ja wie das so ist, wenn man konzentriert arbeitet.

PTA: Tja und gerade wenn man so konzentriert arbeitet, blinzelt man automatisch seltener. Verwenden Sie denn auch schon Augentropfen?

Kunde: Nein. Aber gut dass sie das fragen, meine Augen brennen auch immer wieder.

PTA: Oft führt eine Überanstrengung der Augen zu den typischen Beschwerden gereizter Augen – sie brennen, jucken und tränen. Der Tränenfilm reißt auf. Ich empfehle Ihnen, regelmäßig Tränenersatz ins Auge einzutropfen und bewußt vermehrt zu Blinzeln. Das hilft Ihren Augen sich zu entspannen und kann auch gerade Ihre Kopfschmerzproblematik positiv beeinflussen. Darf ich Ihnen entsprechende Augentropfen mitgeben?

Kunde: Meine Frau hat Vidisan® Augentropfen in Gebrauch, kann ich die auch benutzen?

PTA: Vidisan® können Sie natürlich auch benutzen. Diese Lösung enthält einen Extrakt aus der Pflanze Augentrost. Dadurch befeuchten die Tropfen Ihre Augen nicht nur, sie sind auch entzündungshemmend. Außerdem ist Vidisan® für den Dauergebrauch geeignet.

Kunde: Gut dann probiere ich die Tropfen heute gleich aus. Danke für den guten Tipp!

PTA: Gerne. Tropfen Sie ruhig mehrmals am Tag.

Kann ich sonst noch etwas für Sie tun?

Kunde: Danke, was bekommen Sie von mir? (Der Kunde bezahlt und verabschiedet sich.) Auf Wiedersehen! Ich werde Ihnen berichten.

PTA: Ja jederzeit, würde mich freuen. Auf Wiedersehen!

8 Adressen und Links

8.1 Selbsthilfegruppen und Anlaufstellen

— Clusterkopfschmerz-Selbsthilfe-Gruppen (CSG) e. V.; Talstr. 53, 52525 Waldfeucht : www.clusterkopf.de
— Deutsche Gesellschaft für psychologische Schmerztherapie und -forschung: www.dgpsf.de
— Deutsche Migräne- und Kopfschmerzgesellschaft e. V; Gehlsheimer Straße 20; 18147 Rostock.: www.dmkg.de
— Deutsche Schmerzliga e. V.; Adenauerallee 18, 61440 Oberursel: www.schmerzliga.de
— Dr. Schellenberg-Institut für Ganzheitliche Medizin und Wissenschaft GmbH; Talstr. 29; 35625 Hüttenberg: www.kopfschmerz-forum.de
— Forum Schmerz im Deutschen Grünen Kreuz e. V.; Schuhmarkt 4, 35037 Marburg: www.forum-schmerz.de
— Initiative »Aktiv gegen Migräne!«; kostenfreie Hotline: 0800 7654322: www.aktivgegenmigraene.de
— MigräneLiga Deutschland e. V; Westerwaldstr. 1, 65462 Ginsheim: www.migraeneliga-deutschland.de
— Stiftung Kopfschmerz; Schönhauser Allee 172a; 10435 Berlin: www.stiftung-kopfschmerz.de

8.2 Bezugsquellen

Themenbezogene Firmenbroschüren
— Thomae: »Der kleine Kopfschmerz-Ratgeber«
— Krewel-Meuselbach: »Kopfschmerzformen erkennen und behandeln«
— Hexal: »Lebensqualität trotz Schmerz«
— Bayer: »Schmerzfrei durch den Tag«
— MSD: »Migräne Pocketcard Set« (eine Kurzfassung zu wesentlichen Informationen rund ums Thema Migräne – evtl. auch für die Kitteltasche)

Broschüren von Selbsthilfegruppen

- Forum Schmerz im Dt. Grünen Kreuz: »Kopfschmerz«
- Clusterkopfschmerzselbsthilfegruppe: Clusterkopfschmerz 100 Fragen – 100 Antworten
- Migräneliga: vierteljährlich erscheinendes »Migräne Magazin«

E-Mail-Adressen

- www.clusterkopf.de
- www.dgbfb.de (Deutsche Gesellschaft für Biofeedback e.V.)
- www.dgk.de
- www.dmkg.de
- www.migraene-kopfschmerzen.de
- www.migraeneliga.com
- www.kopfschmerzforum.de

9 Literatur

9.1 Allgemeine Literatur

Bayer Vital, Aspirn- Analgetikum, Antiphlogistikum, Antipyretikum, CD-Rom Bayer AGl, Köln 2003

Berger R, Umfrage zeigt: Beratung ist erwünscht. PTA heute Ztg Nr. 6: 92, 2010

Brandes JL et al. JAMA; 291:965–973, 2004

Consilium Cedip Practicum 2006. 28. Aufl. CEDIP Verlagsgesellschaft mbH, Ismaning 2005

Diener HC et al. J Neurol 251:943–950, 2004

Diener HC et al. Cephalagia 24:807, 2004

Diener HC, Migräne. Taschenatlas spezial, 2. Aufl., Georg Thieme Verlag KG, Stuttgart 2006

Diener HC, Pathophysiologie der Migräne im klinischen Kontext, Der Schmerz Nummer 5: 523–530, Springer Verlag Berlin 2008

Diener H.C, Danesch U. »Wirksamkeit chemischer, pflanzlicher und diätetischer Migräneprophylaktika«, MMW_Fortschritte der Medizin Originalien Nr. 1 /2009 (151.Jg):13–23, 2009

Diener HC, Putzki N. Leitlinien für Diagnostik und Therapie in der Neurologie, 4. Auflage, S. 654ff, Georg Thieme Verlag, Stuttgart 2008

Eisele M, Friese KH, Notter G, Schlumpberger A, Homöopathie für die Kitteltasche, 5. Aufl., Deutscher Apotheker Verlag, Stuttgart 2009

Fresenius M, Hatzenbühler M, Heck M, Berath J. Repetitorium Schmerztherapie, 2. Aufl. Springerverlag Heidelberg 2007

Gesser U: Dimenhydrinat ist dem Diphenhydramin als Antiemetikum vorzuziehen. Pädiat. Prax., 1998/99; 55:640.

Gesser U, Palitzsch D.: Wirksamkeit und Bioverfügbarkeit von Dimenhydrinat-Suppositorien bei Kindern. Pädiat. Prax. 51:709–713, 1996

Göbel H. Vorbeugung und Akutbehandlung der Migräne. journalMed, 2006

Göbel H, et al., Therapie des Clusterkopfschmerzes. Therapieempfehlungen der Deutschen Migräne- und Kopfschmerzgesellschaft. Schmerz, 12: 39–52, 1998

Gottschling S, Meyer S, Gribova I, Distler L, Berrang J, Gortner L, Graf N, Shamdeen mg. Laser acupuncture in children with headache: A double-blind, randomized, bicenter, placebo-controlled trial. Pain 2007 Nov 15; (Epubl ahead of print)

Haag G et al., Selbstmedikation bei Migräne und beim Kopfschmerz vom Spannungstyp, evidenzbasierte Empfehlungen der DMKG, der DGN, der ÖKSG und der SKG, Nervenheilkunde 2009; 28: 382–397

Heepen GH, Quickfinder Schüßler-Salze, 7. Aufl., Gräfe und Unzer Verlag GmbH, München 2009

Homöopathisches Repetitorium, Deutsche Homöopathie-Union Karlsruhe 2009

Kovar KA, Pharmazeutische Praxis, 7. Aufl., Wissenschaftliche Verlagsgesellschaft mbH, Stuttgart 2007

Keller G, Thiele M, Kommunikationspraxis für Apotheker, Deutscher Apotheker Verlag, Stuttgart 2001

Lennecke K, CheckAp Kundengespräch, 2. Aufl., Deutscher Apotheker Verlag, Stuttgart 2008

Lennecke K, Hagel K, Przondziono K, Selbstmedikation für die Kitteltasche, 3. Aufl., Deutscher Apotheker Verlag, Stuttgart 2007

Milek I, MindCards. Homöopathische Hausapotheke, 1. Aufl., Deutscher Apotheker Verlag, Stuttgart 2009

Müller-Frahling M, MindCards. Schüßler-Salze, 1. Aufl., Deutscher Apotheker Verlag, Stuttgart 2009

Mutschler E, Geisslinger G, Kroemer HK, Ruth P, Schäfer-Korting M. Arzneimittelwirkungen. 9. Aufl., Wissenschaftliche Verlagsgesellschaft, Stuttgart 2008

Nauck F, Klaschik Prof. Dr. E, Schmerztherapie. Kompendium für Ausbildung und Praxis, Wissenschaftliche Verlagsgesellschaft mbH, Stuttgart 2002

Peikert A, Wilimzig C, Kohne-Volland R: Prophylaxis of migraine with oral magnesium: results from a prospective, multi-center, placebo-controlled and double-blind randomized study. Cephalalgia 16, 257–263, 1996

Pintov S, Lahat E, Alstein M, Vogel Z, Barg J. Acupuncture and the opioid system: implications in management of migraine. Pediatr Neurol ; 17: 129–133, 1997

Pothmann R, Danesch, U. Migraine prevention in children and adolescents: Results of an open Study with a special Butterbur Root Extract. Headache; 45:196–203, 2005

Schoenen, J, Jacquy, J, Lenaerts, M: Effectiveness of high-dose riboflavin in migraine prophylaxis. A randomizes vontrolled trial. Neurology 50, 466–470, 1998

Schulte Löbbert M, Prophylaktisch gegen Migräne, PTA-Forum 12 PZ 51–52, 2009

Silberstein S et al. Arch Neurol 61:490–495, 2004

Thews G, Mutschler E, Vaupel P, Anatomie, Physiologie, Pathophysiologie des Menschen, 6. Aufl., Wissenschaftliche Verlagsgesellschaft mbH, Stuttgart 2007

Wagner W, Consilium Cedip Pharmaceuticum, 1. Aufl., CEDIP Verlagsgesellschaft mbH Ismaning 1998

Weyers W, Svejkovsky W, Beratung aktiv 2009/2010. 19. Aufl. Deutscher Apotheker Verlag, Stuttgart 2009

Wiesenauer Dr. med M, Homöopathie Quickfinder, 8. Aufl. Gräfe und Unzer Verlag GmbH, München 2007

Wiesenauer Dr. med M, Homöopathie für Apotheker und Ärzte. 12. Akt.Lfg. Wissenschaftliche Verlagsgesellschaft, Stuttgart 2009

Zenz Prof. Dr. M, Strumpf Priv.-Doz. Dr. M, Willweber-Strumpf Dipl.-Psych. A, Taschenbuch der Schmerztherapie, 3. Aufl., Wissenschaftliche Verlagsgesellschaft mbH, Stuttgart 2007

9.2   Internetadressen

www.abda.de

www.debeka.gesundheitsportal-privat.de

www.dgk.de

www.dgn.org/leitlinien-der-dgn-2008–2.html

www.dmkg.de

www.clusterkopf.de

www.journalmed.de/newsview

www.kopfschmerzforum.de

www.Meditech.de

www.migraeneliga.com

www.migraene-kopfschmerzen.de

www.Naramig ucb

www.Thomapyrin.de

www.uni-duesseldorf.de/AWMF

http://www.aerztezeitung.de/medizin/krankheiten/schmerz/kopfschmerzen/article/
398 108/neue-empfehlungen-migraene-prophylaxe.html (Abfragedatum Januar 2010)

http://www.stern.de/kopfschmerz/erkrankungen/5-chronische-spannungs-
kopfschmerzen-der-schaedel-im-schraubstock-597 876.html (Abfragedatum Dezem-
ber 2009)

http://www.evidence.de/Leitlinien/leitlinien-intern/Kopfschmerzen_Start/
Kopfschmerzen_Therapie/body_kopfschmerzen_therapie.html#
KopfschmerzenleitlinieTherapie4.2.4.1.7 (Abfragedatum Januar 2010)

Sachregister

Die Autorin

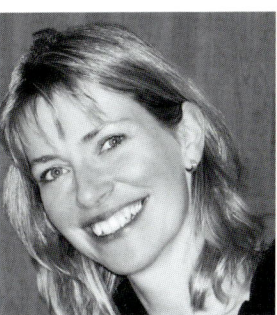

Petra Dietlmeier

Fachapothekerin für Offizinpharmazie und NLP-Practitioner, seit 2006 angestellt in der Mühlenapotheke in Reutlingen.

Als Koautorin der »Pharmazie für die Praxis« und des »Consilium CEDIP«, sowie als redaktionelle Mitarbeiterin an »Hagers Handbuch« verfasste sie bereits Fachliteratur.

Seit mehr als zehn Jahren arbeitet sie als selbständige Referentin. Zahlreiche Inhouseschulungen, Vorträge und Seminare für Apothekenpersonal hielt sie auch im Team Lavenseminare.

An der Universität Tübingen hält sie Vorlesungen und ist seit 1998 Dozentin für Praxisseminare im dritten Abschnitt der Apothekerausbildung.

Ihre breite Apothekenerfahrung sammelte sie durch Anstellungen in verschiedenen Offizin-Apotheken, in kleinen Landapotheken ebenso wie in umsatzstarken Apotheken.

Durch parallele Arbeit in Apotheke und Schulung vermittelt sie praxisnahe Erfahrung, mit dem Ziel hoher Beratungsqualität und gleichzeitig Spaß am Apothekenalltag.